Viktor Philippi

Wer heilt hat recht

oder

Die Einführung in die Bioenergetische Meditation

Argo

Argo-Verlag
Ingrid Schlotterbeck
Sternstraße 3, D-87616 Marktoberdorf
Telefon: 0 83 49/92 04 40
Fax: 0 83 49/92 04 449
email: mail@magazin2000plus.de
Internet: www.magazin2000plus.de

1. Auflage 2011
Satz, Layout, grafische Gestaltung: Argo-Verlag
Umschlaggestaltung: Argo-Verlag

ISBN: 978-3-937987-94-1

Gedruckt in Deutschland auf chlor- und säurefreiem Papier.

Viktor Philippi

Wer heilt hat recht

oder

Die Einführung in die Bioenergetische Meditation

Argo

Danksagung

Dieses Buch ist dank der Unterstützung vieler Menschen Realität geworden. In erster Linie bedanke ich mich bei meiner Frau Kristina, die mich immer vorbehaltlos unterstützt, mir den Rücken freihält und mit Herzenswärme dafür sorgt, dass ich mich mit voller Aufmerksamkeit meiner Aufgabe widmen kann. Ihre kritischen Hinweise, die ich sehr schätze, haben mir immer dabei geholfen, meine Lebensphilosophie klarer und verständlicher zu formulieren.

Mein Dank gilt ebenso allen Seminarteilnehmern für ihre Zusage zur Veröffentlichung ihrer Erfahrungsberichte. Diese Berichte zeigen deutlich, dass die Bioenergetische Meditation – verbunden mit dem Gesunden Denken – eine äußerst positive Wirkung haben kann. Bedanken möchte ich mich auch bei Isabel de Crasto, Susanne Richter und Jörg Lehnert, die durch ihre Beiträge das Buch bereichert haben. Danke auch an Ingrid Schlotterbeck, die mich zu diesem Buch anregte und auch entsprechende Unterstützung gab.

Ebenso bedanke ich mich bei allen, die nichts unversucht lassen, wenn es darum geht, meine Arbeit schlecht zu machen, meinen Ruf zu beschädigen oder alle positiven Berichte in Frage zu stellen. Besonders diese Menschen haben ganz wesentlich dazu beigetragen, dass dieses Buch, das schon seit längerem geplant war, heute abgeschlossen ist. Das Buch wird viele Menschen erreichen. Diejenigen, die mit dem Herzen lesen, werden den tieferen Sinn meiner Arbeit erkennen, die darauf ausgerichtet ist, die Menschen auf ihrem Lebensweg zu unterstützen. Leider fehlt gerade meinen Kritikern das Verständnis dafür, dass Hilfe für den Nächsten eine Herzensangelegenheit ist und dass eine spürbare Verbesserung der Lebenssituation für den Einzelnen mehr Wert hat als alle wissenschaftlichen Beweise, die von den Kritikern eingefordert werden, obwohl es sie längst gibt.

Widmung

Dieses Buch widme ich meinen Eltern, deren Liebe und Zuwendung mir immer ein Trost waren. Besonders in den Zeiten, in denen ich als Kind starke Schmerzen hatte, haben sie mich immer ermutigt, trotz der Krankheiten das Positive im Leben zu sehen. Ohne ihre Unterstützung und ihren Zuspruch wäre ich heute wahrscheinlich nicht mehr am Leben. Für all das danke ich ihnen aus ganzem Herzen.

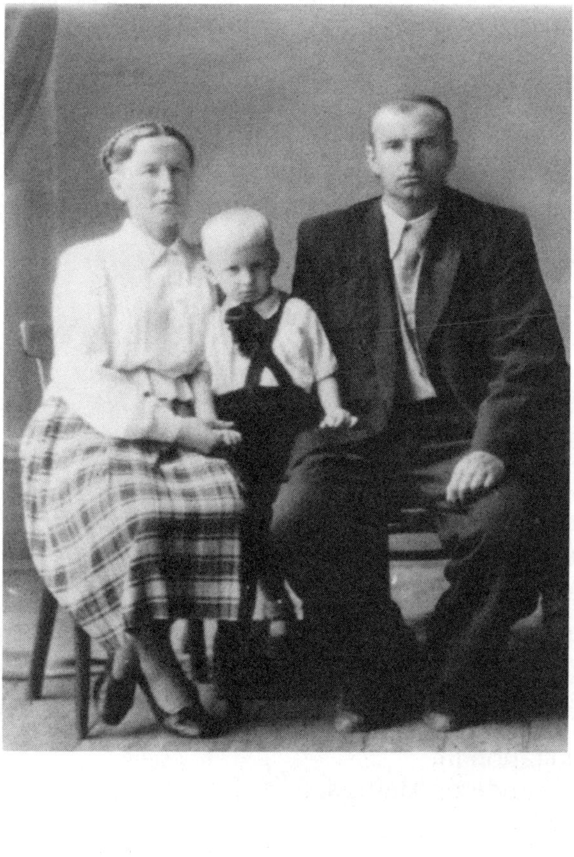

Inhalt

Vorwort

„Der größte Irrtum der Ärzte besteht darin, den Körper heilen zu wollen, ohne an den Geist zu denken. Doch Körper und Geist sind eins und sollten nicht getrennt behandelt werden.“ (Platon)

Gesundheit ist das Wertvollste, was wir Menschen haben. Richtig bewusst wird uns das erst, wenn erste Beschwerden auftreten: Wenn wir uns unwohl und krank fühlen. Dann setzt sich der Mensch zwangsläufig mit dem Thema Gesundheit auseinander, sucht Hilfe und hofft auf schnelle Genesung.

In diesem Buch geht es um die Gesundheit. Während meiner jahrelangen Forschungen habe ich erkannt: Solange sich der Mensch mit seinen Krankheiten beschäftigt, bleibt er krank.

Lernt er, sich um seine Gesundheit zu kümmern, sich zu fragen, was er für seine Gesundheit tun kann, hat er sehr gute Chancen, gesund zu werden.

Ich möchte Ihnen eine neue Möglichkeit vorstellen, wie Sie sich und Ihre Gesundheit unterstützen und zu sich selbst finden können. Die von mir entwickelte Methode der Bioenergetischen Meditation (Abk. Biomeditation) ist dazu bestens geeignet. Sie ist eine einfache, aber zugleich hocheffektive Methode. Die Biomeditation sieht jede Krankheit als Folge einer energetischen Blockade. Diese Methode stärkt die Gesundheit, indem sie Blockaden auf seelischer, geistiger und körperlicher Ebene auflöst.

In der Philosophie versteht man unter „Energetik“ die „Auffassung von der Energie als Grundkraft aller Dinge“. Energie ist auch die eigene Tatkraft, also das, was ich bereit bin, für mich zu tun. Bioenergetische Meditation heißt deshalb auch: Ich nutze meine Zeit und denke über mich und mein Leben nach. Warum, wieso oder weshalb geht es mir so und nicht anders? Was kann ich tun, um gesünder und glücklicher zu werden? Mit Hilfe der Biomeditation kann der Mensch Glaubensgrundsätze, Denk- und Verhaltensmuster erkennen, die ihn blockieren und belasten. Denn diese Muster bilden den Nährboden für neue Blockaden.

Was sind energetische Blockaden? Wieso verursachen sie Krankheiten? Warum kann sich der Körper nur selbst heilen? Wie kann ich lernen, Blockaden und Krankheiten loszulassen? Auf diese und viele andere Fragen werden Sie hier Antworten finden. Ich versuche, Ihnen neue Sichtweisen auf Krankheit und Gesundheit, auf Ursache und Wirkung, auf Entstehung und Auflösung von Krankheiten zu zeigen. Das Wissen darüber habe ich durch meine eigenen verschiedenen Krankheiten in meiner Kindheit und später durch meine langjährige Arbeit mit Klienten und durch meine Forschungsarbeit erlangt. Heute weiß ich, dass jeder Körper – ganz gleich, wie schlimm die Krankheit ist – genug Reserven hat, um sich gegen die Krankheit zu wehren und sie zu besiegen.

Die Frage ist nur, wie diese Reserven mobilisiert werden können und ob der Mensch bereit ist, wirklich etwas für sich zu tun. Ob er bereit ist, die Verantwortung für sich zu übernehmen.

Auf der Welt gibt es über 100.000 verschiedene Krankheiten, die durch unterschiedliche Therapien und Heilverfahren – seitens der Schulmedizin, der Alternativmedizin, der Homöopathie oder anderer Verfahren – bekämpft werden. Kampf bringt keine Heilung. Heil werden kann man nur, wenn Immunsystem, Nervensystem und Stoffwechsel richtig funktionieren und miteinander kommunizieren. Doch wie aktiviert man diese drei lebenswichtigen Dinge?

Das leistet die Biomeditation: durch Auflösen von energetischen Blockaden und den damit verbundenen negativen Informationen auf seelischer, geistiger und körperlicher Ebene. Damit wird das Bioenergetische Heilen in Gang gesetzt: Immunsystem, Stoffwechsel und Nervensystem werden auf natürlichem Wege aktiviert. Der Körper wird in die Lage versetzt, sich selbst zu regenerieren und somit zu heilen.

Durch ihren ganzheitlichen Ansatz kann die Biomeditation z.B. unterstützend bei Stress, Ängsten, Panikattacken, Depressionen, innerer Unruhe oder körperlichen Beschwerden aller Art (Probleme mit Gelenken, Verdauungssystem, Atemwegen, Haut, Wirbelsäule oder auch Unterleibsbeschwerden und Kopfschmerzen etc.) eingesetzt werden. Die Methode unterscheidet sich in einem ganz wesentlichen Punkt von allen anderen Therapien: Sie kämpft nicht gegen die Krankheit. Sie arbeitet nicht am Symptom, sondern an der Ursache, der informatorischen Störung. Sie setzt den natürlichen Heilungsprozess in Gang. Nur so ist eine ganzheitliche Genesung für Seele, Geist und Körper möglich.

Die Biomeditation will und kann die Schulmedizin nicht ersetzen. Sie kann sie aber durchaus bereichern. Kein Mensch kann einen anderen Menschen heilen. Das kann der Körper (der Organismus, die Natur) nur selbst, sobald er über alle Informationen verfügt. Durch sein „Gesundes Denken" kann der Mensch den Heilungsprozess sehr unterstützen.

„Der Arzt hilft, die Natur heilt." (Hippokrates)

Warum habe ich so einen provokativen Titel gewählt? - Um Interesse zu wecken für Themen, mit denen sich jedermann irgendwann ganz intensiv auseinandersetzen wird: mit Krankheit, Gesundheit und Heilung – was das ist und wie man dazu kommt. Ich selbst vertrete den Standpunkt, dass ein Mensch den anderen überhaupt nicht heilen kann. Das kann nur der Körper selbst. Der Arzt, Heilpraktiker, Therapeut oder Heiler kann nur den Prozess, den wir als Genesung bezeichnen, anstoßen und unterstützen durch ein Medikament, eine Therapie, OP oder wodurch auch immer. Man kann damit den Prozess in Gang setzen, aber das Restliche kann nur der Körper alleine schaffen, das heißt, er macht sich selbst gesund. Man soll nur lernen, gewisse Zusammenhänge in diesem Prozess zu verstehen und dem Körper die Möglichkeit, Gelegenheit und Zeit dazu geben.

Ich habe mir über mehrere Jahre Gedanken gemacht, was - und vorallem - wie ich weitergeben soll, was ich in all diesen vielen Jahren an Wissen und Erfahrung gesammelt habe. Das ist nun mein erster Vesuch und ich hoffe, dass es nicht der letzte sein wird. Ich bin kein Schriftsteller und viel reden oder gut schreiben ist nicht unbedingt meine Stärke. Meine Stärke ist es, Blockaden zu nehmen und den Stoffwechsel, das Immunsystem und das Nervensystem zu stärken, um somit den Genesungesprozess zu unterstützen.

Darum, liebe Leserinnen und Leser: Kritisieren Sie mich bitte nicht so sehr, sondern versuchen Sie einfach, mehr zu verstehen, was das überhaupt ist - Heilung. Deshalb habe ich in diesem Buch auch Erfahrungsberichten von meinen Klienten und Schülern, die jetzt erst vor wenigen Wochen den Kurs „H(h)eiler werden" absolviert haben, so viel Platz gegeben.

Insgesamt 45 Seminarteilnehmer sind in diesem Buch zu Wort gekommen. Es sind Menschen aus verschiedensten Berufen wie z. B. Bankangestellte, Ärzte, Heilpraktiker, Juristen, Künstler, Ingenieure, Psychologen, Beamte und auch ein Religionsphilosoph. Sie sind zu diesem Kurs nur aus zwei Gründen gekommen. „Heiler werden" mit großem „H" und „heiler werden" mit kleinem „h". Diejenigen, die wegen des kleinen „h" kamen, hatten meist entweder unheilbare Krankheiten, oder galten schulmedizinisch als austherapiert. Das heißt, ich habe die Menschen zu Wort kommen lassen, die diese Methode kennen gelernt haben. Natürlich könnte ich sehr viel erzählen über das Bioenergetische Heilen und die Biomeditation, doch das wäre subjektiv. Deshalb möchte ich hier mehrere Personen zu Wort kommen lassen, die aus ihrer Sicht darüber berichten. So finde ich es richtig und das ist für mich viel wichtiger: dass andere ihr eigenes Bild aufzeigen und damit auch eine Erklärung über die Bioenergetische Meditation abgeben.

In einigen Erfahrungsberichten wird über anfängliche Reaktionen berichtet, die sich zunächst so anfühlten, als ob es sich um Verschlimmerungen handeln könnte. Solche Reaktionen traten dort auf, wo bereits Krankheiten vorhanden waren. Sie sind jedoch ein positives Zeichen. Da sich in dieser Methode der Körper selbst heilt, entstehen an den Stellen Reaktionen, wo die Bioenergie arbeitet. Jede Krankheit, die sich im Körper festgesetzt hat, fühlt sich dort wohl und gemütlich und will den Körper nicht freiwillig verlassen. Durch die Bioenergie wird sie „heraus operiert“ und aufgelöst - und genau dieser Prozess führt zu dem Eindruck, es würde schlimmer werden. Dieses Phänomen ist in der Homöopathie als „Erstverschlimmerung“ bereits seit langer Zeit bekannt. Der Körper kann sich nur auf diese Weise von Krankheiten befreien: Durch Reaktion.

Ich wünsche Ihnen von ganzem Herzen, dass Sie gesünder werden. Und ich hoffe, dass dieses Buch Ihnen hilft, sich der Biomeditation und ihren grenzenlosen Möglichkeiten zu öffnen.

Visionen

Es begann im Jahre 1993. Damals hatte ich bereits eine erfolgreiche Firma aufgebaut und musste mir keinerlei Sorgen über meine Zukunft machen, denn sie erschien mir klar und gut abgesichert. Alles verlief für mich nach Plan. Meine Zukunftsperspektiven waren wunderbar. Was kann sich im Leben eines Menschen noch wesentlich verändern, wenn er bereits mehr als 40 Jahre alt ist, sich auf seine Kräfte und auf seine eigene Disziplin verlassen kann und der guten Hoffnung ist, dass alles nur noch besser werden kann? Es ist schwer oder unmöglich vorstellbar, dass sich etwas verändern kann. Wenn das Leben so klar vorbestimmt scheint, wieso sollten dann noch gravierende Veränderungen im Leben kommen - abgesehen natürlich von schweren Krankheiten oder einem schweren Schicksalsschlag? Doch, wie man so schön sagt: Der Mensch denkt, Gott lenkt.

Die Begriffe Bioenergetische Meditation (Abk.: Biomeditation) und Bioenergetiker Extrasens (Abk.: Biosens) sind erst im Jahre 1994 entstanden und noch relativ neu. Obwohl es über diese Methode am Anfang keine Publikationen gab, hat sie innerhalb kürzester Zeit einen sehr guten Ruf durch persönliche Empfehlungen erhalten. Wer sie einmal am eigenen Körper kennen und schätzen lernen durfte und die Erfahrung gemacht hat, wie sehr sie seine Gesundheit und sein Wohlbefinden fördern kann, empfiehlt sie gerne weiter. Aber erlauben Sie, dass ich Ihnen alles in der richtigen Reihenfolge erzähle.

In diesem Jahr hatte ich die erste große Vision. Ich sage die erste große Vision, da ich vorher schon sehr häufig viele verschiedene Visionen mit verschiedenen Informationen hatte. Die Informationen, die ich bekam, waren Botschaften und Bilder aus Vergangenheit und Zukunft.

Meine ersten Visionen hatte ich bereits im Alter von vier Jahren. Damals, als kleiner Junge, sah ich den Weltuntergang. Solche Visionen lösten in mir natürlich große Ängste aus. Es waren ganz deutliche Bilder, so als ob sie Realität wären, die mich sehr erschütterten.

Ich hatte jedoch auch andere Bilder und Visionen, in denen alles in Frieden und Harmonie war. Da ich diese verschiedenen Informationen sehr häufig und in großer Zahl in unterschiedlichen Phasen meines Lebens empfing, lernte ich, damit umzugehen. Ich lernte auch, niemandem darüber zu berichten. Ich wollte nicht verlacht oder für verrückt erklärt werden. Es war allein meine Welt, in der ich mich sehr wohl fühlte und niemanden zulassen wollte.

Doch diese Vision war etwas anderes. Ich kann sagen, es war etwas ganz Besonderes. Wenn ich diese Zeilen schreibe, ist es auch heute noch für mich sehr schwierig, das in Worte zu fassen, was ich in diesen Augenblicken der Unendlichkeit, in der ich mich befand, sah und fühlte. Es war ein sehr interessantes Gefühl. Das Zimmer, in dem ich mich befand, war plötzlich im Universum verschwunden. Ich fühlte keine Wände, keinen Fußboden unter den Füßen und keine Decke mehr.

Ich war einerseits im Universum, andererseits auch im Zimmer. Vor mir leuchtete eine riesig große, weiß-goldene Wolke. Das Wort „Wolke“ als Beschreibung ist jedoch nicht ganz zutreffend, denn Wolken sind meistens unförmig und verschwommen. Aber diese hatte eine Form. Sie sah aus wie eine große, weit ausgedehnte, weiß-goldene Säule von enorm starker Energie. Diese Kraft spürte ich mit allen Zellen meines Körpers. Die Wolke atmete, sie bewegte sich, wie sich eine Wolke in sich selbst bewegt.

Es war alles im Fluss. Das Gesehene kann ich unmöglich in Worte fassen. Es gibt keine passenden Worte, egal in welcher Sprache der Welt ich es beschreiben würde. Diese Formen, diese Farben, der Zustand, in dem ich war, das Gesehene und der Ort, an dem ich mich befand, waren eine ganz andere Dimension. Es war nicht zu vergleichen mit unserer materiellen Welt. Unser menschliches Bewusstsein, unser Verstand ist noch nicht so weit entwickelt, um diese Eindrücke in unserer irdischen

Sprache zu beschreiben und zu verstehen. Und an Wörtern fehlt es überhaupt, das alles zu umfassen.

Zu Weihnachten 2009 habe ich eine alte Bibel geschenkt bekommen, die mit dem Jahr 1545 datiert ist. Es war eine große Freude für mich, eine so alte Bibel zu bekommen. Ich habe sie durchgeblättert mit Gefühlen von Freude, Ehrfurcht und Begeisterung. Auf einer dieser Seiten stieß ich auf ein Bild, bei dessen Anblick mir mehrere Schauer über den Rücken liefen. Es sah fast so aus wie das Bild aus meiner Vision. Dort war Gott als leuchtende, weiß-goldene Säule abgebildet, ähnlich, wie ich sie in meiner Vision gesehen hatte.

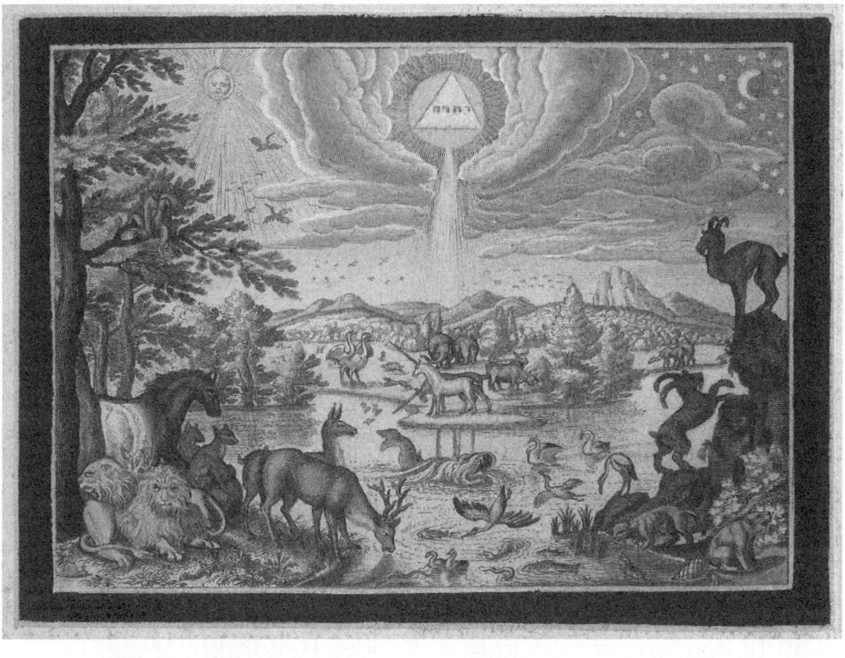

„Schöpfungsbild – Kupferbibel"

Ich stand vor dieser Wolke oder Säule. „Stand" ist nicht das richtige Wort. „Schweben" wäre richtiger. „Hängen" ware auch falsch, denn ich bemerkte unter meinen Füßen den Fußboden nicht. Er war auch nicht mehr dort. Aber es war auch kein Gefühl, als ob unter mir eine Leere oder ein Loch wäre. Ich war wie elektrisiert und total gelähmt. Ich konnte mich nicht bewegen. Wie lange es dauerte, weiß ich nicht. In dem Moment, als es geschah, dachte ich, es sei eine Ewigkeit. Danach aber kam es mir vor, als ob es Augenblicke gewesen wären. Dann hörte ich eine Stimme, obwohl „hörte „ ebenfalls nicht ganz passend ist. Ich empfing die Informationen nicht mit den Ohren, denn die Botschaften erhielt ich durch die Mitte der Stirn. Dies ist der Ort, den man als drittes Auge oder Stirnchakra bezeichnet. Es dient dem Empfang spiritueller Botschaften. Die Stimme sagte zu mir: „Geh und hilf den Menschen, sie warten auf dich."

Ich erhielt auch andere Informationen, über die ich noch nicht sprechen möchte. Dann war alles verschwunden und ich befand mich wieder in meinem Zimmer. Ich brauchte viel Zeit, um wieder zu mir selbst zu kommen. Die ganze Nacht konnte ich nicht schlafen und mein gesamtes Leben zog an meinem inneren Auge vorbei. Und ich entschloss mich, dem, was mir gesagt wurde, in vollem Vertrauen zu folgen. Am nächsten Morgen rief ich meinen guten Freund an, der mit mir in meiner Firma arbeitete. Ich teilte ihm mit: „Ich schenke dir meinen Teil der Firma. Ich muss meinen Weg gehen."

Von da an begann mein Leben neu. Ein Leben, Menschen zu dienen und sich von ganzem Herzen, ohne Hintergedanken, dieser mir anvertrauten Aufgabe zu widmen. Der Dienst am Menschen und die Hilfe für andere Menschen war für mich zum wichtigsten Lebensinhalt und Ziel geworden. Natürlich war alles in einem mir noch fremden Land nicht so einfach. Ich war mit meiner Familie, meiner Frau und meinen beiden Söhnen, gerade erst von Kasachstan nach Deutschland übergesiedelt. Ich hatte kaum Sprachkenntnisse. Man sagte mir, man dürfe nicht heilen, wenn man kein Arzt oder Heilpraktiker sei.

Dann begann meine damalige Odyssee. Ich suchte mir sehr viele Alternativmediziner und Heilpraktiker aus Telefonverzeichnissen in ganz Deutschland heraus und rief sie an. Doch von fast allen erhielt ich nur Absagen. Das einzige Wort, das ich oft hörte, war: „Nein!" Trotzdem war ich auf dieser Suche erfolgreich, denn ich fand einen Arzt und zwei Heilpraktiker, bei denen ich zwischendurch arbeiten durfte. Das war wenig für mich. Ich hatte das Gefühl, ich könnte noch mehr geben. Und mit der Zeit ergab es sich, dass meine Engel mich nach Belgien führten. Dort gründete ich das Institut Philma c.V. Metaphysical Healing und arbeitete mit einer Frau zusammen, die auch meine Dolmetscherin war.

In Belgien wurde mir dann plötzlich klar, dass die Tätigkeit, die ich ausübe, von niemandem als Heilung bezeichnet werden kann. Man kann keinen Menschen wirklich „heilen". Nur der menschliche Körper ist in der Lage, sich selbst zu heilen und zu regenerieren. Er braucht nur einen Impuls, um damit zu beginnen. Diese Erkenntnis war einerseits eine Entdeckung, andererseits eine große Erleichterung für mich.

Damals in Belgien verstand ich, dass ich nicht selbst heilen kann. Ich kann nur durch mich diese Kraft fließen lassen, die ich Bioenergie oder Liebe und Kraft Gottes nenne. Ich wollte auch kein Heiler sein und ich wollte auch nicht „heilen". Ich wollte nur die Menschen mit meiner Arbeit etwas glücklicher machen. Und dank dieser Kräfte, die ich zu den Menschen leiten durfte, konnten sie in sich Frieden und Harmonie finden.

Es kamen nach und nach immer mehr Menschen zu mir, denen ich helfen durfte. Bald merkte ich, dass viele Krankheiten, unter denen meine Klienten litten, in enger Verbindung zu seelischen und geistigen Zuständen standen. Dabei war es für mich nicht schwierig, viele Krankheiten zu beseitigen. Ich konnte doch das Innere des menschlichen Körpers gut sehen. Ich konnte sehen, in welchen Organen die Krankheit sich befand. Ich sah, wenn Blutgefäße verkalkt oder verstopft waren. Und wenn ich diese Bilder wahrnahm, fühlte ich mich im gleichen Moment so, als befände ich mich im Inneren der Organe oder der Blutgefäße. Ich wurde irgendwie ganz klein und die Organe oder Blutgefäße wurden ganz groß. Ich war dort und befreite und reinigte die Blutgefäße aus dem Inneren heraus. Dann sah ich den Herzmuskel. Und dort, wo ein Loch war, „schweißte" ich das Loch wie mit einem Laserstrahl wieder zu.

Die Bandscheibe, die durch einen Bandscheibenvorfall zerquetscht war, wurde so hell, als ob Metall schmelzen würde, bevor sie wieder die richtige Form annahm. Die Bilder waren natürlich so unterschiedlich, wie es auch unterschiedliche Krankheiten gibt. Es waren faszinierende Bilder. Oft waren sie so ähnlich wie Röntgenbilder, nur deutlicher und klarer. Und da ich dies alles so sah, war es für mich viel einfacher, diese geistigen „Operationen" durchzuführen.

Selbst die stärksten Schmerzen verschwanden bei vielen Klienten schon nach ein bis zwei Sitzungen. Es war von Anfang an mein Ziel, die Menschen so schnell wie möglich von ihren Schmerzen zu befreien. Oft verschwanden die Schmerzen sehr rasch, aber die Krankheit blieb noch; sie braucht etwas Zeit, um den Körper zu verlassen. Natürlich dachten sich viele meiner Klienten dann: „Meine Schmerzen sind weg, also sind auch meine Krankheiten weg." Daraufhin kamen sie nicht mehr wieder. Doch ich sah, dass die Krankheit noch da war, denn sie wollte ihre lieb gewonnene Position nicht so schnell aufgeben. Sie wollte im Körper bleiben, wo es gemütlich für sie war, wo sie es warm hatte und wo es doch genügend Nahrung gab.

Das alles konnte ich meinen Klienten doch nicht erklären, denn ich verfügte nur über schwache Sprachkenntnisse. Ich dachte auch: „Wenn ich nun versuche, meine Klienten zu überzeugen, wenn ich ihnen ihre Lage in meiner besten Absicht, ihnen zu helfen, erkläre, damit sie noch einige Male kommen, denken sie vielleicht, ich wolle sie abhängig machen. Aus diesem Grund ließ ich dann das Schmerzsignal bestehen. Der Schmerz soll meinen Klienten alarmieren und ihm zeigen, dass die Krankheit noch da ist. Es ist für ihn besser, noch so lange zu kommen, bis seine Krankheit ganz verschwunden ist.

Es gibt noch einen zweiten, sehr wichtigen Aspekt. Der Mensch bekommt viele Krankheiten auch deshalb, damit er daraus etwas erkennt, versteht und durch die Erkenntnis seinen Fehler behebt, damit er seinen Lebensstil ändert, so wie er sich selbst ändern soll. Bei fast allen meiner Klienten sah ich diese seelische Disharmonie. Ich sah viele Ängste, viele Depressionen, Unruhe, Unzufriedenheit mit sich selbst und ihrer Umwelt. Ich konnte Enttäuschungen, Kränkungen und viele andere Dinge mehr wahrnehmen. Deshalb stellte ich mir immer öfter die Frage: „Wie kann ich hier helfen?"

Damals, als mir bewusst wurde, dass ich für die Menschen eine seelische Erleichterung und Befreiung von verschiedenen Ängsten nicht erzielen konnte, hatte ich meine zweite Vision. Es war im Jahre 1994. Sie verlief fast so wie die erste Vision. Jedoch gab es einen Unterschied. Mir wurden viel mehr Informationen vermittelt.

In dieser Vision wurden mir auch die Eingangssätze gegeben, mit denen ich seitdem erfolgreich arbeite. Dank diesen Worten, die der Klient dem Biosens in der ersten Sitzung nachspricht, gibt er seinem Unterbewusstsein die Information, dass sich die Blockaden, die sich auf der Bewusstseinsebene festgesetzt haben, zum großen Teil schon auflösen. Und jede Blockade ist entweder eine feststehende Ursache von schon vorhandenen Krankheiten oder eine Ursache von noch kommenden Krankheiten. Es können karmisch bedingte Blockaden, solche aus der Kindheit oder aus dem Alltag sein.

Von dem Tag an, als ich begann, mit den Sätzen zu arbeiten, bemerkte ich zu meiner großen Überraschung, dass ich fließender sprechen konnte. Ich konnte nun erklären, was ich machte. Natürlich fehlten mir noch sehr viele Wörter. Aber ich konnte vieles schon sehr gut erklären. Fehlte mir ein Wort, dann half ich mir mit Gesten. Nach dieser Vision konnte ich auch die seelischen Blockaden lösen. Mir war der Weg zur menschlichen Seele gezeigt und eröffnet worden. Jetzt konnte ich auch die Seele von Ängsten befreien.

Zu diesem Zeitpunkt fragten mich bereits viele Leute, wie man meine Arbeit nenne. Es sehe aus wie Reiki oder wie irgendeine Form einer Geistheilungsmethode, aber es wirke viel effektiver und erziele in ganz kurzer Zeit sehr verblüffende Ergebnisse. Damals war es mir vollkommen egal, wie ich meine Arbeit bezeichnen sollte. Für mich war es in erster Linie sehr wichtig, den Menschen so schnell und so gut wie möglich zu helfen. Das ist auch das einzige Ziel, das ich mir gesetzt habe.

Aus den vielen Erfahrungen, die ich in dieser kurzen Zeit sammeln konnte, kam ich zu dem Ergebnis, dass der Mensch Zeit braucht, um zu genesen. Besser gesagt: Die Blockade und die Krankheit brauchen Zeit, damit der Mensch sie erkennt und sie seinen Körper verlassen können. Denn die den Körper erfüllende Energie soll doch auch die negativen Informationen verarbeiten, die die Krankheit und das krank machende Chaos, d.h. die Krankheit, verursacht hat. Danach braucht der Körper seine Zeit, damit die negative Energie nach dem Empfang der positiven Energie den Kranken und seinen Körper verlassen kann. Anfangs arbeitete ich nur 10 bis 15 Minuten mit den Klienten, manchmal auch länger, je nachdem, wie schnell die Schmerzen vergingen. Nach diesen vielen Erfahrungen stellte ich fest, dass der Körper 60 Minuten, also eine Stunde, benötigt, um die Energie aufzunehmen und zu verarbeiten.

Schon als Kind und junger Mann hatte ich mich intensiv mit den verschiedenen Meditationstechniken beschäftigt und wusste, dass nur dann, wenn der Körper tief entspannt ist und sich fast wie im Schwebezustand befindet, sich die Blockaden auflösen können. Ich hatte diese Erfahrungen gesammelt, da ich in meiner Kindheit und Jugend sehr oft sehr schwer krank war. Die Ärzte hatten mir schon prophezeit, ich würde mein achtzehntes Lebensjahr nicht überleben. Da ich mich schon lange mit dem Thema Meditation beschäftigt hatte, entschloss ich mich, meine Arbeit als Meditation zu bezeichnen. Und da sie etwas mehr zu Wege bringt als normale Meditation und man dabei mit der ursprünglichen Kraft arbeitet, nannte ich sie Bioenergetische Meditation (oder kurz: Biomeditation) und mich selbst Bioenergetiker Extrasens (oder kurz: Biosens).

Die Kraft, aus der ich schöpfe und die ich an meine Klienten weiterleite, ist in diesem Sinne die Kraft und Liebe Gottes. Diese Kraft verstärkt die Lebenskraft im Körper oder macht sie so stark, dass der Körper in der Lage ist, die Krankheit, welche auch immer es sein mag, zu besiegen und sich zu regenerieren. Aber solange der Körper sich nicht entspannt, ist er auch nicht in der Lage, das krankmachende Chaos aus sich herauszulassen.

Ich arbeitete weiter mit meinen Klienten und war sehr glücklich über die Tatsache, dass Gott mir die Gnade dieser zwei Gaben gegeben hatte: Hellsichtigkeit, und die Gabe, zu heilen. Sie halfen mir, die körperlichen und seelischen Blockaden zu beseitigen. Zu diesem Zeitpunkt sprachen mich schon mehrere Leute an, wo ich diese wunderbare Methode gelernt habe. Sie wollten wissen, ob man das überhaupt erlernen könne. Ich antwortete, dass man zwar theoretisch das Wissen über diese Methode, jedoch nicht die Gabe zu heilen weitergeben könne. Diese Gabe zu vergeben, liege in Gottes Händen. Dieses Talent könne man nur von Geburt an bekommen. Jedoch nicht jeder könne mit dieser Gabe richtig umgehen.

Aber auch in diesen Aussagen, die ich damals noch selbst machte, ließ ich mich wieder überzeugen, wie richtig das Sprichwort ist, welches sagt: Der Mensch denkt, Gott lenkt.

Im Jahre 1995 hatte ich die dritte große Vision. Es geschah alles ähnlich wie in den ersten beiden. Ich stand wieder unter enormem Energiefluss, aber ich konnte kommunizieren und stellte sehr viele Fragen, auf die ich auch viele Antworten bekam. Die Informationen gingen nicht nur in mein Bewusstsein hinein, sondern ich sah die Antworten auch in Bildern. Sie ähnelten Filmen mit Darstellungen aus der Zukunft. In dieser Vision wurde mir sehr vieles gezeigt, gesagt und erklärt. Bis heute kann ich noch nicht über alles sprechen. Mir wurde dabei auch der Auftrag gegeben: „Du kannst jetzt die Gabe zu heilen jedem übergeben, der zu dir geführt wird."

Doch wie sollte das funktionieren? Das konnte ich mir in diesem Moment noch sehr schwer vorstellen. Aber schon nach drei Tagen schlug ich fünf Freunden aus meinem Freundeskreis vor, dass ich bei ihnen die Kanäle für den Empfang der Bioenergie öffnen würde. Drei davon erklärten sich dazu bereit. Alles andere geschah wie von alleine. Ich sprach über jedem von ihnen Gebete, die mir plötzlich kamen. Nach ganz kurzer Zeit konnten sie schon die Energie, die durch sie floss, sehr klar und deutlich spüren. Die Kanäle für die Heilkraft Gottes waren geöffnet.

Etwas später, als ich wieder mit meinen Klienten arbeitete, stellte ich plötzlich und zu meiner großen Überraschung fest, dass ich die Organe, die Blutgefäße und die Krankheiten, die sich dort befanden, nicht mehr so wie immer sehen konnte. Ich konnte weiterhin sehr gut die verschiedenen Energiearten und -formen im Energiekörper des Menschen und den Fluss der positiven und negativen Energien wahrnehmen. Ich sah auch weiter die Chakren, verschiedenste Farben und unterschiedliche Symbole, die mir die Ursachen der Blockaden zeigten. Karmische Bilder, die oft wie ein Film vor meinem geistigen Auge abliefen, wenn ich mit dem Klienten individuell oder in der Gruppe arbeitete, konnte und kann ich ebenfalls sehen. Ich sehe denjenigen in der Zeit vor Hunderten von Jahren in der einen oder anderen Situation, natürlich mit einem ganz anderen Körper und in anderer Kleidung, die zu der Zeit passte, die ich parallel dort wahrnehme. Dabei weiß ich jedoch, dass die Seele des Klienten sich in diesem Körper befindet.

Aber die deutlichen Bilder der inneren Organe und des Körperinneren sah ich von nun an nicht mehr. Zuerst war ich enttäuscht. Aber zum Glück dauerte meine Enttäuschung nicht lange und ich verstand eines: Alles geschieht nach dem Gesetz Gottes des Gebens und Nehmens. Mir wurde nur ein winzig kleiner Teil genommen: Ich hörte auf, die Organe zu sehen. Aber mir wurde eine andere Gabe gegeben, die die ersten beiden Gaben der Hellsichtigkeit und des Heilens sehr weit übertrifft. Mir wurde die Gabe gegeben, die Kanäle für die göttliche Kraft bei Menschen zu öffnen.

Heute können viele meiner Schüler ebenfalls Farben, Symbole, karmische Bilder und die Organe sehen. Natürlich können sie auch die Energien empfangen und senden.

1996 begann ich mit meinen Kursen. Wenn Sie die Quersumme aus 1996 berechnen, erhalten Sie die numerologische Zahl 7, die Engelszahl. Und die Engel helfen mir immer in der Arbeit. Sie helfen auch meinen Klienten und meinen Schülern. In dieser kurzen Zeit konnte ich sehr vielen Menschen diese wunderbare Gabe weitergeben. Ich konnte sie an diejenigen weitergeben, die von tiefstem Herzen ihren hilfesuchenden Mitmenschen helfen möchten. Und diese wundervolle Aufgabe erfüllen sie Gott sei Dank mit sehr großer Hingabe und Erfolg.

Auch heute noch sage ich: „Das Heilen kann man nicht erlernen." Aber dank meiner Gabe kann ich die Kanäle öffnen. Dabei wird durch diese enorme, starke Kraft gleichzeitig auch sehr großes Wissen telepathisch vermittelt, denn das in meinen Seminaren weitergegebene Wissen nehme ich nicht aus Büchern. Ich reiche das weiter, was mir von oben in den Visionen und Botschaften gegeben wird.

Dieses Wissen soll man nicht nur als reines Wissen ansehen. Es muss erst noch in der Tiefe des Herzens verstanden werden und zu Erkenntnissen heranreifen. Nur dann, wenn es erkannt und verstanden wird, kann man damit auch helfen, denn die Bioenergie ist nichts anderes als die Liebe und Kraft Gottes. Und nur in Liebe, und nur mit Liebe und mit seinem eigenen guten Willen kann man immer alles in Harmonie bringen. Dazu braucht man nur ein bisschen Geduld, etwas Disziplin und den Wunsch im Herzen, den Menschen immer das Gute zu geben.

H(h)eiler werden

Das Thema „H(h)eiler werden“ – mit großem und kleinem „H“ – spricht viele Menschen an, die selbst gesünder werden möchten oder den Wunsch in sich verspüren, anderen helfen zu wollen. Manche möchten auch nur etwas in sich verändern: Etwas, von dem sie jedoch noch nicht so genau wissen, was es sein könnte. Letztendlich ist es auch nicht ganz so entscheidend, warum Sie sich mit dem Thema „(H) heiler werden“ befassen. Wichtig ist, dass Sie sich überhaupt damit beschäftigen, denn aus meiner Sicht ist das der erste Schritt auf einem Weg, der Ihnen mehr Gesundheit, inneren Frieden und/oder Zufriedenheit bringen kann.

Sie werden auf den folgenden Seiten sehr viel Neues erfahren. Einiges davon wird Sie vielleicht provozieren, weil es nicht mit dem übereinstimmt, was man eine „gängige Lehrmeinung“ nennt; anderes wiederum werden Sie unter Umständen vorbehaltlos annehmen können. Ich versuche, Ihnen komplizierte Sachverhalte so einfach wie möglich darzustellen, damit Ihnen besser verständlich wird, warum kein Mensch einen anderen Menschen heilen kann. Denn jeder trägt für sich selbst die Verantwortung – für seine Gesundheit und für sein Leben. Und tagtäglich entscheidet jeder aufs Neue, ob und wie er diese Chance nutzt.

Es liegt in der Natur des Menschen, dass er einfache Erklärungen, so wie ich sie Ihnen hier gebe, oft belächelt. Das war bereits vor 400 Jahren so, als es zum ersten Mal hieß, die Erde sei eine Kugel und das wird wohl solange so bleiben, wie der Mensch denkt, dass er bereits alles weiß und verstanden hat. Und das, obwohl er jeden Tag eines Besseren belehrt wird.

In der Medizin spricht man z. B. von seelischen und geistigen Erkrankungen. Wo aber ist die Seele und wo ist der Geist? Wo sitzt das Unterbewusstsein und wo das Bewusstsein? Allein auf diese zwei Fragen werden Sie nirgendwo eine klare Antwort finden, ganz zu schweigen von einem wissenschaftlichen Beweis. Und trotzdem DENKEN Sie, weil Sie einen Geist haben, und Sie FÜHLEN, weil Sie eine Seele haben. So einfach ist das. Und wenn noch so viele Wissenschaftler die Existenz der Seele abstreiten – weil sie sie nicht finden – so ist sie doch da.

Dank der Seele lebt der Mensch und je bewusster ihm das wird, um so besser ist es für ihn. Je mehr er sich aber gegen diesen Gedanken sträubt, sich nur auf seinen Verstand verlassen will, um so mehr leidet der Mensch – seelisch, geistig oder körperlich. All meine Erkenntnisse beruhen auf meinen jahrelangen Forschungen. Das genaue Beobachten von Krankheitsverläufen hat mir z. B. gezeigt, welch einen wesentlichen Einfluss das Denken auf die Gesundheit hat.

Das ist nur einer von vielen einfachen Zusammenhängen. Skeptikerhalten mir oft vor, dass der wissenschaftliche Nachweis über die Wirkung der Bioenergetischen Meditation (Biomeditation) fehlt, dass es sich letztendlich um Placeboeffekte handelt. Dem kann ich nur eines entgegnen: Für mich zählt die Zufriedenheit meiner Klienten und meiner Schüler. Ob wissenschaftlich nachgewiesen oder nicht, mir geht es darum, dass es den Menschen besser geht, dass sie gesünder werden und dass ihr Leben wieder lebenswert ist. Und wenn mir Menschen sagen oder schreiben, dass sie das spürbar erlebt haben, dann ist das ein tatsächlicher Erfolg – mit oder ohne wissenschaftlichen Nachweis.

Natürlich bin ich dennoch daran interessiert, die Wirkung der Biomeditation nachzuweisen. So werden z. B. alljährlich im Rahmen des Internationalen Kongresses für Theomedizin ärztlich betreute Probandenstudien durchgeführt. An der ersten Studie im Jahr 2007 nahmen über 70 Probanden teil. Inzwischen gibt es sie zu verschiedenen Krankheitsbildern (Wirbelsäulenerkrankungen, Krebs etc.). Die Studienergebnisse und die von den Probanden wahrgenommenen positiven Veränderungen sprechen für sich. Sie sind im Internet unter www.theomedizin.de/studien.php nachlesbar.

Wie wird man nun aber „H(h)eiler"? Was genau verbirgt sich hinter der Biomeditation? Auf diese und viele andere Fragen finden Sie in diesem Buch Antworten.

Seit 1996, dem Beginn der Ausbildungsseminare, haben sich über 2.300 Menschen (Stand Dezember 2010) entschieden, „H(h)eiler zu werden".

Wissenschaftliche Experimente mit Energiefeldmessungen

Ich arbeite eng mit Physikern und vielen Ärzten zusammen, um besser zu verstehen, hauptsächlich aber, um wissenschaftlich erklären zu können, was das Bioenergetische Heilen genau ist.

Was Energien sind, kann bis heute noch keiner richtig erklären. Alle sprechen darüber, aber was das genau ist, kann keiner richtig definieren, besonders, was die Energie betrifft, die heilen kann.

Für mich ist es nur wichtig, Dinge zu verstehen und mich davon zu überzeugen, dass das, was ich verstanden habe, auch richtig ist. Aber was für mich richtig ist, ist für den anderen vielleicht schon falsch. Was die Wissenschaft betrifft, dort gibt es auch viele verschiedenste Meinungen. Zu mir wurde oft gesagt: „Die Wissenschaft hat das noch nicht nachgewiesen, deswegen kann man das Ganze infrage stellen." Nun meine Frage an solche Skeptiker: Hat die Wissenschaft bis heute nachgewiesen, dass die Seele existiert? Das hat die Wissenschaft noch nicht nachgewiesen. Trotzdem weiß jeder, dass er eine Seele hat.

Wenn ich das Thema Energien und das Bioenergetische Heilen anspreche, dann kommen oft Stimmen von sogenannten Skeptikern – von Menschen, die behaupten, dass sie Skeptiker seien. Damit wollen sie sagen, dass sie das nicht akzeptieren. Diese Menschen möchte ich dazu anregen, sich doch zuerst mit der Materie zu befassen und zu versuchen, die Dinge zu verstehen. Und nicht sofort im Voraus zu sagen: Nein, das kann nicht funktionieren, das kann nicht sein. Das wird oft von Menschen gesagt, bei denen es nicht funktionieren kann, weil sie es so sehen und nicht anders. Über solche Menschen wird manchmal gesagt, dass zwei Meinungen haben: ihre und keine. Und genau diese sind sehr schnell mit solchen Beurteilungen, ob etwas funktionieren kann oder nicht.

Ich bin auch ein Skeptiker, aber ein gesunder Skeptiker. Wenn die Fakten für sich selbst sprechen, dann kann ich nicht sagen, nein, das kann nicht sein. Jeder kennt doch diesen Satz sehr gut, dass es zwischen Himmel und Erde viele Dinge gibt, die wir uns nicht erklären können. Aber im Voraus „„nein“ zu sagen und abzublocken hat nichts mit wirklichem Skeptizismus zu tun. Im Deutschen gibt es auch einen guten Spruch: Sag niemals nie. Wenn wir im Voraus ‚nie‘ oder ‚nein‘ sagen, dann setzen wir uns selbst Grenzen und können viele Dinge nicht verstehen. Dadurch, dass wir vieles nicht verstehen, machen wir uns schon selbst krank. Deshalb sollte man lernen, für alle Dinge offen zu sein.

Vor einigen Jahren hatte ich die Gelegenheit, im biophysikalischen Institut von Professor Popp ein paar Experimente durchzuführen. Ziel dieser Experimente war für mich, Fakten von allen Seiten zu sammeln, um sicherer zu werden, um sicher zu sein, dass das, was ich wahrnehme, auch richtig ist. Aber vor allem wollte ich auch für mich die Erklärung haben, was genau dabei abläuft. Ohne dass man das, was ich tue, auch wissenschaftlich, physikalisch, messen kann, konnte ich doch nicht behaupten, dass es tatsächlich funktioniert und wirkt, besonders bei dieser Methode, wo ich doch hauptsächlich nicht meine Kräfte gebe, sondern das weitergebe, was ich empfange.

Indem ich beginne, Energie zu senden, öffne ich mich für den Empfang der Energien. Das geht sehr einfach, indem ich den Satz sage: „Dein Wille geschehe.“ Denn das, was ich geschehen lasse, geschieht nicht aus meinem Willen, das habe ich schon längst verstanden. Deshalb sage ich auch immer den Satz: Kein Mensch auf der Welt kann selbst heilen. Er kann aber unterstützend helfen oder anregen. Heilen kann nur der Körper selbst durch seine Selbstheilungskräfte. Der Mensch wird auch nicht durch Medikamente geheilt. Durch die Medikamente werden nur sein Stoffwechsel, Immunsystem oder Nervensystem unterstützt. Leute, die behaupten, dass sie heilende Hände haben, täuschen sich vielleicht ein bisschen. Sie übertragen nur eine

Kraft in bestimmter Menge, was in gewissem Maße einen Anstoß gibt, um die Selbstheilungskräfte im Körper zu aktivieren.

Wenn ich die Energie übertrage, aktiviere ich die biochemischen Prozesse im Körper oder, wie ich es nenne, ich setze das Bioenergetische Heilen in Gang, wodurch die Heilung entsteht. Aber bevor ich mit der Energieübertragung beginne, sage ich den Satz: „Dein Wille geschehe." Wenn ich ihn sage, fließt diese universelle Kraft durch mich und bringt das Ganze in Gang. Diese Kräfte sind messbar.

Damals bei Professor Popp habe ich mit seinem Kollegen Professor van Wijk gearbeitet. Für die Experimente musste ich für einen halben Tag lang einen schwarzen Gummihandschuh tragen, um keine Lichtphotonen auf meiner Haut zu haben, also um keine falschen Ergebnisse zu erzielen. Ich wurde in eine völlig dunkle Kammer gesetzt, dann habe ich den Gummihandschuh ausgezogen und meine Hand unter das Gerät gelegt.

Das erste Experiment lief so ab, dass ich mich nicht konzentrieren sollte. Es wurde ganz neutral die Ausstrahlung von diesen Lichtteilchen gemessen, die meine Hand dabei ausstrahlte.

Danach bekam ich von Professor van Wijk ein Signal, woraufhin ich mich darauf konzentrieren sollte, dass die Ausstrahlung von meiner Hand stärker werden sollte. Der sogenannte „Heilstrom" wurde gemessen, womit man die Heilung in Gang setzen kann. Dabei wurde festgestellt und gemessen, dass in diesem Moment sehr viel mehr von diesen leuchtenden Partikeln ausgestoßen wurde, d. h., man konnte den Bioenergiestrom gut messen.

Diese Experimente führten wir mehrmals durch, um jeden Zufall auszuschließen. Wir haben die Ausstrahlung immer zuerst ohne Konzentration und dann mit Konzentration gemessen. Als ich Professor van Wijk mitteilte, dass ich mich normalerweise beim Senden anders verhalte, dass ich es auf meine Art tue, bot er an, dass wir nun eine Messung durchführen, während ich Energie übertrage, so wie ich es sonst tue, nämlich ohne mich zu „konzentrieren".

Wir haben wieder gemessen, diesmal in drei Schritten. Ich habe ihm gesagt: Ich werde weder neutral da sitzen, noch werde ich mich konzentrieren. Ich werde die Energieübertragung so durchführen, wie ich es sonst immer tue. Denn letztendlich konzentriere ich mich nicht viel dabei. Dann habe ich einfach den Satz gesprochen („dein Wille geschehe"), mich vollkommen entspannt und habe einfach geschehen lassen. Das Ergebnis dieser Messung war für die Wissenschaftler überaus überraschend. Denn als ich „nichts" gemacht hatte, war der Bioenergieausstoß enorm stark und massiv gewesen. Das heißt, das hat mir nur noch einmal bewiesen, von wissenschaftlicher Seite, dass, wenn ich mich nur öffne und geschehen lasse, viel mehr in Gang kommt. Das ganze haben wir mehrmals mit dem gleichen Erfolg wiederholt.

Ein ähnliches Experiment habe ich auch mit dem Quantenphysiker Professor Korotkov durchgeführt. 1998 war ich bei ihm in St. Petersburg zu Messungen. Dort habe ich Wasser energetisiert.

Als wir uns auf einem Kongress in Basel wieder trafen, vereinbarten wir, dass wir die Experimente fortsetzen. Wir machten nur einen Termin aus, mehr nicht. Die Details wollten wir später telefonisch absprechen. Wir waren beide als Referenten auf diesem Kongress und wollten noch ein paar Vorträge anhören, diskutieren und Erfahrungen sammeln. Es war wenig Zeit für ein Gespräch, deshalb haben wir uns alles weitere für später aufgehoben.

Ich habe mir ein paar Gedanken gemacht und kam auf die Idee, dass wir zwei Flaschen mit Wasser nehmen würden. Mein Gedanke war, dass das Testwasser in einer Flasche mit blauem Etikett sein sollte, das Wasser, auf das ich mich konzentrieren würde, sollte in einer Flasche mit rotem Etikett sein. Wie ich oft sage, ich arbeite mit Liebe und sende auch Liebe. Die Farbe Rot symbolisiert selbst die Liebe.

Zu dem genannten Termin rief ich Professor Korotkov an und sagte zu ihm: „Herr Professor, ich möchte, dass Sie zwei Flaschen nehmen, eine mit einem blauen und eine mit einem roten Etikett..." In diesem Moment unterbrach er mich und fragte: „Was meinen Sie, was ich gerade in meinen Händen halte? Ich habe jetzt hier eine Flasche mit einem blauen Etikett und eine mit einem roten Etikett."

Das heißt, bevor wir zum Besprechen des Experimentes gekommen waren, waren wir schon telepathisch verbunden. Er hatte von sich aus genau das vorbereitet, was ich mir vorgestellt hatte. So war der ursprüngliche Gedanke in diesem Moment real geworden.

In diesem Moment kam mir die Idee, das Experiment wieder ein bisschen auf meine Art durchzuführen. Ich sagte zu ihm: „Wir nehmen für das Kontrollwasser eine Flasche ohne Etikett." (Bei einem solchen Experiment wird das Wasser vorher immer in Flaschen gemessen, um festzustellen, dass die Ergebnisse der Messung von Flaschen auch die gleichen sind.) So wurde es auch gemacht. Professor Korotkov fragte mich nur, warum ich drei Flaschen mit Wasser energetisieren wolle. Darauf antwortete ich, dass das zunächst noch mein kleines Geheimnis sei, ich würde es später erklären.

Wir führten das Experiment durch. Er befand sich dabei in seinem Labor in der Uni in St. Petersburg, ich befand mich zu Hause in Deutschland, 3500 km Fluglinie entfernt. Das Experiment mit der Fernübertragung lief genau so ab, wie ich es auch vermutet hatte.

Damals bei Professor van Wijk war es so gewesen, dass ich mich zuerst konzentriert hatte, d. h. meine eigene Liebe gesendet hatte, dann hatte ich nach dem Satz „dein Wille geschehe" Gottes Liebe gesendet, was einen viel stärkeren Energieausstoß angezeigt hatte.

Hier aber war das Experiment mit dem Wasser ein bisschen anders, weil Wasser nicht nur Energien, sondern auch Informationen sehr stark aufnimmt. Ich muss hier hervorheben, dass Dr. Emoto aus Japan hervorragende Experimente durchgeführt hat, bei denen er das Wasser sofort eingefroren und dann die Kristalle mit den verschiedensten Informationen fotografiert hat, wobei man auf den Kristallen deutlich sehen konnte, welche Informationen das Wasser hatte – gute, positive oder schlechte, negative. Aber das waren seine Experimente. Hier wollte ich mich nun nur noch einmal vergewissern, dass das, was ich durch mich geschehen lasse, letztendlich viel stärker wirkt als mein eigener Wille.

Ich habe die Flasche mit dem blauen Etikett gewählt, weil die Farbe Blau für mich die universelle Liebe und die universelle Energie symbolisiert. Diese sollte auch in die Flasche mit dem blauen Etikett fließen.

So begann ich, Energie in alle drei Flaschen zu senden, doch mit unterschiedlichen Informationen. Energie selbst ist nur Informationsträger. Die Energie wurde also als Träger gesendet, aber auf diesem Träger waren gleichzeitig drei verschiedene Informationen:

1. nicht das Kontrollwasser berühren,
2. das Wasser nur mit der Kraft der Liebe Gottes füllen (Flasche mit blauem Etikett),
3. das nächste Wasser mit meiner Liebe füllen (Flasche mit rotem Etikett).

Professor Korotkov war sehr überrascht über das Ergebnis und sagte: „Ich kann das noch nicht so richtig verstehen. Noch nicht. Aber das Ergebnis spricht für sich selbst.“ Das Kontrollwasser war unverändert, die Schwingung des Wassers in der Flasche mit dem roten Etikett war gestiegen und das Wasser in der Flasche mit dem blauen Etikett hatte die höchste Energie.

Wir wiederholten das Experiment mehrmals. Mal wurden die drei Flaschen zusammengestellt, mal wurden sie getrennt voneinander im gleichen Raum aufgestellt, beim nächsten Mal getrennt in drei verschiedenen Räumen - das Ergebnis war immer dasselbe: Das Kontrollwasser hatte sich nicht verändert; das Wasser in der Flasche mit rotem Etikett war immer viel stärker energetisch geladen; und die Flasche mit dem blauen Etikett war noch stärker geladen als die Flasche mit dem roten Etikett.

Ich habe gleichzeitig zu drei verschiedenen Flaschen gesendet mit drei verschiedenen Informationen. Dementsprechend auch mit unterschiedlichen Frequenzen. Für uns ist manchmal unmöglich zu verstehen, was unser Bewusstsein schon in der Lage ist, für uns umzusetzen, weil wir uns Dinge oft noch nicht richtig erklären können. Das heißt im Klartext: Der Wissenschaft fehlen Beweise dafür, so wie in diesem auf den ersten Blick ganz einfachen Experiment (obwohl es natürlich ziemlich kompliziert ist). Doch die Möglichkeiten des Bewusstseins gehen noch viel weiter.

Alles, was unser Bewusstsein und Unterbewusstsein betrifft, haben wir unserem eigenen Geist zu verdanken. In ihm liegen enorm viele Geheimnisse verborgen. Wenn der Mensch sie versteht, wird er auch in der Lage sein, durch die Kommunikation in seinem Inneren zwischen Bewusstsein und Unterbewusstsein die Ablaufprozesse im Körper zu verstehen. Ob es das Immunsystem betrifft, den Stoffwechsel oder das Nervensystem - diese drei können nur dank des Geistes gut funktionieren. Sie werden von ihm in Körper und Seele gesteuert. Das Bewusstsein und das Unterbewusstsein sorgen für die Kommunikation zwischen Körper, Geist und Seele. Was unser Geist ist, kann heutzutage weder die Quantenphysik erklären noch die Schulmedizin. Das ist genau der Bereich, in dem ich seit vielen Jahren sehr intensiv arbeite.

Was macht unsere Seele und unseren Geist aus? Welche Zusammenhänge und Unterschiede gibt es und welche Funktionen haben sie in unserem Körper? Wo hört die Seele auf und wo beginnt der Geist, haben sie überhaupt Grenzen? Was ist das Ego? Welchen Einfluss haben Seele und Geist auf unseren Verstand und unser Gedächtnis? - Das alles sind Themen, die mich schon seit meiner Kindheit immer sehr interessiert haben und zu denen ich auf jeden Fall noch kommen werde, jedoch in einem weiteren Buch, in dem ich mehr in die Tiefe gehen werde.

Auch Energiefeldmessungen beim Menschen führten wir später mit der GDV-Kamera durch.

Ich arbeite selbst seit 15 Jahren mit der GDV-Kamera, für mich ist es schon eine Selbstverständlichkeit, wenn ich nach einer Meditation sehe, dass der Körper energetisch gestärkt ist. Je stärker die Energie im Energiekörper steigt, umso schneller wird der Mensch gesund. Und nicht nur das: Je geschlossener sein Energiefeld in dem Moment ist, umso geschützter ist er vor den verschiedensten Viren oder Bakterien.

Und nicht nur davor, sondern auch vor unterschiedlichen negativen Schwingungen wie Elektrosmog, negative Gedanken von anderen Menschen oder die Kraft der Gedanken von auch nur einem einzelnen, besonders wenn diese Gedanken von Neid und Hass ausgehen. Das sind sozusagen „Viren und Bakterien“ auf der geistigen Ebene, wie ich es oft bezeichne. Sie zerstören den Menschen, sie machen ihn krank. So versteht man auch den Satz besser, dass die Kraft der Gedanken die stärkste ist. Und genau diese „Viren und Bakterien“ verursachen in anderen Menschen oft und viel Unruhe, unbewusste Ängste, was als Schlussfolge zu verschiedensten Depressionen oder auch zu psychosomatischen Krankheiten führen kann.

Das Immunsystem ist dadurch schon energetisch sehr gestärkt. Es sind manchmal interessante Bilder, die man dabei sieht, besonders vor der Sitzung, wenn das Energiefeld völlig leer ist. Wenn man eine Meditation durchführt, kann man immer beobachten, dass sich schon nach einer Viertelstunde das Energiefeld sehr stärkt. Auch dabei habe ich Experimente durchgeführt, wobei ich nicht nur selbst die Hand aufgelegt habe, sondern z.B. die Energiespiralen, die ich entwickelt habe, aufgelegt wurden oder der Proband nur mit der CD „Melodien der Sterne“ meditiert hat. Bei all diesen Experimenten lässt sich eine deutliche Stärkung des Energiefeldes feststellen. Das bedeutet schon, dass der Genesungsprozess in Gang gebracht wird.

Während einer Schulung im Jahre 2002 zum Umgang mit der GDV-Kamera, mit dessen Teilnehmern Professor Korotkov damals diese Experimente durchgeführt hat, haben wir uns unterhalten. Es waren neben meinen Schülern auch zwei fremde

Menschen dabei, die nie Erfahrungen mit der Bioenergetischen Meditation gemacht hatten, jedoch energetisch arbeiteten – der eine als Yogalehrer, der andere als Reikimeister. Bei ihnen ließ sich ein sehr starkes, geschlossenes Energiefeld messen.

Wenn ich nur kurz jemandem in die Augen schaue, kann ich schon sehr viel von seelischen Blockaden erkennen. Sie verursachen immer die verschiedensten Krankheiten. Bei diesen beiden Menschen konnte ich alte, seelische Blockaden erkennen.

Professor Korotkov hob sehr positiv hervor, dass die beiden einen so guten Schutz und eine so starke Energieausstrahlung hatten. Im Gespräch dann sagte ich: „Egal, wie stark das Energiefeld sein mag - wenn ich die karmische Blockade aus dem Energiekörper des Menschen nehme, wird zuerst einmal Energie fehlen. Denn auch negative Energien sind Energien, die in unserem Energiefeld kreisen."

Professor Korotkov antwortete, dass er die Sache aus dieser Sicht noch nicht gesehen habe. „Das ist für mich etwas ganz Neues", meinte er. „Ich habe schon sehr viel mit Heilern zusammengearbeitet, aber auf das Thema, das Sie, Herr Philippi, jetzt ansprechen, kam ich noch nie - dass der Mensch nach Energieübertragungen Energieausfälle haben kann."

Ich schlug vor, ein kleines Experiment durchzuführen: „Hier sitzen zwei Menschen, die noch niemals eine Bioenergetische Meditation bekommen haben. Ich kann es in zwei Schritten machen. Ich werde die erste Viertelstunde nur die Energie in den Körper geben, ohne mich auf die Blockaden zu konzentrieren, und mich danach erst wie immer darauf einstellen, Blockaden zu nehmen."

So wurde das Experiment durchgeführt. Nachdem ich die zwei Personen etwa 15 Minuten lang nur "energetisiert" hatte, war die Energie in den Energiekörpern bei beiden noch mehr gestiegen.

Dann führten wir den zweiten Schritt durch. Jetzt ließ ich die beiden Klienten die Sätze nachsprechen, die ich zu Beginn jeder ersten Biomeditationssitzung mit meinen Klienten spreche. Zu dem einen sagte ich, dass es sein könne, dass sich sein Körper sehr schwer anfühlt, besonders die Arme und Beine oder er dass er sich im Ganzen bleischwer fühlt. Denn ich konnte wahrnehmen, welche Art von Blockaden sich lösten und ich wusste, mit welchen Reaktionen sie gehen.

„Das kenne ich schon gut mit diesen schweren Armen und Beinen", antwortete der Mann, „ich habe mich schon vor Jahren mit Autogenem Training befasst. Ich kann das selbst jederzeit machen." Dann habe ich zu ihm gesagt: „Ich habe nichts dagegen, dass Sie das machen können, aber hier, wenn die Bioenergie zu arbeiten beginnt, brauchen Sie sich nicht zu konzentrieren oder etwas zu machen, das kommt von allein." So kam es auch tatsächlich. Sein Körper wurde so schwer, dass er sich kaum bewegen konnte.

Bei dem anderen Klienten habe ich auch Reaktionen wie Kälte angesprochen, weil es oft am ganzen Körper sehr kalt wird, wenn die Angstenergien gehen. Wir hatten nur eine halbe Stunde vorgesehen, aber bei den beiden reagierte es so stark, dass ich empfahl, dass sie besser noch liegen bleiben sollen. Es ist immer wichtig, dass der Körper sich abreagiert. Wenn man die Meditation unterbricht, d. h. aufsteht, wenn die Reaktionen noch da sind, dann hält man einen Teil der Blockaden fest. Man soll das Ganze heraus gehen lassen. Die Meditation dauert immer eine Stunde. Diese Stunde braucht auch der Körper, um Energie aufzunehmen und um die Blockaden abzugeben.

Die Ergebnisse der Energiefeldmessungen anschließend waren sehr überraschend für die Klienten und auch für Professor Korotkov. Bei beiden konnte man deutlich mehrere Energielöcher im Energiekörper sehen. Das waren für beide ziemlich beängstigende Ergebnisse, wie ich „ablesen" konnte. Wenn es um die Blockaden geht, spreche ich immer über die Informationen, die ich empfange. Die Gedanken des Menschen sind auch Informationen, die er, ohne es zu wollen, nach außen ausstrahlt, die ich auch ablesen kann. Wenn ich auf Empfang stehe, und ich stehe immer auf Empfang, wenn ich die Blockade löse, kann ich gewissermaßen auch Gedanken ablesen. Nicht alle, aber die, die in Bezug zu den Blockaden stehen.

Die Gedanken der beiden Probanden waren, dass ich ihre "guten" Energien abgezapft hätte. Ich lächelte und sagte: „Ich habe Ihre eigenen Lebenskräfte nicht berührt, nicht genommen, ich habe nur karmische Blockaden genommen."

Professor Korotkov war sehr überrascht und sagte, so etwas erlebe er zum ersten Mal, obwohl er schon überall mit der GDV-Kamera gewesen war, ob in Russland, Deutschland oder Amerika. Er habe sehr viele Tests mit den verschiedensten Heilern der Welt gemacht, aber so ein Ergebnis hatte er zum ersten Mal in seiner Praxis. Ich erklärte, dass man nicht so viel in Bewegung bringe, wenn man nur energetisiert. Wenn man die negative, zerstörerische Energie dabei noch nimmt, wird der Körper nur schneller gesund. Zunächst sind dabei Energielöcher zu sehen, doch nach kurzer Zeit, nach wenigen Stunden, kann man schon messen, dass sich diese Löcher mit positiver Energie gefüllt haben. Denn das Gerät unterscheidet nicht zwischen positiver und negativer Energie.

Jeder normal denkende Mensch geht immer davon aus, dass seine Energien und seine Energieausstrahlung immer gut und positiv sind. Dabei vergisst er, dass er doch die verschiedensten Krankheiten in sich haben kann. Wenn er auch keine Krankheiten hat, dann hat jeder Mensch aber schon negative Gedanken. Und negative Gedanken sind negative Informationen, die mit negativen Energien verbunden sind. Das beeinflusst auch unser Energiefeld. Wenn solche Dinge genommen werden, entstehen Energielöcher, das ist nur logisch und auch leicht nachvollziehbar. Wir müssen nur lernen, die Dinge richtig zu sehen. Ob die Energie dort positiv oder negativ ist, kann man nicht direkt messen, das Gerät kann nur messen, dass dort Energien sind. Aber welche, das ist schon eine andere Frage.

Wassertest auf Grundlage der Bioelektrophotonik

von Wadim Säidow

Während des 1. Internationalen Kongresses für Theomedizin im April 2007 in Dresden wurde das von Herrn Viktor Philippi vorgeschlagene Life-Experiment – Mentale Wirkung auf den Wasserzustand – durchgeführt. Wie bekannt ist, besteht der menschliche Körper zu etwa 70% aus Wasser, chemisch betrachtet sind 99% aller Moleküle im Körper Wassermoleküle. Das bedeutet, dass der Zustand des Menschen dominierend durch Wasser bestimmt wird. Somit kann auch durch den Nachweis einer Mentaleinwirkung auf Wasser eine mentale (bioenergetische) Wirkung auf den menschlichen Zustand bestätigt werden.

Experimente dieser Art wurden schon früher z.B. von Emoto in Japan, Korotkov in Russland und Säidow im Institut für Elektrophotonik (ehem. KTI Berlin) in Berlin durchgeführt. Das Wasserexperiment während des Kongresses hatte jedoch nochmal einen anderen Stellenwert. Es war ein Live-Experiment, das unter den Augen von Presse und Fernsehen, einem breiten Publikum und nicht unter Laborbedingungen organisiert worden war.

Als Testobjekt fungierten vier versiegelte, handelsübliche 20-Liter-Flaschen mit Trinkwasser. Nach der Kongresseröffnung wurden von allen vier Flaschen die Ausgangsdaten des Wassers mit der GDV-Kamera gemessen, dokumentiert und gespeichert. Die Flaschen verteilte man in den Räumlichkeiten des Kongresszentrums, wobei eine Flasche als Kontrollflasche getrennt, abgeschirmt aufbewahrt wurde.

Auf einer Flasche forderte ein Informationsblatt die Kongressteilnehmer auf, positive Gedanken jeglicher Art an das Wasser zu übergeben. Auf einer zweiten Flasche gab es die Aufforderung, negative Gedanken hineinzugeben. Eine dritte Flasche stellte man auf ein spezielles Blatt Papier mit dem von Viktor Philippi entwickelten Symbol „Tanzender Engel“.

Am Ende des dritten und letzten Kongresstages wurden Wasserproben noch einmal mit der GDV-Kamera aufgenommen, die Messergebnisse dokumentiert und den Kongressteilnehmern berichtet. Die Materialtestmessung mit der GDV-Kamera funktioniert folgendermaßen:

Experimentelle Anlage

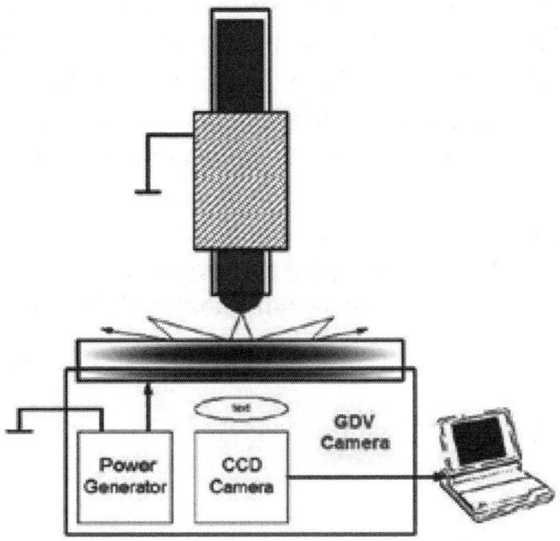

Von einem Impulsgenerator wird eine elektrische Impulsspannung an eine durchsichtige Glaselektrode mit Impulsdauer ca. 10 mks und Stärke 5 kV angelegt. Über die Glaselektrode ist eine Spritzkanüle mit dem Testwasser angebracht und elektrisch-kapazitiv mit dem zweiten Ausgang des Generators verbunden (Erdelektrode). Zwischen den am unteren Ende der Spritzkanüle hängenden Wassertropfen und der Oberfläche der Glaselektrode entsteht dabei eine so genannte Lawinengleitentladung. Das Leuchten vom Entladungsplasma wird mit einer unter der durchsichtigen Glaselektrode befindlichen Digitalkamera aufgenommen und zum Computer übertragen. Die spezielle Software SciLab ermöglicht eine Bearbeitung und Auswertung der Bilder.

Als Parameter wurde die Stärke der Intensität des Leuchtens ausgewählt, weil dieser Parameter unserer Erfahrung nach am besten für eine Einschätzung der Wasserenergie und Wasserstrukturen geeignet ist. Je Stärker die Intensität, desto höher ist die Wasserenergie, desto besser sind die Wassermoleküle in Clustern strukturiert. Es wurden 5 x 100 Impulsreihen, d.h. 500 Bilder bei jeder einzelnen Messung und Probe aufgenommen und statistisch ausgewertet.

Die Funktion der GDV- Kamera bezüglich des Materialtests ist ausführlich z.B. im Buch „Grundlagen der Bioelektrografie", K. Korotkov, englisch, New York oder "Das Geheimnis des lebendigen Leuchtens", K. Korotkov, beschrieben. Informationen gibt es auch unterwww.elektrophotonik-berlin.de.

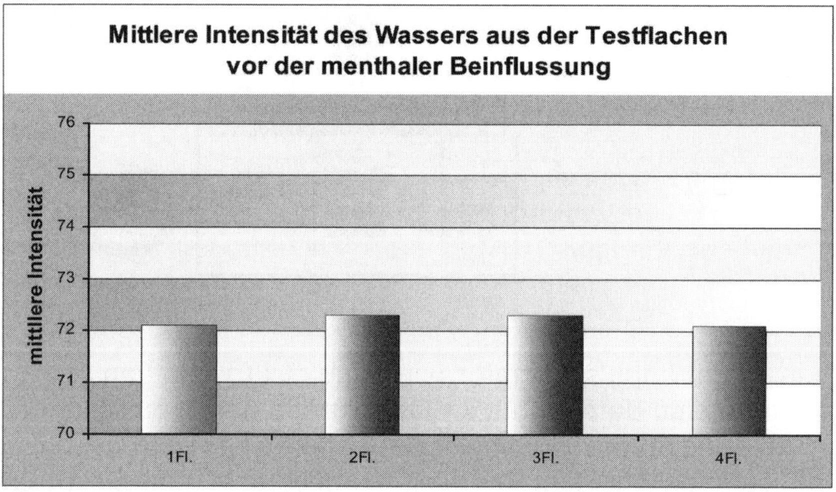

In der Abbildung sind die Ausgangsdaten aller vier Wasserflaschen dargestellt. Kleine Abweichungen sind natürlicher Art. Die Höhe der Intensität liegt bei ca. 68 rel. Einheiten. Dieses Ergebnis zeigt, dass das Wasser in allen vier Flaschen fast gleiche Ausgangsparameter hat.

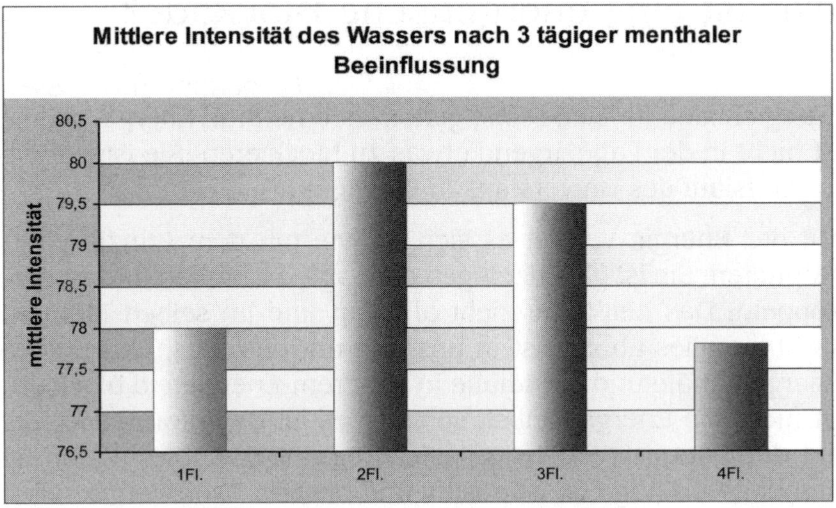

Diese Abbildung zeigt die Intensität des Leuchtens am Ende des dritten Kongresstages. Es wird eine deutlich erhöhte Intensität beim Wasser mit positiver mentaler Einwirkung (Ereignis 3) und beim Wasser auf dem „Tanzenden Engel" (Ereignis 2) sichtbar. Die Intensität des Leuchtens des negativ beeinflussten Wassers (Ereignis 4) liegt unter der Intensität vom Kontrollwasser ohne Einwirkung (Ereignis 1). Man kann schlussfolgern, dass in den ersten beiden Flaschen die positiven Gedanken und das Symbol „Tanzender Engel" die Energie des Wassers erhöht und im Gegenzug dazu die negativen Gedanken die Wasserenergie verringert haben. In allen Flaschen hat sich die Intensität erhöht, was mit der außerordentlich positiven Atmosphäre während des gesamten Kongresses in Verbindung gebracht werden kann.

Diese Ergebnisse haben weitgehende Bedeutung für eine ganzheitliche Betrachtung des menschlichen Körpers, insbesondere unter dem Gesichtspunkt, dass der Gehirnbereich zu über 90% aus Wasser besteht. Weitere Experimente dieser Art werden kontinuierlich im Rahmen der Arbeit des Instituts für Elektrophotonik durchgeführt und die Ergebnisse öffentlich gemacht.

Was ist eine energetische Blockade?

Energien sind für sich selbst genommen neutral. Energie alleine ist nicht in der Lage, irgend etwas zu blockieren. Sie ist ständig im Kreislauf des Universums in Bewegung.

Mit der Energie verhält es sich so wie mit dem Prinzip eines Magneten. Sie ist gleichzeitig in der Lage, zu binden und zu entkoppeln. Das heißt, sie zieht alles an und im selben Moment stößt sie alles ab. Sie ist in uns und um uns. Das, was unsere Energiekanäle und Meridiane in unserem Energiefeld blockiert, ist nicht die Energie selbst, sondern es ist die Information, die auf der Energiewelle eingespeichert ist. Diese Information ist immer zweiseitig. Sie ist positiv und negativ. Die Energie selbst ist nur Träger der Information, positiv oder negativ.

Nehmen wir als Beispiel Liebe oder Hass, zwei mächtige Kräfte. Liebe ist die positive Information, die auf der Energiewelle gespeichert ist, Hass ist das Gegenteil. Es sind Gefühle und Emotionen. Je stärker die Emotionen und Gefühle sind, desto stärker und tiefer speichert sich die entsprechende Information in der Energiewelle ein und wirkt deshalb auch viel stärker. Liebe ist die Schöpfungskraft, Hass ist zerstörerisch. Und genauso, wie die Liebe sehr viele Facetten und lichte Farbtöne hat, genauso hat auch der Hass sehr viele Schattierungen.

Aus diesem Grund sind alle Blockaden so unterschiedlich und haben verschiedene Facetten. Ebenso wie auch alle Menschen auf der Erde unterschiedlich sind, wie es auch keine identischen Fingerabdrücke gibt, genauso verhält es sich mit den verschiedenen Blockaden, die von den verschiedenen Schattierungen von negativen Informationen verursacht werden – sie sind alle unterschiedlich. Deshalb reagieren auch die Blockaden und Krankheiten sehr unterschiedlich auf ihre eigene Art und Weise und lösen ganz unterschiedlich die verschiedensten Reaktionen aus.

Eine Blockade ist also eine Form von Energie, in der negative, zerstörerische Information eingespeichert wurde. Sie setzt sich in den Energiebahnen fest und verursacht so einen Stau in den Energiebahnen, Energiemeridianen oder Energiekanälen. Das geschieht meist auf der molekularen zellulären Ebene, weil jede Zelle von mehreren Energiebahnen durchflutet wird, die dazu dienen, die Zelle zu ver- und entsorgen. Je stärker die auf der Energiewelle einprogrammierte negative Information wirkt, desto stärker und tiefer wirkt die Blockade und der Mensch wird krank. Es können verschiedenste Krankheiten entstehen, je nachdem, ob stärkere Blockierungen im Stoffwechsel, im Nervensystem oder im Immunsystem bestehen. Man darf nicht vergessen, dass es mehr als 100.000 verschiedene Krankheiten gibt. Und der Mensch kann theoretisch von jeder betroffen werden.

Ist im Energiefeld des Menschen bereits eine tiefe (karmisch bedingte) Blockade vorhanden, zieht diese oft wie magnetisch andere negative Energieformen als Blockaden an. Erst wenn der Mensch von den ursprünglichen Blockaden befreit wird, endet dieser Teufelskreis.

Ein Mensch bringt in der Regel mehrere Blockaden von Geburt an als Information mit sich, die sich im Verlaufe seines Lebens zu Krankheiten entwickeln können. In jedem Falle beeinflussen die Blockaden den Menschen informatorisch negativ. Er hat oft negative Gedanken, viele Zweifel und Ängste und ist mit sich selbst und seiner Umwelt nicht im Gleichgewicht. Und damit bilden sich neue Blockaden und Krankheiten - der Mensch macht sich durch seine eigene Unzufriedenheit selbst krank und schwach.

Die Ursache von jeder Krankheit ist eine Energieblockade. Die Ursache jeder energetischen Blockade ist die negative Information, die auf der Polarität von „Opfer und Täter" basiert. Alle Ursachen kommen dorther, sind wie mit Fäden daran gebunden und lassen sich darauf zurückführen. Löschst man die negative Information, wird die Blockade gehen. Und wenn die Blockade geht, bleibt der Krankheit nichts anderes übrig, als den Körper, den Geist und die Seele zu verlassen.

Entstehung und Auflösung einer energetischen Blockade

Alles im Leben entsteht aus Kleinigkeiten. Unser Sonnensystem ist aus Kleinigkeiten entstanden. Auch wir sind aus nichts entstanden. Es waren nur Informationen zwischen unseren Eltern und dann haben sich zwei winzig kleine Teilchen getroffen, das Ei und das Spermium. Sie sind miteinander verschmolzen und gewachsen und nach einer gewissen Zeit sind wir zur Welt gekommen. Wir sind aufgewachsen und zu dem geworden, was und wie wir heute sind. Dabei sind auch die Blockaden in uns gewachsen.

Auch Blockaden und Krankheiten entstehen aus Kleinigkeiten. Sie entwickeln sich und wachsen. Sie ziehen andere Kleinigkeiten an und werden so zu großen Blockaden. Aber genauso, wie die großen Blockaden aus Kleinigkeiten entstanden sind, kann man sie auch durch Kleinigkeiten wieder auflösen.

Das alles geschieht durch die Information. Genauso, wie sich etwas entwickeln kann, kann es sich in der gleichen Weise zurückentwickeln, indem man die Polarität der Information ändert. Im Klartext: Indem die negative Information gelöscht und die positive Information eingegeben wird, löst sich die Blockade auf und der Mensch wird gesund.

Auch die energetischen Blockaden entstehen aus Kleinigkeiten im Körper. Eine Blockade ist die Ursache, die Krankheit die Folge davon. Eine Blockade kann mehrere Krankheiten verursachen, genauso wie auch eine Krankheit mehrere Blockaden haben kann. Da die materielle, geistige und seelische Welt miteinander verbunden sind, kann die Blockade gleichzeitig auf diesen drei Ebenen wirken. Das heißt, der Mensch kann körperlich, seelisch und geistig krank werden, wobei die Ursache von Blockaden und körperlichen Krankheiten immer auf der seelischen Ebene liegt.

Die energetische Blockade hat verschiedene Ursachen. Sie baut sich unvermittelt auf und verbleibt für viele Jahre im Energiefeld des Menschen. Fast alle Krankheiten des Menschen, unter denen er im Verlaufe seines Lebens zu leiden hat, sind Folgen von verschiedenen energetischen Blockaden. Diesen Zusammenhang wollen wir uns nun etwas deutlicher anschauen. Wir werden sehen, wie dieser Mechanismus, diese Kettenreaktion, überhaupt zustande kommt. Wir kennen Blockaden, die im Verlaufe des Lebens in das Energiefeld des Menschen eingedrungen sind. Ein Faktor z.B. ist der ganz alltägliche Stress. Natürlich finden wir auch Blockaden im Energiefeld, die aus der Kindheit stammen. Die Ursachen dieser Art von Blockaden können ganz unterschiedlich sein. Das Besondere an diesen Blockaden mit ihren negativen Folgen ist, dass sie sich immer auf Blockaden aufbauen, die man als karmisch bezeichnet.

Oft wird der Mensch auch durch seine eigenen negativen Gedanken krank, die nichts anderes sind als zerstörerische negative Information, die letztendlich nicht nur das Immunsystem, sondern auch das Nervensystemund den Stoffwechsel zerstört.

In dem Augenblick, in dem die negative Information gelöscht und die positive eingebracht wird, kann die Kommunikation zwischen den Zellen wieder entstehen – und der Mensch wird gesund. Jeden Tag kann man mehr oder weniger Blockaden bewusst oder unbewusst aufnehmen. Darunter leidet der Mensch dann oder er fühlt sich unwohl. Die hier beschriebenen inneren Zusammenhänge jedoch sind den wenigsten Menschen auch nur im Ansatz bewusst.

Das Beispiel mit dem Bach, der zum Sumpf wird

Ich versuche, Ihnen diese Zusammenhänge noch einmal anhand eines Beispiels etwas anders und vielleicht einfacher zu erklären: Stellen Sie sich bitte einen Bach mit kristallklarem Wasser vor, der aus den Bergen hinab ins Tal fließt. Sein Wasser ist rein, klar und angenehm frisch.

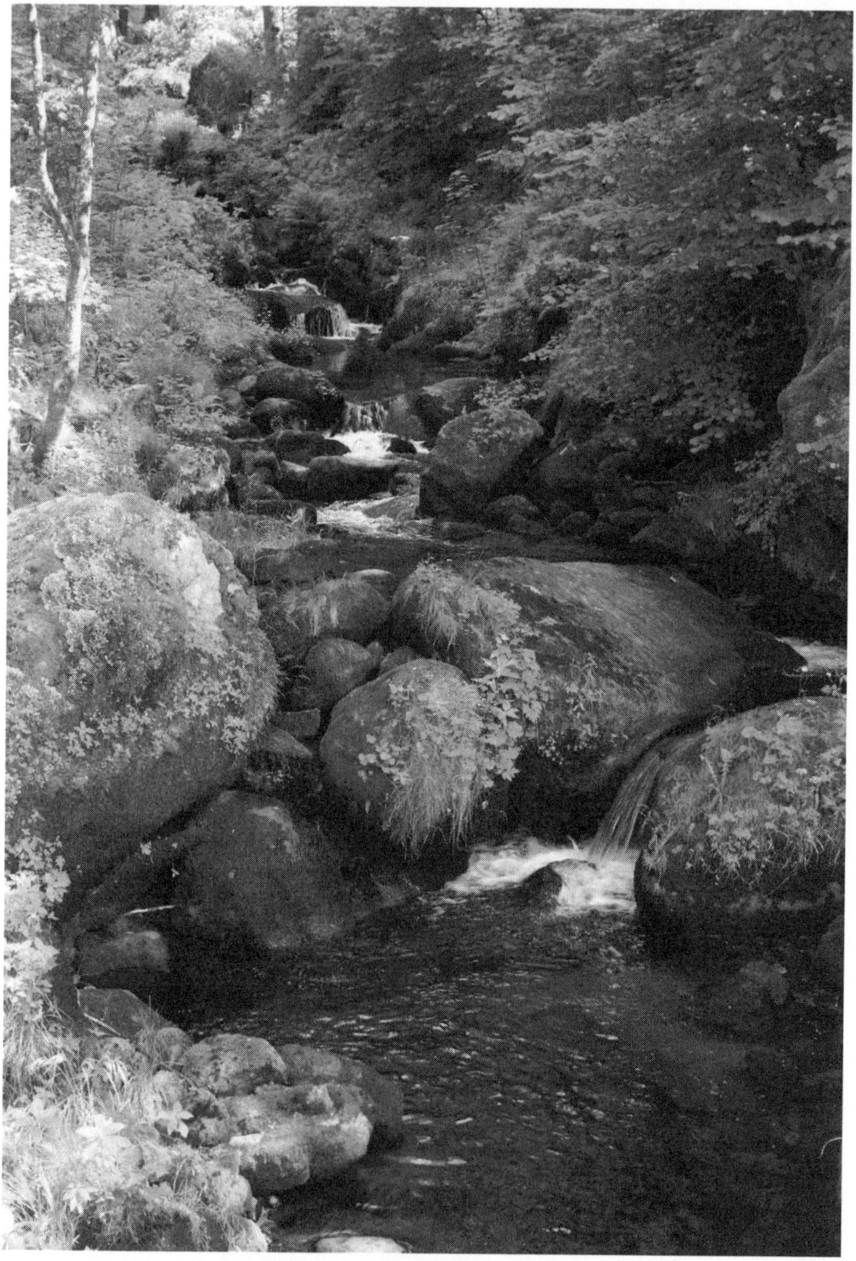

Die Schönheit und Harmonie eines Baches

Es gibt den Fischen Leben. Menschen und Tiere laben sich an ihm. Dank seiner blühen die Blumen am Rande des Baches und es wachsen die Kräuter am Ufer. Das Herz schlägt höher, wenn man nur einmal den Blick über die Schönheit und Harmonie des Baches schweifen lässt und es stellt sich der Gedanke ein: Das Paradies an diesem Orte wird sicher ewig andauern.

Wenn nun aber irgendwo unten im Tal eine Sperre gebaut wird, um den freien Fluss des Baches zu unterbrechen, dann wird das Wasser ganz schnell über das ganze Tal verteilt und es wird nach und nach versumpfen. Durch die Sonne, die viel Wärme und Licht gibt, wird aus dem Wasser, das einst hell, sauber und klar war, bald ein trüber, übel riechender Sumpf werden. Die verschiedensten Bakterien werden sich schnell vermehren. Stechmücken und anderes unangenehme Getier, all das Negative, die unangenehmen Begleiterscheinungen des Sumpfes, werden auftauchen und sich vermehren und verbreiten. Nach einiger Zeit bildet sich auch Sumpfgas. Alles verwächst wild und das paradiesisch anmutende Tal mit seinem schönen, sauberen Bach wird verschwunden sein. Die Gefahren des Sumpfes lauern überall. Niemand wird noch an diesen Ort kommen und verweilen wollen. So hat sich in der Natur eine Blockade mit all ihren negativen Auswirkungen gebildet.

Im menschlichen Körper bilden sich Blockaden auf ähnliche Weise. Und in dem Moment, wo einer der Kanäle blockiert ist, hat das immer zur Folge, dass mehrere Organe und Körperteile betroffen sind.

Man kann sich dies auch etwas einfacher vorstellen. Nehmen wir die Autobahn, die fast jedem sehr vertraut ist, besonders dann, wenn abends nach der Arbeit die Menschen in Eile nach Hause fahren. Wenn dann in einer Baustelle aus drei Spuren zuerst zwei und dann eine wird und dann noch ein Unfall passiert, kann es in ganz kurzer Zeit zu einem riesigen Stau kommen. Es hat nur einer falsch gehandelt, in ganz kurzer Zeit jedoch sind viele betroffen.

Das gleiche geschieht auch in unseren Energiebahnen und -meridianen, wenn durch eine falsche Information eine dieser Bahnen blockiert wird. Die Folge ist eine Kettenreaktion. Die Energieflüsse werden blockiert, zuerst an der einen Stelle, aber dann entsteht ein Rückstau, der zu Blockierungen auch in anderen Energiebahnen führt. Unfälle auf den Autobahnen, die zu Staus führen, geschehen aus den verschiedensten Gründen: Jemand ist auf die Gegenbahn gefahren, ein Fahrer schläft ein, ein Reifen platzt usw.

So ist es auch in den Energiebahnen in unserem Körper. Die Staus können aus den verschiedensten Gründen entstehen und sie führen zu den verschiedensten Folgen, zu den verschiedensten Krankheiten. Solange auf der Autobahn das Unfallfahrzeug nicht beseitigt, die Unfallstelle nicht geräumt ist, kann der Verkehr nicht wieder fließen. Genauso kann, solange die Ursache des Energiestaus im menschlichen Körper nicht aufgelöst wird, der Energiefluss nicht wieder in Gang kommen.

Ich habe diese Beispiele genommen, um etwas einfacher zu erklären, wie das Ganze entsteht und wie man es beseitigen kann. Sobald die Ursache – die Blockade – genommen ist, wird der Rest sich von alleine auflösen. Allerdings muss man dem Erholungsprozess Zeit geben und die Biomeditation weiter in Geduld durchführen. Alles ist immer einfach. Wichtig ist nur, es zu verstehen.

Wie werden die Blockaden gelöst?

Man kann keine Krankheit wirklich beseitigen, wenn sich die Energieblockade mit der negativen Information noch im Energiekörper befindet. Aus diesem Grunde muss das Ziel sein, nicht die Krankheit, sondern die Energieblockade zu nehmen. Wo es keine Ursachen gibt, gibt es auch keine Folgen. Wird also die negative Information aus dem Energiekörper gelöscht, geht auch die Blockade. Ist so die Blockade gelöst, wird auch die Krankheit gehen. Nehmen wir ein Beispiel:

Myome, Zysten, Nierensteine usw., die sich im Körper bilden, werden von der Schulmedizin operativ entfernt. Doch nach einer gewissen Zeit entstehen sie wieder, oft an der gleichen Stelle. Man kann sich nicht erklären, wieso das geschieht und sieht keine andere Möglichkeit, als erneut zu operieren.

Aber es gibt die Erklärung und sie ist ganz einfach: Mit der Operation wurde zwar die Krankheit entfernt und genommen, aber nicht die Ursache der Krankheit. Die Blockade, die Information über die Krankheit, kann nicht weggeschnitten werden. Sie bleibt. Deshalb bildet sich die Krankheit immer wieder neu und zwar so lange, bis die Information beseitigt ist.

Stellen Sie sich bitte ein weiteres Beispiel vor: Es ist Frühling. Auf einer wunderschönen, grünen Wiese liegt seit vergangenem Herbst ein großer Stein. Auf der ganzen Wiese blühen die Blumen. Alles Grün strebt zur Sonne, blüht und freut sich. Gehen Sie nun zu dem Stein und schauen darunter, so werden Sie nur Würmer, Bakterien, welkes Gras und anderes Unangenehme sehen. Natürlich wird dieser Anblick das gesamte Bild der schönen Wiese stören. Sie möchten natürlich, dass es überall auf der Wiese so grün und schön ist und versuchen, mit verschiedenen Chemikalien die Bakterien und alles Unangenehme zu vernichten, um dem Gras so zu neuem, grünem Leben zu verhelfen. Doch wenn Sie den Stein dann wieder zurücklegen, wird Ihre ganze Mühe keinen Erfolg haben. Im Gegenteil.

An Stelle der abgetöteten Bakterien werden neue, stärkere Bakterien erscheinen, die gegen die eingesetzten Chemikalien immun sind, sie verarbeiten können und sich vielleicht sogar davon ernähren. So wird dann auch noch der letzte Rest des Grases unter dem Stein vernichtet werden.

Eine solche Vorgehensweise ist natürlich Theorie. Selbstverständlich würde niemand auf die Idee kommen, unter den Stein einfach nur Dünger zu stopfen, um das Gras besser wachsen zu lassen. Viel leichter und einfacher ist es doch, den Stein von der Wiese zu nehmen. Dann wird an dieser Stelle das Leben von allein wieder zurückkehren. Durch die Kraft, die Wärme und die Strahlen der Sonne wird sich das grüne Leben wieder entfalten. Die verschiedenen Frequenzen der Sonne nehmen den Bakterien ihren Lebensraum und töten sie ab. Auch die Würmer und alle anderen negativen Dinge verschwinden. Das verwelkte Gras bekommt dank der Sonne und der Wärme, dank des Regens und der Luft, wieder Kraft zu leben. All diese positiven Dinge, die der Stein von dem Gras abgehalten hat, können es nun wieder erreichen.

Das Gleiche geschieht auch im menschlichen Körper. Solange die Blockade da ist, kann der Körper nicht genesen, egal welche Chemie man zu sich nimmt. Sobald die Blockade, der Stein, genommen ist, löst sich der Rest von alleine auf. Denn jeder Körper hat in sich genug Reserven, sich selbst zu erholen und zu regenerieren. Und ebenso wie es auf der Wiese dank der Hilfe und Kraft der Sonnenstrahlen geschieht, genauso geschieht es auch beim Menschen. Die Bioenergie, die Liebe und das positive Denken können den Körper, die Seele und den Geist aufbauen, Kraft und Leben wieder zurückgeben. Liebe und positives Denken führen zu einer schnellen Genesung. Und wer heil ist an Körper, Geist und Seele, wird auch ein friedvolles, freudiges und glückliches Leben in Gesundheit und Harmonie verbringen können.

In unserem Körper ist alles vorhanden, was er braucht, um sich zu regenerieren und wieder aufzubauen. Alles, was sich in ihm als Krankmachendes aufbaut, kann der Körper selbst auch wieder abbauen. Darüber hinaus kann er alles, was er durch das Krankmachende verloren hat, wieder aufbauen. Entscheidend dafür ist sein Stoffwechsel. Man muss die positiven Informationen in den Stoffwechsel hineinbringen. Wenn die Informationen richtig wiederhergestellt sind, beginnen die biochemischen Prozesse wieder korrekt zu arbeiten. Nur die positive Information ist das aufbauende Glied in der Wirkung der Bioenergie.

Ein weiteres Beispiel, wie Blockaden entstehen: Die Autofahrer

Nehmen wir ein weiteres Beispiel aus dem Alltag. Stellen wir uns einen jungen Mann vor, der seinen ersten Urlaubstag antritt und mit seinem besten Freund oder der besten Freundin im Café verabredet ist. Er ist rechtzeitig aufgestanden und sitzt nun nach einer erfrischenden Dusche hinter dem Lenkrad seines Autos. Er hat alle Zeit der Welt, pünktlich zu seiner Verabredung zu kommen. Das Wetter ist schön, die Lieblings-CD läuft, so steht er, leise mitsummend, vor einer Ampel.

Nach einer Weile verspürt er einen leichten, unangenehmen Druck im Nacken und schaut sofort schuldbewusst zur Ampel – und tatsächlich steht sie auf Grün, vermutlich schon länger. Ein kurzer Blick in den Rückspiegel lässt ihn am Gesicht seines Hintermannes deutlich ablesen, was dieser denkt. Vielleicht unterstreicht sogar noch die Andeutung einer beleidigenden Geste oder gar eine drohende Faust den ungehaltenen Gesichtsausdruck. Möglicherweise formen die Lippen dabei ein Wort, das zu benutzen jede Mutter ihrem Kind sicher verbietet. Aus der Schlange, die sich hinter unserem jungen Freund gebildet hat, ertönt lautes, genervtes Hupen. Jetzt legt er hektisch den ersten Gang ein, gibt zu viel Gas – und würgt den Motor ab. Die Ampel springt wieder auf Rot.

Nun verstärkt sich der Druck in seinem Nacken erst recht und langsam steigt Wut in ihm darüber hoch, wie viel Druck ihm diese gestressten Autofahrer hinter ihm machen. Durch seinen Kopf jagen verärgerte Gedanken und auch schon Schimpfworte, die laut auszusprechen er aber gerade noch unterdrücken kann. Beim nächsten Grün gibt der junge Mann nun richtig Gas und kommt wenig später verärgert und gestresst zu seiner Verabredung.

Der gute Freund oder die gute Freundin ist bereits da, aber die Begrüßung fällt lange nicht so herzlich aus wie gewohnt. Überhaupt – der junge Mann hat das Gefühl, als ob auch der Kellner ziemlich unfreundlich ist und der Kaffee und das Essen lange nicht so lecker schmecken wie sonst.

Was ist passiert? Der junge Mann hat sich eine Blockade „eingefangen" und hält sie durch seine Wut, den Ärger und Stress nur fest. Wenn man nun aber so gestresst und verärgert ist, kann es leicht dazu kommen, dass man den armen Kellner am Schluss unfreundlich anpöbelt, das Café sei wohl auch nicht mehr das, was es mal war. Hätte der Kellner nun seinerseits auch schlechte Laune, könnte es leicht zu einem Zornesausbruch auf beiden Seiten mit gegenseitigen Beleidigungen kommen. Eine solche Situation kennen wir alle gut. Doch was ist hier passiert?

Wir erinnern uns, dass unser Freund an der Ampel einen leichten Druck im Nacken verspürt hatte, der sich im Laufe der Aktion verstärkte. Dieser Druck ist nichts weiter als das Resultat der verärgerten, wuterfüllten Äußerungen der Autofahrer, die hinter unserem armen Beispiel autofahrer in ihren Autos saßen. Die negativen Gedanken, die sie hatten, schickten sie in Richtung ihres verträumten Vordermannes, ohne sich Gedanken darüber zu machen, was sie damit anrichten könnten. Die negativen Gedanken führten zur Entstehung einer Blockade bei dem jungen Mann. Und diese Blockade kann bei ihm früher oder später zu kleinen oder größeren gesundheitlichen Problemen führen.

Und nicht nur bei ihm. Hinter ihm standen doch mehrere Autofahrer, die auch in Eile waren und durch sein Zögern sind sie auch vielleicht zu wichtigen Terminen zu spät gekommen. Vielleicht stand in dieser kurzen Zeit sogar ihre Existenz auf dem Spiel. Oder es wurde durch diese Situation einfach ihr ganzer Tagesablauf durcheinander gebracht. Wegen dieser Kleinigkeiten ist so viel negative Energie hochgekommen, die auf alles und alle wirkte. Alte Kränkungen tauchten plötzlich in der Erinnerung wieder auf und dann ist die „Post abgegangen".

Unruhe stieg auf und mit ihr die Unzufriedenheit, die alleine, ohne andere negative Informationen wie z. B. auch durch Angst, nur selten hochkommt.

Wenn dieser innerliche Vulkanausbruch seinen kritischen Punkt erreicht, ist natürlich der ganze Tag „gelaufen". So gestresst kommt der Mensch dann nach Hause, mit Wut und Unzufriedenheit, die in ihm kocht und ein Ventil sucht. Wenn sein Partner oder jemand, der ihm nahe steht, ihm dann mit einem fröhlichen Lächeln begegnet, wird der ganze Frust auf den Partner abgeladen. Der Frustrierte fühlt sich durch die ihm entgegengebrachte Freundlichkeit so provoziert, dass er sich nicht beherrschen und seine eigenen negativen Gefühle zurückhalten kann. Seine ganze Wut und der Frust brechen aus ihm heraus und es entsteht meist ein großer Streit. Der Freundliche kann die Welt nicht mehr verstehen, beide machen sich gegenseitig Vorwürfe, verletzen sich gegenseitig und es kommt zu Schuldzuweisungen. Jeder projiziert alles Negative in sich auf den anderen und sucht in ihm nur das Negative und verletzt ihn mehr und mehr.

So etwas kann sich über Tage hinziehen und am Ende sogar zu Trennungen führen. Menschen, die sich vor vielen Jahren getroffen haben und durch die Liebe zusammengeführt wurden, die sich gewünscht haben, lange zusammen zu bleiben, ihr Leben gemeinsam zu verbringen, trennen sich aufgrund solch heftiger negativer Emotionen. Durch eine Kleinigkeit, wegen eines falschen Wortes, ist eine sehr starke negative Kettenreaktion in Gang gekommen, die solch gravierende Folgen haben kann. Diese Kettenreaktion zieht immer größere Kreise, vergleichbar den sich immer weiter ausdehnenden Kreisen im Wasser, die ein hinein geworfener Stein auslöst. Und als Resultat kommt der seelische Schmerz und damit auch oft der körperliche. Alte Krankheiten tauchen wieder auf und nicht nur das, oft kommen auch neue hinzu.

Solch eine Situation ist allen gut bekannt, aber nicht alle wissen, welch tragische Folgen daraus resultieren können, für den Betroffenen und für die, die durch ihn zu Betroffenen werden. Aus solch einer Kettenreaktion, in Gang gesetzt durch eine Kleinigkeit, entstehen sogar sehr viele unheilbare Krankheiten.

Für die Schulmedizin ist es dann unmöglich, die Ursachen solcher Krankheiten zu diagnostizieren und sie zu therapieren. Man kann nur die Krankheit feststellen, aber auf die hier beschriebene Ursache wird die Schulmedizin niemals kommen können; und dadurch, dass die Ursache unerkannt bleibt, bleibt die Krankheit unheilbar. Solche Fälle kommen oft vor und deshalb werden und bleiben viele Menschen sehr krank.

Stellen Sie sich nun das gleiche Beispiel vor, aber mit ganz anderen Reaktionen der Beteiligten: Hätte sich unser Freund einfach nach den Fahrern der hinter ihm stehenden Wagen umgedreht und sich mit einer Geste entschuldigt, dann wäre er selbst im Gleichgewicht geblieben, denn die Vergebung hätte den negativen Kräften keine Nahrung gegeben. Ohne Nahrung können sich negative Emotionen nicht aufbauen und explodieren. Er hätte dann nicht auch noch den Motor abgewürgt und wäre mit guter Laune zum Treffen ins Café gekommen.

Dieses Gefühl von Erleichterung und innerer Zufriedenheit kennt doch jeder, der von Herzen einem anderen vergibt, ihn um Vergebung bittet oder ihm etwas Gutes tut. Der Kellner im Café hätte davon profitiert, denn ein gut gelaunter Kunde meckert nicht und gibt eher Trinkgeld. Das hätte bei ihm Dankbarkeit ausgelöst, eine sehr gute und positive Reaktion.

Die anderen Autofahrer, die an der Ampel hinter unserem Freund standen, wären doch bestimmt durch seine um Vergebung bittende Geste auf den Gedanken gekommen: „Das ist mir doch auch schon passiert. Ist doch nicht schlimm.“ Und sie hätten diese Episode einfach mit Humor genommen und dadurch wäre auch bei ihnen die gute Laune gestiegen.

Der in unserem Negativ-Beispiel Frustrierte wäre zwar trotzdem zu seinem wichtigen Termin zu spät gekommen, aber eben nicht frustriert, sondern gut gelaunt. Er hätte dem Wartenden dann mit Humor den Grund für die Verspätung erzählt. Und der Wartende hätte darauf nur positiv reagiert, denn auch er hat eine solche Situation sicher schon erlebt, wahrscheinlich sogar aus beiden Perspektiven: aus der des zu spät gekommenen Gesprächspartners und auch aus der des jungen Mannes.

Der Impuls von positivem Denken eines Menschen wird immer auf die anderen übertragen.

Und wenn der Hintenstehende durch seine positive Stimmung auch noch auf die Idee gekommen wäre, seinem Partner einen Blumenstrauß oder ein anderes kleines Geschenk mitzubringen, hätten sich beide darüber sehr gefreut. Dieser kleine Impuls von positiver Energie und positiven Gedanken und die Erinnerung an solch schöne Kleinigkeiten hätte zu einer über längere Zeit andauernden positiven, harmonischen Stimmung zwischen den Partnern geführt. Als Folge hätte keine Blockade entstehen können. Und natürlich könnte keine Krankheit entstehen und sich entwickeln. Im Gegenteil!

Durch die positiven Impulse von Dankbarkeit und die begleitenden positiven Emotionen wären die bestehenden alten Blockaden kleiner und schwächer geworden. Das alleine kann schon zur Genesung führen. Es ist alles so einfach. Aber den Menschen zu bedauern, ist meistens die erste Variante der Aggression und nicht die der Demut. Alles ist in den Menschen hineingelegt, auch ob er krank oder gesund wird. Er muss nur lernen, seine Gedanken, Worte und Taten in die positive Richtung zu lenken.

Das Gewitterbeispiel

Die Zusammenballung von negativen Energien und Blockaden kann man sich wie die Ansammlung und Zusammenballung von Wolken vor einem Gewitter vorstellen. Zunächst sind nur vereinzelt graue Wolken am strahlend blauen Himmel zu sehen. Doch mit der Zeit sammeln sie sich und ballen sich zusammen. Die Wolken werden zu Wolkentürmen und -bergen und schließlich ist der Himmel dunkel und schwarz. Das Sonnenlicht kann nicht mehr hindurchscheinen und das erste Donnergrollen als Anzeichen der Entladung der Zusammenballungen ist zu hören. Schließlich entlädt sich das Gewitter in Regengüssen, Donner- und Blitzschlägen und die aufeinander prallenden Wolkenmassen entleeren sich wolkenbruchartig.

Im Menschen können sich solche Wolken leider nicht so einfach auflösen wie in der Natur. In der Natur fließt alles frei und harmonisch und ist vorbestimmt. Der Mensch mit seinem Bewusstsein und seinem eigenen Willen hingegen blockiert sich selbst und setzt die Blockaden in sich fest. Wenn er sich durch sein Unterbewusstsein leiten lassen könnte, geschähe in ihm das gleiche wie in der Natur. Nur durch sein Bewusstsein, seine Willenskraft, seinen Unglauben, seine Unzufriedenheit und seine negativen Gedanken baut der Mensch die verschiedensten Blockaden in sich auf, die sich durch Kränkungen, Verletzungen, Erniedrigungen und Beleidigungen in ihm festsetzen. Nach einer gewissen Zeit wandeln sie sich in die verschiedensten seelischen oder körperlichen Krankheiten um.

Wie löst sich eine energetische Blockade auf?

Ein Teil der Blockade wird umgewandelt in Licht, ein Teil wird in ein schwarzes kosmisches Loch geschickt, ein Teil wird vom Biosens aufgenommen, durch ihn zu Mutter Erde abgeleitet und dort ebenfalls umgewandelt. Ein geringer Teil bleibt im Raum. Deswegen ist es immer wichtig, den Raum zu reinigen. Die Informationen der Blockaden im Wurzelchakra werden gelöscht. Die Farbe Rot, die Farbe des Wurzelchakras, enthält alle Informationen darüber, denn Rot ist die Farbe der menschlichen Liebe und des Hasses. Wenn die Information der Blockade gelöscht ist, wird die Blockade gelöst. Dann wird auch die Krankheit in ganz kurzer Zeit gehen.

Ich vergleiche die Blockade immer mit der Explosion einer Bombe. Die Explosion ereignet sich blitzschnell, aber die Zerstörung bleibt sehr lange und ist sehr groß. Das Nehmen einer Blockade geht manchmal blitzschnell. Bis dann auch die Krankheit geht, braucht es etwas mehr Zeit. Bei der Bombenexplosion werden viele Häuser zerstört.

Genauso zerstört die Blockade viele Zellen und schädigt die Organe. Bis der ganze Schutt und Schmutz, um bei unserem Bild der Explosion zu bleiben, weggeräumt und alles wieder neu aufgebaut ist, braucht es etwas Zeit. Auch der Körper braucht Zeit, um sich von der Krankheit zu regenerieren. Manchmal gehen die Krankheiten sehr schnell weg, etwa in 10 % der Fälle verschwindet sie bei sogenannten Spontanheilungen innerhalb von drei Tagen. Aber meistens, bei etwa 80 %, dauert es von drei Wochen bis zu sechs Monaten. Die restlichen10 % benötigen Monate bis Jahre.

Und auch dann, wenn die Krankheit gegangen ist, braucht der-Körper noch Zeit, um sich aufzubauen und das Immunsystem, den Stoffwechsel und das Nervensystem zu stärken. Besonders das Nervensystem braucht Zeit. Manchmal gehen die Ängste und Depressionen relativ schnell weg. Aber die Angst, dass die Ängste und Depressionen wieder kommen könnten, sitzen noch fest im Bewusstsein des Menschen. Und genau diese Ängste vor Ängsten sind am schwierigsten zu beseitigen. Bis sie gehen, braucht es sehr viel Zeit. Doch je mehr der Mensch das Gesunde Denken in sich entwickelt, umso schneller verschwinden sie. Umso schneller wächst das Selbstvertrauen zu sich, zu seinem Körper. Umso stärker festigt sich sein Glaube, dass sein Immunsystem, sein Nervensystem und sein Stoffwechsel wieder richtig arbeiten und ihn gesund machen.

Wenn dieses Selbstvertrauen nicht aufgeweckt wird, dann dauert es länger, bis der Mensch gesund wird. In dieser Arbeit ist für den Genesungsprozess eines der goldenen Dreiecke von entscheidender Bedeutung: Die erste Seite dieses Dreiecks ist der Klient, der die göttliche Kraft, die Bioenergie, aufnimmt, die zweite Seite ist die göttliche Kraft selbst, die dritte Seite bildet der Biosens, der die Bioenergie aus der Urquelle aufnimmt und dem Klienten weitergibt.

Eine dieser Seiten des Dreiecks ist immer stabil und konstant. Das ist die Bioenergie, die Kraft und Liebe Gottes. Sie ist immer da und sie hilft auch immer.

Auch die zweite Seite, der Biosens, der Kanal für diese Kraft ist und mit seiner Liebe und seinem Glauben arbeitet, ist immer da.

Vom Klienten, der dritten Seite des Dreiecks, hängt sehr viel ab. Wenn er aus seiner Überzeugung heraus gegen die Bioenergie ist, kann man nur sehr schwer auf ein positives Ergebnis der Biomeditation hoffen. Übrigens darf man diese Überzeugung nicht mit mangelndem Glauben verwechseln. Das ist etwas ganz anderes.

Die Erfolgsquote bei dieser Methode ist bei den verschiedensten Krankheiten sehr hoch. In der Regel kommen Menschen mit „unheilbaren" Krankheiten zu mir, die schon verschiedenste Methoden, praktisch schon alles, ausprobiert haben. Trotz der diagnostizierten „Unheilbarkeit" werden viele gesund.

Die besten Klienten sind Kinder und Tiere. Sie haben keine Zweifel, sie haben nicht die tiefen Enttäuschungen und Kränkungen wie erwachsene Menschen. Sie denken nicht, sie könnten sich etwas einbilden. Und sie denken nicht darüber nach, ob das, was ich tue, ihnen hilft oder nicht, ob es gut ist oder schlecht. Sie lassen einfach geschehen, was geschehen soll. Deshalb gehen bei Kindern und Tieren die Blockaden und Krankheiten schnell und sie werden schnell gesund.

Die Erwachsenen jedoch, die sich oft für allwissend halten oder glauben, alles zu verstehen, blockieren sich mit ihren Zweifeln und Ängsten mehr als jede Blockade und Krankheit. Mit ihnen brauche ich sehr viel Zeit und noch viel mehr Geduld.

Mit der Bioenergie kann man alles. Man kann nicht nur das weiche Gewebe wie Organe, Muskulatur, Blutgefäße usw. beeinflussen, sondern auch die Knochensubstanz. Knochen sind nichts anderes als eine Form von Materie, die genauso wie auch die Organe und Muskeln durchblutet sind. Und auch durch sie verlaufen die Energiebahnen des menschlichen Energieskelettes.

Was ist Krankheit?

Jede Krankheit beginnt im Kleinen. Sie entsteht zuerst auf energetischer Ebene und breitet sich dann in einzelnen, wenigen Zellen aus. Hat das körpereigene Abwehrsystem nicht genügend energetische Reserven oder nicht die richtigen Informationen zur Abwehr, breitet sich die Krankheit immer mehr aus – von Zelle zu Zelle. Sie beginnt auf der materiellen Ebene zu wachsen, bekommt ihre Form, ihren Umfang. Merkbare Symptome verursacht sie zumeist erst, wenn sie spürbar gewachsen ist. Die Krankheit kann schon vor Jahren entstanden sein, doch erst, wenn sie Symptome und Beschwerden verursacht, beginnt man, sich mit ihr zu beschäftigen – sie zu bekämpfen.

Der Mensch sollte nur lernen, diesen einfachen Mechanismus richtig zu verstehen. Ohne Ursache (energetische Blockade) gibt es keine Folge (Krankheit). Die Ursache kann während der Biomeditation aufgelöst werden. Das alles klingt sehr einfach – doch gerade in dieser Einfachheit verbirgt sich das Geheimnis des Heilens.

Wie entstehen Krankheiten ?

Wann, warum und wie werden Menschen krank? Bis zum heutigen Tag gibt es darauf keine eindeutigen Antworten und das, obwohl sich weltweit Wissenschaftler und Ärzte mit diesem Thema beschäftigen. Liegt es an den Erbanlagen, an bestimmten Lebensumständen oder Verhaltensweisen der Menschen? Warum erkranken Menschen unter ähnlichen Lebensumständen an verschiedenen Krankheiten oder bleiben trotz widriger Umstände gesund? Die Fragen sind vielfältig, die Antworten bisher unbefriedigend. Tatsache ist, dass die Menschen - trotz umfangreicher Vorsorgeuntersuchungen, ausgefeilter technischer Diagnose möglichkeiten und einer Vielzahl von Behandlungsmethoden - immer neue und schlimmere Krankheiten bekommen.

Was bedeutet für den Einzelnen Gesundheit? Die Mehrzahl der Menschenwürde diese Frage vielleicht so beantworten: „Gesundheit ist, keine Schmerzen zu haben." Für die anderen passt eventuell: „OhneAngst, Sorgen oder Panik den Tag zu meistern." Gesundheit hat viele Facetten und jeder Mensch hat dazu seine eigene, sehr persönliche Definition, weil jeder sein eigenes Leid, seinen eigenen Schmerz hat, sei es seelisch, geistig oder körperlich.

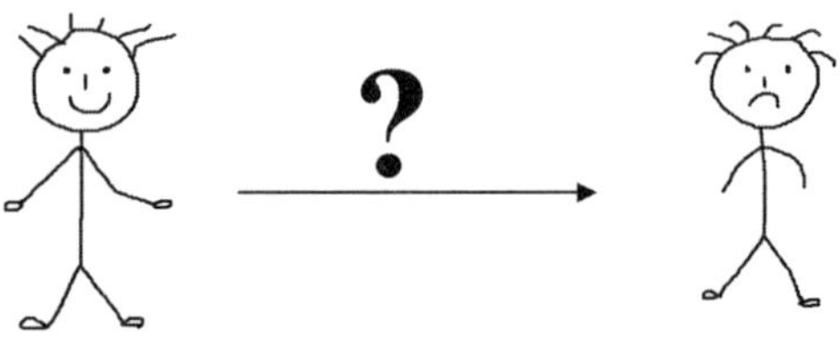

Gesund **Krank**

Wann geht der Mensch zum Arzt? Wenn er krank ist oder wenn er Symptome (Schmerzen oder Beschwerden) hat? Normalerweise geht man zum Arzt, wenn Symptome, also Beschwerden, vorhanden sind. Und diese hat man in den meisten Fällen erst dann, wenn die Krankheit im Körper schon sehr weit fortgeschritten ist. Krank kann der Mensch also schon viel länger sein, denn jede Krankheit braucht Zeit, um sich zu entwickeln: Tage, Monate oder Jahre.

Der Mensch fühlt sich krank. Was ist passiert? Haben Sie schon einmal darüber nachgedacht, was Sie in der Zeit zwischen dem Zustand, den Sie als Gesundheit bezeichnen und dem Gefühl, „krank zu sein", gemacht haben? Das Ergebnis Ihrer Überlegungen könnte eventuell wie folgt aussehen:

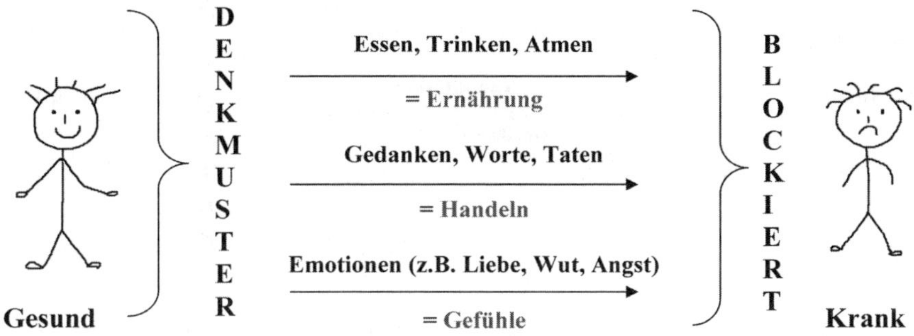
Gesund
DENKMUSTER
Essen, Trinken, Atmen
= Ernährung
Gedanken, Worte, Taten
= Handeln
Emotionen (z.B. Liebe, Wut, Angst)
= Gefühle
BLOCKIERT
Krank

Auf den ersten Blick erscheint Ihnen das vielleicht zu einfach. Aber überlegen Sie bitte einmal, was aus Ihrer Sicht fehlen würde und wenn etwas fehlt, ob man es nicht doch einem der drei Bereiche zuordnen kann. Im Prinzip entsprechen die Ernährung, das Handeln und die Gefühle den drei Ebenen, die den Menschen ausmachen: der Seele (= Gefühle), dem Geist (= Denken) und dem Körper (= Ernährung).

Wenn das alles im Einklang ist, ist der Mensch gesund. Denn dann funktionieren auch Immunsystem, Nervensystem und Stoffwechsel - die drei Hauptsäulen der Gesundheit. Wenn die Ernährung, das Handeln und die Gefühle unsere Gesundheit so entscheidend beeinflussen, dann müsste es doch auch möglich sein, dass alles in eine positive (= gesunde) Richtung zu lenken? Die Antwort darauf ist „ja". Der Mensch ist als einziges Lebewesen in der Lage, nachzudenken. Dank dieser Fähigkeit kann er Dinge, die er auf Grund fehlender Informationen oder Einsichten falsch gemacht hat, ändern.

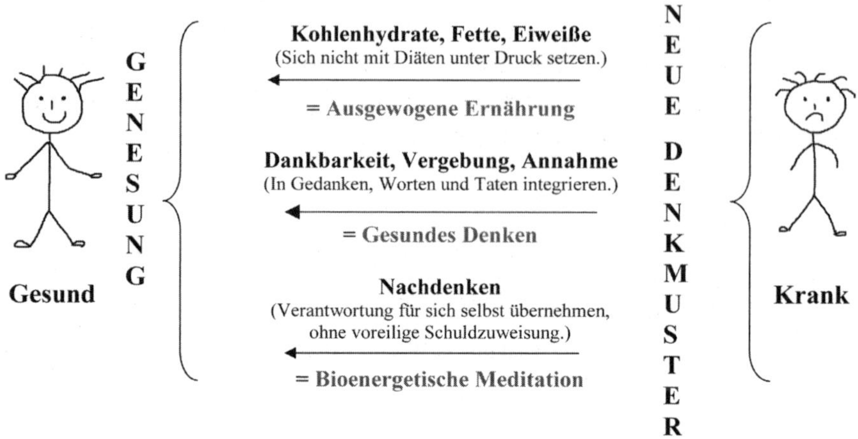
Gesund
GENESUNG
Kohlenhydrate, Fette, Eiweiße
(Sich nicht mit Diäten unter Druck setzen.)
= Ausgewogene Ernährung
Dankbarkeit, Vergebung, Annahme
(In Gedanken, Worten und Taten integrieren.)
= Gesundes Denken
Nachdenken
(Verantwortung für sich selbst übernehmen, ohne voreilige Schuldzuweisung.)
= Bioenergetische Meditation
NEUE DENKMUSTER
Krank

Die ausgewogene Ernährung ist wichtig, damit der Körper auf natürlichem Weg mit allen lebensnotwendigen Stoffen versorgt wird. Das Gesunde Denken hilft dem Menschen, den alltäglichen Stress besser zu bewältigen und dadurch mit sich und anderen in Frieden zu kommen. Beim Lösen der alten Denkmuster ist die Biomeditation hilfreich. Sie löst Blockierungen auf seelischer, geistiger oder körperliche Ebene. Immunsystem, Nervensystem und Stoffwechsel werden gestärkt: die Selbstheilungskräfte des Körpers aktiviert. Das Eine bedingt das Andere. Man kann z. B. sehr gesund essen und trotzdem krank sein oder werden, weil man – bewusst oder unbewusst – negativ denkt. Wenn man jedoch gesund denkt, schafft man sich eine gute Basis, um Lebensmittel verschiedener Qualitäten besser zu verarbeiten.

Leider ist es so, dass für die Mehrzahl der Menschen das Einfache am schwersten ist. Denken wir z. B. an die Vergebung, die ein wesentlicher Bestandteil des Gesunden Denkens ist Sehr oft hört man Menschen sagen: „Das vergebe ich ihm/ihr nie!“. So behält der Mensch die Kränkung in sich und diese Kränkung kann ihn unter Umständen selbst zerstören. Der Mensch verbittert, seine Leber oder seine Galle sind blockiert – damit ist auch der Stoffwechsel gestört.

Zusätzlich leidet das Nervensystem. Der Mensch ist angespannt und gereizt. Natürlich sind das Prozesse, die nicht sofort und auf der Stelle eintreten. Aber früher oder später wird der Mensch allein dadurch, dass er diese eine Kränkung nicht loswerden kann, selbst krank. Und da eins das andere nach sich zieht, bleibt es nicht bei dieser einen Kränkung. Es kommen weitere hinzu.

Verstehen Sie mich bitte richtig, mir geht es darum, Ihnen Zusammenhänge, die natürlich weit komplizierter sind, in vereinfachter Form darzustellen, um Ihnen einen Denkanstoß zu geben. Es ist Ihnen selbst überlassen, diese Einfachheit zu belächeln oder nach dem Prinzip „alles ist möglich" zu betrachten.

Was ist ein Bandscheibenvorfall?

Menschen, die zu viel Stress oder Ärger haben, besonders Geschäftsleute, die ständig unter emotionalem Druck stehen, leiden oft unter Rückenbeschwerden. Angst verspannt die Muskulatur des Rückens, wodurch das Rückgrat steifer und härter wird. Fehlt die Elastizität des Rückgrates, bauen sich enorme Spannungen und Druck auf. Das führt zu Bandscheibenvorfällen. Zudem erleiden auch die Organe oft Schäden durch die von Angstblockaden ausgelösten Verspannungen. Verschiedene Erkrankungen des Magen-Darm-Traktes sowie Stoffwechselstörungen können daraus entstehen, wenn Nerven, die für die Funktion dieser Organe verantwortlich sind, blockiert oder eingeklemmt werden. Probleme im Magen-Darm-Trakt rühren oft daher.

Bandscheibenvorfälle treten heutzutage wie eine Epidemie auf. Rückenverspannungen entstehen durch von inneren Ängsten oder übermäßigem Stress ausgelöste, enorme innere Anspannungen, die der Mensch im Alltag mit psychischen Mitteln zu unterdrücken versucht. Der Bandscheibenvorfall ist nichts anderes als die Explosion einer sehr starken nervlichen Belastung. Davon betroffen sind Menschen mit einem relativ starken Nervensystem. Bei Menschen mit einem labilen Nervensystem hingegen verlagert sich diese Explosion auf die psychische Ebene. Dann leidet das Nervensystem und der Mensch bekommt Depressionen, Panikattacken, Burn-Out usw. Die Ursachen für Wirbelsäulenprobleme und stark verspannte Muskulatur sind also mehr auf der seelischen Ebene zu suchen als auf der körperlichen.

Der Stoffwechsel ist ein weiterer, häufig betroffener Bereich des Menschen. Dann funktioniert der Magen-Darm-Trakt nicht mehr richtig. Die Folgen sind Verstopfungen oder das Gegenteil: Durchfall. Wenn der Stoffwechsel mehr oder weniger betroffen ist, dann sind seine biochemischen Prozesse behindert und blockiert. Dadurch kann das Blut die benötigen Versorgungsstoffe nicht mehr in ausreichendem Maß zu den Zellen transportieren. So werden dann auch die Organe - und besonders oft die Knochen, die Gelenke und die Wirbelsäule - in Mitleidenschaft gezogen.

Solche Störungen sind heute weit verbreitet. Viele Menschen haben Kalkablagerungen in den Gelenken und einen hohen Verschleiß der Wirbelsäule, ihre Knochen werden porös, der Knorpel in den Gelenken schwindet und die Bandscheiben nutzen sich ab. Das alles sind immer die Folgen eines nicht richtig funktionierenden Stoffwechsels und einer schlechten Verdauung, die wiederum nur mit einem Mangel oder einer Schwäche unserer Dankbarkeit, Vergebung und Annahme zusammenhängen.

Die ganzheitliche Behandlung von Wirbelsäulen- und Gelenkbeschwerden

Eine neue Sichtweise über die Biomeditation

von Sabine Franke, Heilpraktikerin und Biosens

In meine Heilpraktikerpraxis kommen immer wieder auch Patienten mit Wirbelsäulen- und Gelenkbeschwerden. In der ganzen Spannbreite vom akuten Bandscheibenvorfall, der in den letzten Tagen oder Wochen kam, über chronisch rheumatische Gelenkdeformierungen bis hin zu Menschen, die schon mehrfach an Gelenken oder Bandscheiben operiert wurden und trotzdem noch unter starken Schmerzen leiden.

Einer meiner ersten Patienten mit akutem Bandscheibenvorfall war ein Nachbar. Er stieg gebückt und langsam und mit schmerzverzerrtem Gesicht in sein Auto ein. Nachdem ich mir das mehrere Tage angesehen hatte, sprach ich ihn an. Er berichtete, dass er schon lange Rückenbeschwerden hatte, doch dann hatte er einen Getränkekasten gekauft, ihn ins Haus getragen und im Hausflur abstellen wollen. Dabei sei er dann nicht mehr hoch gekommen. Der Schmerz war so stark, dass er sich dann erst mal vorsichtig auf den Boden gelegt hatte und sich einen Arzt rufen ließ. Die Diagnose Bandscheibenvorfall wurde dann durch CT-Bilder gestellt.

Damals war er 34 Jahre alt. Aufgrund dessen und wegen der Risiken, die eine solche Operation in sich birgt, scheuten sich die Ärzte zunächst, ihn zu operieren. Statt dessen erhielt er Morphium und andere starke Schmerzmittel. In Erwägung gezogen wurden auch Streckbehandlungen. Vollgepumpt mit seinen Schmerzmitteln kam er also immer noch nicht richtig hoch und runter und war ratlos.

Ich bot ihm meine Hilfe an und versuchte zunächst seine Schmerzen durch gut ausgewählte klassische homöopathische Einzelmittel zu therapieren. Er konnte zum damaligen Zeitpunkt weder länger liegen noch sitzen oder stehen. Über seine Beschwerden unterhielten wir uns in meiner Praxis, während er auf und ab ging. In Kombination von Homöopathie und seinen Schmerzmitteln besserten sich die Schmerzen leicht und ich begann damit, ihn durch das Auflegen der Hände zu behandeln (Biomeditation nach V. Philippi). Innerhalb weniger Wochen kam er ohne schulmedizinische Schmerzmittel aus, wenn er sich nur ein wenig schonte. Ca. zehn Wochen nach der Diagnose wurde seine kleine Tochter geboren und er war schon wieder so fit, dass er an der Geburt aktiv teilnehmen konnte. Das war im Monat März. Von da an kam er Woche für Woche einmal zu einer Stunde Bioenergetischer Meditation zu mir. Andere Therapien führte er nicht durch. Im Oktober war er selbst bei schwerer Belastung fast völlig schmerzfrei und hatte inzwischen seinen Hof ohne Probleme alleine mit schweren Natursteinen gepflastert.

So fragte ich ihn, ob er nicht durch weitere CT-Bilder kontrollieren lassen wollte, wie es in seiner Wirbelsäule inzwischen aussehen würde. Es dauerte jedoch bis März des darauf folgenden Jahres, ehe er den Mut hatte, denn so ganz konnte er immer noch nicht glauben, dass jetzt alles gut sein sollte. Er ging schließlich in das gleiche Röntgeninstitut, wo auch die Aufnahmen des Bandscheibenvorfalls im Januar des Jahres vorher gemacht wurden und sagte, er wollte eine Kontrollaufnahme seines Bandscheibenvorfalls.

Nach der ersten Durchsicht der Bilder fragte der zuständige Arzt, wer ihm denn gesagt hätte, dass er einen Bandscheibenvorfall gehabt habe und wann das denn gewesen sei. Er sagte, dass er vor gut einem Jahr schon mal hier gewesen war und die Diagnose Bandscheibenvorfall eindeutig gestellt wurde und bat um das Heraussuchen der alten Bilder.

Der Arzt war noch immer ungläubig und suchte die alten Bilder heraus. Er bestätigte noch mal die Diagnose Bandscheibenvorfall aus dem Vorjahr und sagte, dass man im Normalfall, selbst wenn sich ein Bandscheibenvorfall nur durch Schmerzmittel usw. zurückbildet, was manchmal vorkommen würde, eine „eingetrocknete" Bandscheibe, leicht heraushängend, auf dem Bild sehen kann. Auf dem Bild würde man aber lediglich eine leichte Entzündung sehen, wie sie eventuell durch eine Überbelastung zustande kommt. Die Bandscheibe jedoch sei wieder voll aufgebaut und voll funktionstüchtig, dort wo sie auch hingehört. Das hätte er noch nie gesehen. Was denn dazu beigetragen hätte, fragte er weiter und ließ sich interessiert berichten.

Zur nächsten Biomeditationssitzung bei mir brachte der Nachbar seine CT-Bilder von vorher und nachher mit und erläuterte mir voll Freude und Dankbarkeit, was man ihm erklärt hatte.

Selten ist, dass Patienten mit nur einem Leiden in meine Praxis kommen. Oft bringen sie eine ganze Palette chronischer Leiden mit, die meist auch schon über Jahre bestehen. Meistens haben die Patienten schon viele andere Therapien ausprobiert und sehen mich als ihren letzten Rettungsanker. Ich freue mich immer wieder sehr und danke Gott, wenn ich diesen Menschen helfen kann. Auch der zweite Patient, über den ich hier berichte und der im letzten Jahr in meine Praxis kam, ist ein solches Beispiel.

Dieser 37-jährige Patient aus den USA kam über Bekannte aus Deutschland zu mir. Er litt unter starken Rückenbeschwerden. Nierenprobleme hatten in der Vergangenheit schon eine Operation zur Folge gehabt. Außerdem litt er unter starken Ängsten und Depressionen. All das machte einen normalen Tagesablauf oft unmöglich. Er kam im letzten Herbst eine Woche zu mir und wurde in dieser Woche 17 Mal mit der Biomeditation nach Viktor Philippi von mir behandelt. Danach reiste er wieder ab. Einige Zeit später berichteten seine deutschen Bekannten von einem Telefonat mit diesem Patienten. Auf die Frage, was die Woche bei mir gebracht habe, antwortete er, dass ich mit der Biomeditation ca. 10 – 15 % seiner gesamten Krankheit genommen hätte. Vor allem die Depression sei deutlich besser. Die Bekannten aus Deutschland schienen ein wenig enttäuscht und fragten zurück: „Nur 10 – 15 %?" – Die Antwort darauf war: „Ja! – Aber das hat bisher niemand geschafft!"

Dann erfuhren sie, was der Patient bereits alles unternommen hatte, damit es ihm besser ginge, angefangen von Krankengymnastik, Schmerzmittel, Psychopharmaka über regelmäßige Besuche beim Psychologen, Gruppentherapien usw. über alternative Therapien wie Akupunktur über esoterische Heilweisen, Geistheiler usw. Doch niemand hatte ihm helfen können. Gemessen daran haben ihn diese 10 – 15 % in der einen Woche so sehr fasziniert, dass er jetzt Deutsch lernt und mit seinen deutschen Bekannten nur noch Deutsch sprechen will. Wenn er gut genug Deutsch kann, will er zu Herrn Viktor Philippi fahren und noch mehr über die Methode der Biomeditation erfahren.

Viele positive Fälle wie die beiden geschilderten führten dazu, dass ich fast ausschließlich Biomeditation mache, da diese Methode höchst effektiv ist und auch in aussichtslos erscheinenden Fällen wie dem zweiten immer noch zu entscheidenden Verbesserungen führt. Schmerzpatienten bekommen während den Biomeditationssitzungen oder kurz vorher oder nachher oft als Reaktion stärkere Schmerzen. Diese Schmerzen ziehen sich in der Regel spätestens ein bis drei Tage nach der Biomeditationssitzung wieder zurück. Oft sind die Schmerzen, die während einer Biomeditationssitzung hoch kommen, schon wenige Minuten nach dem Aufstehen von der Liege wieder weg.

Klagt ein Patient vorübergehend über stärkere Schmerzen oder spricht mich während der Biomeditation auf der Liege an, wann er endlich aufstehen kann, weil er so starke Schmerzen hat, so freue ich mich. Dies geschieht nicht, weil ich schadenfroh bin, sondern weil ich weiß, dass eine Krankheit, die mit Schmerzen kommt, normalerweise auch mit Schmerzen wieder geht. Alle Patienten mit solchen Reaktionen erfahren anschließend eine sehr deutliche Besserung ihrer Situation. In seltenen Ausnahmen bleiben solche Reaktionen bei Schmerzpatienten aus, doch dann verbessert sich der Zustand des Patienten viel viel langsamer als bei Patienten mit Reaktionen. Daher rate ich den Patienten immer, die Reaktionen positiv zu sehen.

Besteht ein schmerzhafter Zustand bei einem Patienten schon über viele Jahre, so holt man ihn in der Regel auch mit der Biomeditation nicht von heute auf morgen da heraus. Im Normalfall gilt: Je länger ein solcher Zustand bestanden hat, um so mehr Biomeditationen braucht es, bis der Patient heilt. Jedoch gilt auch hier: Keine Regel ohne Ausnahme! Manchmal gibt es auch Spontanheilungen.

Die Biomeditation kann parallel zu anderen Therapien durchgeführt werden. Meine Erfahrung geht jedoch in die Richtung: Je weniger andere Therapien der Patient parallel macht und je mehr er sich auf die Biomeditation einlassen kann, um so schneller wird eine Besserung erzielt. Wie in den vorliegenden Einzelfallschilderungen ist oft eine anfänglich schulmedizinische Begleittherapie durch z.B. schmerzstillende Medikamente nicht zu verhindern. Ein Teil der Bioenergie geht dann automatisch auch dahin, dass schulmedizinische Mittel plötzlich deutlich besser vertragen werden, z.B. bleiben die sonst üblichen Magenbeschwerden trotz anfänglich gleicher Dosierung aus. Hat sich dann die Lage soweit gebessert, dass z.B. Schmerzmittel immer mehr reduziert werden können, so geht die Heilung mit weiterer Reduzierung immer schneller und schneller voran, da hier keine Energie mehr gegen Nebenwirkungen solcher Medikamente aufgewendet werden muss.

Abschließend möchte ich den Fall eines 69-jährigen Patienten schildern, der mit Rheuma, Weichteilrheuma, Wirbelsäulenverkrümmung, Rückenschmerzen und Schmerzen in beiden Knien durch Verschleiß in meine Praxis kam. Ein Knie war bereits operiert und beim anderen war bereits ein Operationstermin ausgemacht, da die Schmerzen hier unerträglich schienen. Zusätzlich war hoher Blutdruck über Medikamente eingestellt. Die Schmerzen durch sein Rheuma vor allem an den kleinen Handgelenken konnte der Patient trotz Cortison und starker Rheumamittel kaum ertragen. Vor der ersten Biomeditation mit diesem Patienten machte ich eine Energiefeldmessung mit der speziell dafür entwickelten GDV-Kamera.

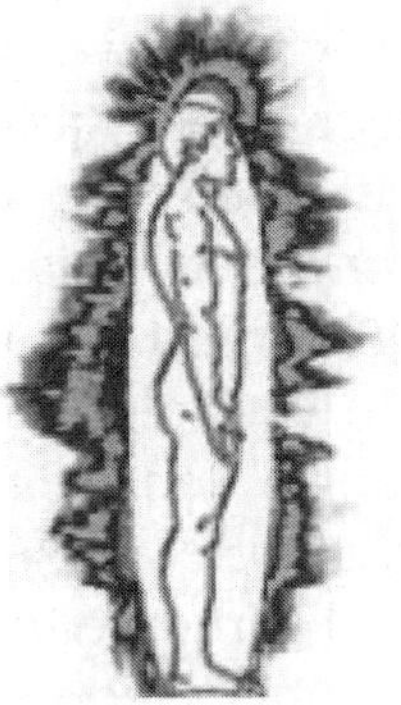

Patient, 69 Jahre, Wirbelsäule, Knochen vor der ersten Biomeditationssitzung

Alle Krankheiten haben ihre Ursache in Energieblockaden oder Löchern im Energiefeld. Arbeitet man mit der Biomeditation an einer Verbesserung des Energiefeldes, so heilen auch die Krankheiten. Das Energiebild des 69-jährigen Patienten ist sehr zerrissen. Ideal wäre, wenn ein gleichmäßig gefüllter Energiekranz einmal um den Menschen rundherum verlaufen würde. Hier gibt es deutliche Schwachstellen im Energiefeld, z.B. auf der Höhe des Unterleibes und am Übergang zwischen Brust und Bauch. Schwach ist auch der ganze Beinbereich, in dem hier auch organisch Problemzonen sind (Knie, rheumatische Beschwerden). Schwachstellen und Energieblockaden verhindern, dass die Energie frei fließen kann. Energie will jedoch immer im Fluss sein. Da, wo die Energie nicht frei weiter fließen kann, bilden sich Stauungen im Energiefeld. Besteht ein Stau über einen längeren Zeitraum, so verursacht er auf der organischen Ebene Schmerzen.

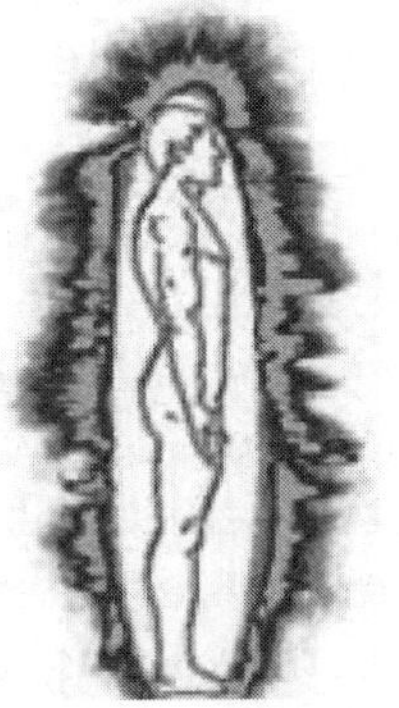

Patient, 69 Jahre, Wirbelsäule, Knochen nach der ersten Biomeditationssitzung

Hier ist z.B. ein großer Stau in Form einer Beule im Energiefeld im unteren Rückenbereich zu sehen, der Bereich vom Rücken, der dem Patienten am meisten Probleme verursacht. Nimmt man mit Biomeditation Blockaden aus dem Energiefeld und füllt Schwachstellen, so lösen sich Stauungen, Energie kann wieder besser fließen, Schmerzen verschwinden und Krankheiten heilen. Bereits nach einer Biomeditationssitzung mit dem Patienten sah sein Energiefeld deutlich besser aus:

Einige Schwachstellen sind jetzt schon deutlich besser gefüllt und der Stau im Rückenbereich ist schon schwächer geworden. Dies führte dazu, dass der Patient bereits nach einer Sitzung etwas weniger Schmerzen hatte. Seit der dritten Sitzung war vor allem das unoperierte Knie deutlich besser. Nach weiteren drei Sitzungen überlegte der Patient, seinen OP-Termin abzusagen, doch Zweifel über diese fast unglaublichen Veränderungen ließen ihn noch zögern. Auch die Schmerzen in den kleinen Gelenken waren deutlich besser und so reduzierte er seine Medikamente eigenständig um die Hälfte. Nach drei weiteren Sitzungen hatte er wieder einen Termin bei seinem Orthopäden und erzählte ihm von seiner Besserung durch die Biomeditation. Leider war dieser jedoch nicht offen hierfür, streute weitere Zweifel beim Patienten und überredete ihn, die Therapie bei mir erst mal auszusetzen. Dies fand ich sehr schade, da ich dem Patienten gerne noch mehr geholfen hätte.

Der letzte Fall und andere Fälle dieser Art veranlassten mich schließlich dazu, hinzugehen und Fallbeispiele zu veröffentlichen und diese Methode der Biomeditation nach V. Philippi mehr und mehr bekannt zu machen, da es für mich eine sehr effektive und wirkungsvolle Methode ist, die in der Alternativmedizin mindestens die gleiche Beachtung finden sollte wie Homöopathie oder Akupunktur.

Zum Schluss noch ein allgemeiner Hinweis: Die Veröffentlichung solcher Fallbeispiele dient nicht dazu, mich selbst als große Heilerin darzustellen. Ich bin nicht diejenige, die heilt, sondern durch die Bioenergie, für die ich Kanal sein darf, wird der Mensch wieder in die Lage zurück versetzt, seine Selbstheilungskräfte zu aktivieren und schließlich mehr Gesundheit und ganzheitliches Wohlbefinden zu erlangen. Die Fähigkeit, ein Kanal für Bioenergie zu sein, wurde durch Viktor Philippi in einer Art und Weise verstärkt, wie ich es in anderen Heilerschulen nicht kennen gelernt hatte. Diese Fähigkeit, ein so hoch effektiver Energiekanal zu sein, gibt Viktor Philippi jedem seiner Schüler. Sollten Sie sich durch die Biomeditation angesprochen fühlen, so können Sie einen Biosens-Kollegen in der Nähe Ihres Heimatortes aufsuchen.

Der menschliche Körper

Im Wesentlichen besteht der menschliche Körper aus etwa 70% Wasser und 30% Materie in unterschiedlichsten Formen wie Knochen, Organe, Haut, Nerven und Muskeln. Diese Vielfalt wird durch verschiedene Zellvarianten möglich. Jede dieser Zellen ist eine kleine biochemische Fabrik, die aus Nahrung, Sauerstoff und Wasser alles herstellt, was der Körper an Energie und Baustoffen benötigt, um zu wachsen, zu regenerieren oder sich sogar selbst zu heilen. Kurz, um zu funktionieren. Das Blut übernimmt dabei die Aufgabe der zellulären Ver- und Entsorgung.

Ein gigantisches, hochintelligentes Informationssystem sorgt dafür, dass all diese Prozesse und die daraus resultierenden Körperfunktionen wie von selbst – ohne das bewusste Eingreifen des Menschen – ausgeführt werden.

Wenn der Körper Hilfe von außen benötigt, wird der Mensch rechtzeitig „informiert", damit er entsprechend reagieren kann. So signalisiert zum Beispiel das Hungergefühl nur den Bedarf der Zellen an Nährstoffen. Schmerz wiederum ist ein Notsignal und zeigt, dass im Körper eine Fehlfunktion (= Störung) vorliegt. Der Mensch wird alarmiert, etwas für sich zu tun. Obwohl die Vorgänge im Einzelnen sehr komplex sind, gibt es im Prinzip drei Hauptbereiche, denen die unterschiedlichen Körperfunktionen zugeordnet werden können:

Immunsystem: Abwehr aller Bakterien, Viren

Nervensystem: Steuerung aller Körperfunktionen

Stoffwechsel: Versorgung / Entsorgung des Körpers

Und das alles sind nur Informationen der Ablaufprozesse, die sich unter dem Einfluss des Geistes entwickeln und und durch ihn gesteuert werden.

Das Immunsystem, das Nervensystem und der Stoffwechsel sind untrennbar miteinander verbunden. Sobald ein Bereich fehlerhaft arbeitet, werden andere Bereiche geschwächt. Das Zusammenspiel ist gestört. Der Mensch wird immer kränker.

Wie wird man schneller gesund?

– Das ist eine ganz simple Frage, auf die ich schon immer versuche, plausible Antworten zu finden. Was ist Gesundheit? Warum versagen die Abwehrkräfte? Was schwächt mein Immunsystem, mein Nervensystem und meinen Stoffwechsel? Krankheiten zerstören den Körper wie Gift. Warum wehrt sich der Körper nicht?

Diese Fragen haben mich immer wieder beschäftigt. Heute weiß ich, dass energetische Blockaden den bioenergetischen Informationsfluss behindern. Der Mensch wird krank, weil an irgendeiner Stelle die Kommunikation gestört ist. Lebenswichtige Informationen werden falsch oder gar nicht weitergeleitet. So entsteht Chaos und daraus wiederum Krankheit. Auf Grundlage dieser Erkenntnis entstand die Biomeditation, die in der Lage ist, die störenden energetischen Blockaden aufzulösen und somit den Informationsfluss wieder in Gang zu setzen.

Die Wissenschaft und die Medizin – die ich sehr schätze – können heute umfangreiche Forschungsergebnisse über verschiedene Krankheiten vorweisen. Nie zuvor war die Diagnostik so präzise wie heute. Es gibt ein beträchtliches Wissen darüber, wie man Krankheiten noch besser bekämpfen kann. Doch die tatsächlichen Hintergründe einer Krankheitsentstehung sind weiterhin unklar. Auf die einfachen Fragen: „Wie, wo, wann und warum entsteht welche Krankheit im menschlichen Körper?" und „Wann und auf welche Art und Weise löst sich die Krankheit auf?", gibt es bisher keine befriedigenden Antworten.

Genau an dieser Stelle, bei diesen Fragen setzt meine Forschungsarbeit an, denn ich beschäftige mich in meiner Arbeit mit der Gesundheit. Das Thema Krankheit überlasse ich den Medizinern. Wie kann der Mensch dauerhaft gesund werden und bleiben, wenn er kaum etwas über die Entstehung von Krankheiten weiß?

Solange man bei der Suche nach den Entstehungsursachen von Krankheiten nur die körperliche, die materielle Ebene berücksichtigt, wird man nie die Antwort auf das „Warum" finden. Stör- oder Reizfaktoren, die die Gesundheit schwächen, gibt es viele, aber nicht alle Menschen leiden in demselben Ausmaß darunter. Allein diese Tatsache ist bisher wissenschaftlich nicht erklärbar.

Meine Forschungen basieren auf der Grundlage, dass der Mensch aus Seele, Geist und Körper besteht und dass diese drei Ebenen über ein Bioinformationsnetz miteinander verbunden sind. Durch dieses „Netz" fließen die Bioenergie und die Bioinformation. Nur dank der Bioinformation arbeitet unser Körper, arbeiten unser Immunsystem, unser Stoffwechsel und unser Nervensystem. Die Atmung, die Verdauung und der Bewegungsapparat können nur richtig funktionieren, wenn die Bioinformation ungestört fließen kann. Unsere fünf Sinnesorgane (Augen, Ohren, Nase, Mund, Haut) sind nichts anderes als „Sensoren", die verschiedene Bioinformationen empfangen und zum Gehirn senden. Bioinformationen sind, vereinfacht gesagt, die „Nachrichten", die wir im Alltag durch unser Sehen, Fühlen, Riechen, Schmecken und Hören empfangen und im Gehirn entschlüsseln.

Die Bioenergie ist der Anbeginn von allem. Dank ihr kommen wir auf die Welt, sie „beseelt" uns. Sie durchfließt unsere Seele, unseren Geist und unseren Körper. Sie ist der Anfang von allem, denn sie enthält die Urinformation über alles. Sie ist die Kraft, die das ganze Universum und unser Sonnensystem in Harmonie hält. Dank der Bioenergie ist das gesamte Leben auf unserem Planeten erst möglich. Sie wirkt immer, unabhängig davon, ob der Mensch an Gott glaubt oder nicht.

All denjenigen, die jetzt vielleicht denken: „Ich glaube nicht an Gott, also ist das auch nichts für mich" möchte ich eines sagen: Geben Sie sich bitte Zeit. Es geht hier nicht um eine Personifizierung, sondern um energetische Zusammenhänge, ohne die das Leben einfach nicht möglich ist. Schafft man es, sich diesem Denkmodell zu öffnen, erklären sich viele Dinge von allein.

Selbst solche, bei denen auch die moderne Wissenschaft noch „im Dunkeln tappt“.

Meine Seminare besuchen Menschen mit verschiedenen Glaubensrichtungen. So hatte ich Protestanten, Moslems, Katholiken, Juden, Orthodoxe, Buddhisten und Atheisten in meinen Seminaren. Nach anfänglichem Zögern und einigen Bedenken glauben viele der Atheisten heute an Gott. Der Glaube wurde ihnen nicht aufgesetzt, sondern er ist bei jedem eigenständig gewachsen. Das war auch deshalb möglich, weil es nicht um einen strafenden Gott geht. Aus meiner Sicht ist Gott auch Liebe in reinster Form, die alles zulässt. Gott lässt das Gute und das weniger Gute zu, weil der Mensch nur so – aus eigener Erfahrung – lernen kann. Der freie Wille des Menschen ist unantastbar. Jeder kann glauben, woran er will. Je mehr man sich jedoch für Gott öffnet, umso mehr kann man über sich selbst, die Welt und den Sinn des Lebens erfahren.

Die Frage nach dem Sinn des Lebens ist eine der ältesten Fragen der Welt. Je mehr man über den Sinn des Lebens erfährt und das „Sinnvolle“ erkennt, um so einfacher wird das eigene Leben. Das ist eines meiner wichtigsten Themen in meinen Seminaren, in denen ich auch erkläre, wie man schneller zu sich selbst findet. Denn nur so kann man den Weg zur eigenen Gesundheit finden. Sehr viele Menschen meinen, auf der Suche zu sein, aber in Wirklichkeit sind sie auf der Flucht vor sich selbst. Dies muss man zuerst erkennen und unterscheiden lernen. Das ist viel schwieriger, als man denkt. Nur dann, wenn man sich selbst findet, kann man das Schlüsselchen zum Herzen anderer finden. Und nur dann, wenn man den richtigen Schlüssel gefunden hat, kann man auch anderen gut helfen. Deshalb heißen meine Seminare „H(h)eiler werden“ - mit großem und kleinem H(h).

Reaktionen in Dankbarkeit annehmen

Wichtig ist es auch, alle Reaktionen positiv und in Dankbarkeit anzunehmen. Es macht keinen Sinn, dagegen zu kämpfen oder in Panik zu geraten, um den Blockaden damit noch mehr Nahrung zu geben. Wenn Sie sich in Dankbarkeit und Geduld üben, dann werden die Reaktionen viel schneller vergehen und Sie werden als Lohn dafür die Genesung und die Befreiung von Ängsten mit nach Hause nehmen können. Die Reaktionen dauern meistens drei Tage, in denen sie auch abwechselnd stärker oder schwächer sein können und regelmäßig von Erschöpfung und Müdigkeit begleitet werden. Das sind positive Zeichen, die bedeuten, dass die Biomeditation gut gewirkt hat. Die Müdigkeit kann drei Gründe haben:

Der erste Grund ist, dass der Mensch sich müde fühlt, weil seine Blockaden ihn verlassen. Er braucht dann die Zeit, um sich zu regenerieren.

Der zweite Grund ist: Wenn die Bioenergie zu arbeiten beginnt, dann werden die Abwehrkräfte immer sehr stark aktiviert. Und genau in diesem Moment werden alle Energiereserven des Körpers für die Bekämpfung der Krankheit verwendet und sie wird dadurch viel schneller aufgelöst. Doch dem Menschen fehlt dann diese Energie und er fühlt sich erschöpft und müde.

Der dritte Grund für Müdigkeit liegt darin, dass das Nervensystem durch viele Ängste, Stress und Unsicherheit überbelastet ist. Löst sich diese Überbelastung, werden Sie zunächst immer sehr müde und erschöpft sein. Aber genau in diesem Moment baut sich Ihr Nervensystem sehr schnell auf und stabilisiert sich. Sie sind dann nicht nur erschöpft und müde, sondern Sie schlafen auch länger und häufiger. Man sagt nicht umsonst, dass der Schlaf erholsam sei.

Wenn man die Reaktionen positiv nimmt, dann dauern sie immer drei Tage. Fassen Sie sie aber in Ihrem gewohnten Denken nicht als Reaktionen, sondern als Symptomatik auf, dann dauern die Reaktionen sieben Tage. Wenn man aber nicht lernt, die Reaktionen als solche zu sehen und sie positiv anzunehmen und statt dessen weiterhin negativ denkt, dann werden sie zweimal sieben Tage, also vierzehn Tage andauern. Wenn man in dieser Zeit nicht zur Vernunft kommt und seinem Immunsystem, Stoffwechsel und Nervensystem nicht dankbar ist, dass sie so gut reagieren und den Körper von der Krankheit befreien, dann werden sie drei mal sieben Tage, also 21 Tage lang andauern. Dann verschwinden die Reaktionen meistens endlich.

Das Gesunde Denken

Dankbarkeit, Vergebung und Annehmen bilden die Grundlage des Gesunden Denkens. Versteht der Mensch den tieferen Sinn des Ganzen, wird er im Leben gelassener: eine wichtige Voraussetzung für die Gesundheit.

Dankbarkeit

Tiefe, herzliche Dankbarkeit gegenüber sich selbst, den Mitmenschen und der Umwelt zu leben, bedeutet, sich selbst zu erkennen. Erst der ehrliche und kritische Umgang mit sich selbst ermöglicht dem Menschen, negative Gefühle, die auf Neid, Gier, Hass und Eifersucht basieren, bei sich zu erkennen und aufzulösen. Dabei hilft ihm die Vergebung.

Vergebung

Durch die Vergebung befreit sich der Mensch selbst von bewussten oder unbewussten Schuldgefühlen, Verletzungen oder Kränkungen, die seinen Entwicklungsprozess behindern. Vergebung beinhaltet mehrere Aspekte: Die Bitte um Vergebung beim Nächsten (beispielsweise für Verletzungen und Kränkungen, die man anderen unbewusst oder bewusst angetan hat). Dem Nächsten zu vergeben (z. B. die Dinge, die einen selbst verletzt haben). Sich selbst zu vergeben (z. B. Fehler, Schwächen, negative Gefühle).

Annehmen

Annehmen heißt Frieden schließen: mit sich selbst und anderen. In dem Moment, in dem der Mensch lernt, sich selbst mit allen Stärken, Schwächen und Fehlern anzunehmen, ist er in der Lage, ohne Selbstverurteilung an seinen Schwächen zu arbeiten. Er lernt, die Fehler, die er gemacht hat, zu erkennen. Durch die Vergebung bei sich und seinen Nächsten kann er die Fehler bereinigen und das Negative umwandeln.

Wenn man das Gesunde Denken aus tiefstem Herzen versteht, täglich lebt und anwendet, kehrt Frieden ein: beim Menschen selbst und innerhalb seines Umfeldes, seiner Familie. Das allein kann dabei helfen, auch schwere Zeiten (Schicksalsschläge, Krankheiten und Tod von Angehörigen) besser zu überwinden. Dankbarkeit, Vergebung und Annahme bilden das erste goldene Dreieck in der Philosophie der Goldenen Pyramide. Nur wenn diese zwei goldenen Dreiecke richtig aufgebaut und aktiviert werden, kann der Mensch genesen.

Die Zusammenhänge zwischen Ängsten und körperlichen Krankheiten

Viele Menschen haben Ängste. Sie haben Angst vor Schmerzen, Krankheit, dem Tod von Angehörigen oder dem Verlust des Arbeitsplatzes. Diese Ängste, die z. B. das Immunsystem sehr belasten und damit schwächen, können bereits vorhandene Krankheiten erheblich vertiefen. Je stärker die Ängste sind, desto intensiver ist ihr Einfluss auf den Genesungsprozess, den sie letzten Endes verzögern. Bleibt die schnelle Genesung aus, entstehen ganz leicht neue Ängste (Angst um den Verlust des Arbeitsplatzes bei langer Krankheit, Existenzängste, die Angst, vielleicht nie wieder gesund zu werden...). Auf diese Art und Weise bildet sich sehr oft um eine bestehende Krankheit ein „Geflecht" von neuen Ängsten, die wiederum die Seele, den Geist und somit auch den Körper belasten. Es entstehen neue Blockaden, die einen hervorragenden Nährboden für weitere Krankheiten und Beschwerden bilden. Dieser Kreislauf ist den wenigsten Menschen bewusst. Und so kommt es dazu, dass der Mensch ganz unbewusst das nährt, was er eigentlich loswerden will: die eigene Krankheit.

Angst ist das Schrecklichste, was es für den Menschen gibt. Was sind Ängste und wo kommen sie her? Wie kann man sie loslassen, zum Stillstand bringen und abgeben? Auch auf diese einfachen Fragen hat die Wissenschaft bis heute keine plausiblen Antworten. Dank meiner persönlichen Erfahrungen und meiner Forschungen habe ich sehr viel über Ängste gelernt. Für mich sind Ängste nichts anderes als energetische Blockaden, die einen sehr starken Einfluss auf das Wohlbefinden des Menschen haben. Durch die Biomeditation können sich die Ängste auflösen. Viele meiner Klienten und Schüler haben mir das bestätigt. Sie alle haben erlebt, wie sich tiefsitzende bewusste und/oder unbewusste Ängste aufgelöst haben.

Sehr oft sagen mir Klienten: „Ich habe keine Ängste". Bewusste Ängste sicher nicht, aber unbewusste Ängste vielleicht schon.

Sie sind der Auslöser für die innere Unruhe, die sehr viele Menschen quält. Ich kenne keine andere Methode, die Ängste so tiefgreifend und so schnell nehmen kann wie die Biomeditation.

Konzentrationsstörungen, Aufmerksamkeits-Defizit-Syndrom (ADS), Aufmerksamkeits-Defizit-Hyperaktivitäts-Syndrom (ADHS) im Schulkindalter

von Sabine Franke, Heilpraktikerin und Biosens

Heute leiden viele Kinder an schweren Konzentrationsstörungen und sind nicht in der Lage, dem Unterricht zu folgen. Besonders schwere Formen werden als Aufmerksamkeits-Defizit-Syndrom (kurz: ADS) bezeichnet. Kommt zur mangelnden Aufmerksamkeit auch noch Hyperaktivität dazu, d.h., die Kinder sind nicht in der Lage, still zu sitzen und müssen ständig die Beine bewegen oder laufen in der Klasse herum, so spricht man vom Aufmerksamkeits-Defizit-Hyperaktivitäts- Syndrom (kurz: ADHS).

Beispiel 1

Bei diesem Kind handelt es sich um einen 11-jährigen Jungen, der als hoch begabt eingestuft ist und bereits ein Schuljahr übersprungen hat. Vor dem Überspringen des Schuljahres führte man seine mangelnde Motivation und Konzentration im schulischen Bereich auf Unterforderung zurück, denn er konnte sich z.B. im Schachspiel lange konzentrieren. Beim schulpsychologischen Dienst wurden verschiedene Tests mit ihm durchgeführt, auch hier konnte er sich in der vorgenommenen Einzeltestung wunderbar konzentrieren und erreichte damals als 8-Jähriger Werte im mathematischen Bereich, die 15-Jährige oft nicht erreichen. Doch auch nach dem Überspringen mangelte es an Konzentration in der Schule, obwohl er jetzt in den meisten Fächern gefordert war. Woran lag das?

Hier sein Energiebild, mit der GDV-Kamera erstellt:

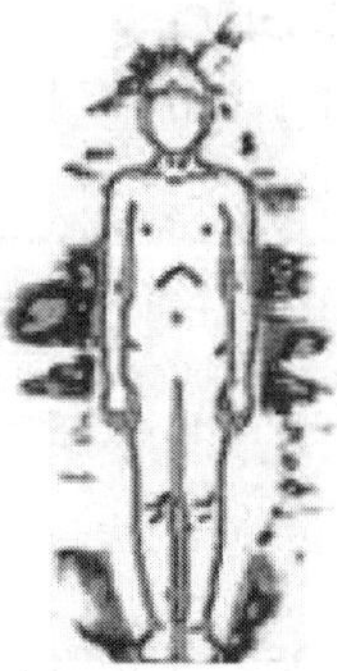

Beispiel 1: Junge vor Biomeditation, Dezember 2003

Betrachtet man dieses Bild, so stellt man viele Energielöcher fest, vor allem im Brust- und Kopfbereich sowie im Beinbereich. Unser Energiefeld ist auch ein Schutzfeld um uns herum. Hat es viele Löcher wie hier, so können alle Störenergien wunderbar eindringen. Schreibt also ein solches Kind eine Klassenarbeit und alle Kinder sind aufgeregt, so ist dieses Kind dieser Spannung und Aufregung besonders ausgeliefert, weil ihm ein Schutz in weiten Bereichen fehlt. Die aufgeladenen Energien der Mitschüler können ungefiltert auf ihn einwirken und stören seine Konzentration viel stärker, als dies bei einem Kind mit einem guten energetischen Schutz der Fall wäre.

Ist dagegen die Atmosphäre ruhig und still wie in diesem Fall bei der Einzeltestung im schulpsychologischen Dienst, so ist das Kind sehr wohl in der Lage, sich gut zu konzentrieren. Die mangelnde Energie im Beinbereich ist zudem ein Anzeichen dafür, dass das Kind schlecht geerdet ist. In weiten Teilen des Beinbereiches fehlt die Energie völlig. Daher ist das Kind nur wenig in der Lage, seinen Alltag zu regeln, die Motivation und Kraft für Schule fehlt fast völlig. Auch die Fähigkeit, selbstständig zu arbeiten, ohne ständig von irgend jemand angetrieben zu werden, fehlt völlig.

Das schwache Energiefeld im Brustbereich, vor allem im Herzbereich, deutet darauf hin, dass das Herzzentrum geschlossen ist und kein Zugang zu Emotionen besteht und das Kind auch nicht in der Lage Ist, Bindungen einzugehen. Dies macht es oft sehr unzugänglich für andere, so dass es Hilfen von außen sehr oft abblockt. Nach einigen bioenergetischen Sitzungen mit diesem Jungen in unregelmäßigen Abständen stellt sich sein Energiebild wie folgt dar:

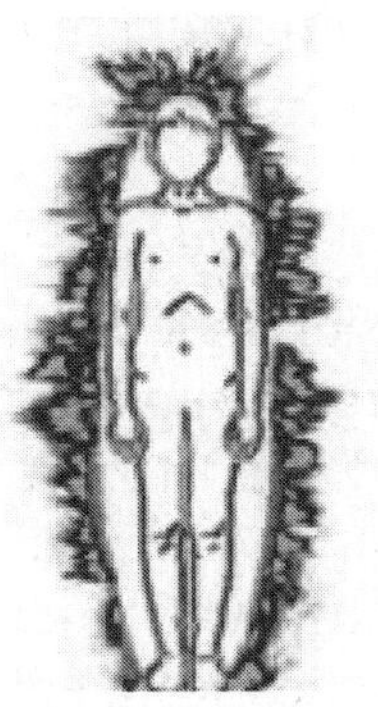

Beispiel 1: Junge nach mehreren Biomeditationen, November 2004

Das Energiebild ist insgesamt viel geschlossener. Es gibt nur noch ein kleineres Loch in der Milzregion. Diese Region ist auf der energetischen Ebene für das Immunsystem zuständig. Der Junge leidet nach wie vor unter seinem Heuschnupfen und anderen allergischen Reaktionen. Im Brust- bzw. Herzbereich ist das Energiefeld geschlossen. Der Junge ist viel aufgeschlossener, der Umgang mit ihm leichter. Er pflegt intensive Freundschaften, ist zu emotionalen Bindungen fähig. Die Erdung ist besser und mit etwas Hilfe kann der Junge seinen Schulalltag organisieren. Auch bei Klassenarbeiten und in anderen Stresssituationen kann sich der Junge gut konzentrieren, was durch gute Noten belohnt wird. Er hat jetzt einen ganz anderen Zugang zu seinen Begabungen und startet durch.

Insgesamt enthält das Energiefeld noch einige Blockaden. Es geht kein geschlossener hellblauer Kranz rundherum und es schließt sich die hellblaue Energie nicht direkt an das weiße Oval in der Mitte an, was der Idealzustand wäre. Bei Kindern findet man allerdings selten einen geschlossenen hellblauen Kranz rundherum, da bei Kindern alles noch in der Entwicklung ist, nicht nur auf der körperlichen, sondern auch auf der energetischen Ebene. Daher ist das Energiefeld noch nicht so fest strukturiert, was jedoch auch den Vorteil hat, dass man Blockaden meist sehr viel leichter entfernen kann als bei einem Erwachsenen. Die Blockaden allerdings, die hinter ADS oder ADHS stecken, sind oft so massiv, dass es auch beim Kind einige Zeit benötigt, diese zu lösen.

Inzwischen (Juni 2005) geht der Junge aus Beispiel 1 selbstbewusst durchs Leben. Er weiß, was er kann, er kann sein Potential gut nutzen und hat auch die anderen Menschen in seinem Umfeld und deren Wohlergehen im Blick. Sein Heuschnupfen ist in diesem Jahr bisher kaum aufgetreten. Eine tolle Entwicklung, für die alle Beteiligten sehr dankbar sind.

Beispiel 2

Das zweite Beispiel berichtet von einem Jungen, der acht Jahre alt und im zweiten Schuljahr ist. Bereits im Kindergarten gab es Probleme und so wurde auch schon früh ADHS diagnostiziert. Dies ging einher mit Ausbrüchen von Aggressivität und war für alle Beteiligten nicht leicht. Direkt beim Schuleintritt wurde er an der Regelgrundschule in ein sonderpädagogisches Konzept integriert.

Der Junge wurde im Dezember 2004 mein Patient. Zu diesem Zeitpunkt standen die Eltern unter starkem Druck von außen. Es war das Medikament Ritalin zur Ruhigstellung solcher Kinder im Gespräch und außerdem der Wechsel zu einer Schule für schwer erziehbare Kinder. Die Eltern wurden auch gefragt, ob es Partnerschaftsprobleme gäbe und so wurde ihnen zudem die Schuld für das Verhalten ihres Sohnes suggeriert.

Dies ist leider kein Einzelfall. In unserer Gesellschaft ist es trotz gefundener Bezeichnungen ADS oder ADHS für solches Verhalten gang und gäbe, solchen Kindern nachzusagen, dass sie schlecht erzogen seien. So fühlen sich die Eltern denn auch schnell als Versager und trauen sich bald nicht mehr, über die Probleme zu sprechen.

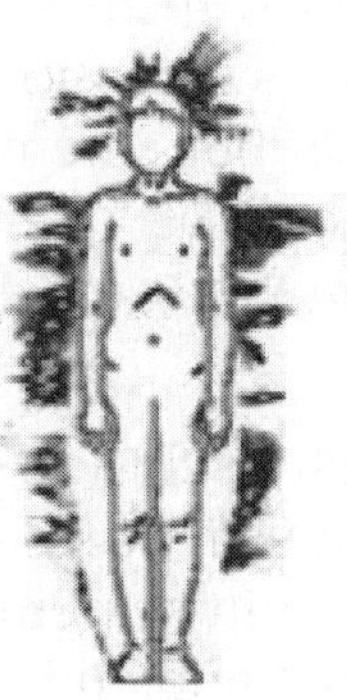

Das Energiebild des Jungen aus Beispiel 2 stellte sich am Anfang wie folgt dar:

Auch hier gibt es wieder viele Löcher im Energiefeld und dadurch auch hier wieder wenig Schutz gegen Störenergien von außen. Außerdem ist die Erdung sehr schlecht, die Energie im Beinbereich fehlt an vielen Stellen. Im Unterschenkelbereich fehlt die Energie fast völlig.

Beispiel 2: Junge vor der Biomeditation, Dezember 2004

Die Eltern berichteten im Erstgespräch weiter, dass der Junge zur Kompensation seines Stresses mit Störenergien von außen in der Schule seine Hefte zerriss oder sein Mäppchen zerschnitt. Bei Klassenarbeiten knüllte er ein Blatt nach dem anderen zusammen und brachte nichts zu Papier. Sehr auffällig war er bereits im Kindergartenalter. Er versuchte immer größere Menschenmengen zu meiden, vor allem, wenn es dort laut und hektisch zuging. So war auch der Kindergarten oft ein Problem für ihn. Zudem war er zu Bindungen nicht fähig und grenzte sich durch sein vielfach aggressives Verhalten oft selbst aus. Keiner wollte dann mit ihm spielen. Er hatte meistens keine Freunde.

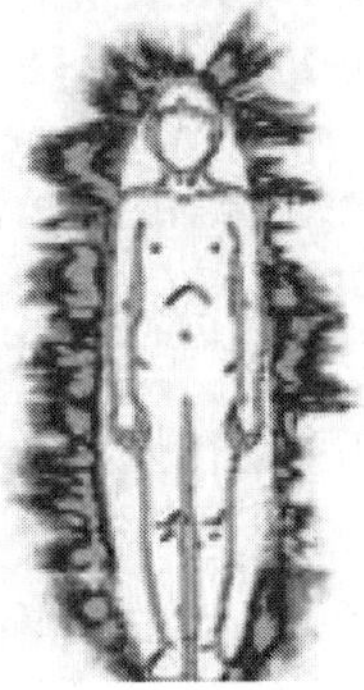

Beispiel 2: Junge nach mehreren Biomeditationen, April 2005

Inzwischen geht es dem Jungen und seinen Eltern viel besser. Sein Energiefeld sieht jetzt so aus:

Das Energiefeld ist komplett geschlossen, wenn es auch noch einige schwächere Stellen gibt. Das aggressive Verhalten ist deutlich zurückgegangen. Er hat inzwischen einen engen Freund. Er zerreißt keine Hefte mehr und kann sehr viel besser am Unterricht teilnehmen, auch an den Klassenarbeiten.

Ich durfte auch seine Eltern und seinen kleinen Bruder mit Biomeditationen behandeln. So lösten sich viele Ängste und Unsicherheiten bei den Eltern und viele Spannungen zwischen den einzelnen Familienmitgliedern. Die Familienmitglieder stehen jetzt ganz anders zueinander.

Vor einer Woche war der Junge noch einmal in der Praxis eines anderen Therapeuten zu einem „Tag der offenen Tür" gewesen. Dieser hatte ihn eine längere Zeit nicht gesehen. Er fragte den Vater nach einem kurzen Gespräch sofort: „Ihr Sohn nimmt bestimmt jetzt auch Ritalin, er ist so ruhig und umgänglich geworden." – Doch Ritalin hat der Junge nie genommen. Dies ist allein Ergebnis der Bioenergie.

Hier noch ein drittes und abschließendes Beispiel:

Beispiel 3

Dieses Beispiel berichtet von einem 9-jährigen Jungen im 3. Schuljahr. Der Junge hatte viele Ängste und ein sehr geringes Selbstwertgefühl. In der Schule fehlte die Fähigkeit, sich im Raum zu orientieren und z.B. bei offener Werkstattarbeit eine Aufgabe auszusuchen und diese durchzuführen. Die Feinmotorik passte nicht zu seiner sonstigen Entwicklung, da dieses Kind als hochbegabt eingestuft wurde. Im Übrigen war auch die Konzentrationsfähigkeit gering und die Motivation für die Schule sehr schlecht. Auf der körperlichen Ebene litt der Junge den ganzen Sommer über unter Heuasthma. Auch Neurodermitis war ein Thema. Aus diesem Grund hatten die Eltern schon mal eine längere Behandlung mit klassischer Homöopathie durchführen lassen, jedoch gab es nur Erfolg bei der Neurodermitis, die deutlich gebessert wurde, das Heuasthma blieb nahezu unverändert.

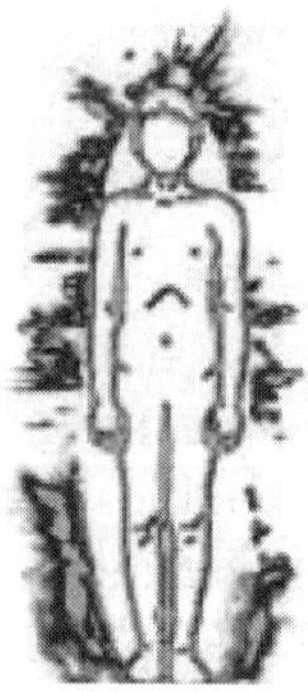

Beispiel 3: Junge vor Biomeditation, Januar 2004

Das Energiebild des Jungen stellte sich zu Beginn wie folgt dar:

Auch hier sind wieder sehr viele Defizite im Energiefeld zu sehen. Durch beidseitige Löcher im Beinbereich und oberen Brustbereich ist keinerlei Verbindung auf der energetischen Ebene zwischen oben und unten, zwischen mentalem und emotionalem Bereich, vorhanden. Es verwundert daher nicht, dass dieses Kind zu diesem Zeitpunkt unter mangelndem Orientierungsvermögen litt. Auch dieses Kind mied am liebsten größere Menschenmengen und zog sich oft in sein Zimmer zurück. Den Eltern wurde in der Schule erst mal Ergotherapie empfohlen und auch hier wurde die Frage nach familiären Problemen gestellt und wiederum den Eltern Schuld am Verhalten des Kindes suggeriert.

Damals wussten die Eltern nicht genau, was Ergotherapie ist und hatten keine Vorstellung, ob das ihrem Kind helfen könnte, doch sie wollten alles versuchen. Parallel dazu wurden der Junge und auch die Eltern zusätzlich in unregelmäßigen Abständen auch mit Bioenergetischer Meditation behandelt. In den Ferien gab es bei der Ergotherapie eine Pause und die Eltern nutzten mit ihrem Kind die Zeit für mehr bioenergetische Sitzungen. Jedes mal nach den Ferien hörten sie dann von der Ergotherapeutin die Frage: „Gab es in den Ferien etwas Besonders? – Ihr Sohn hat sich über die Ferien so verändert, er ist viel offener geworden, hat weniger Ängste, ...“ – Auch hier wird wieder deutlich, wie die Bioenergie geholfen hat.

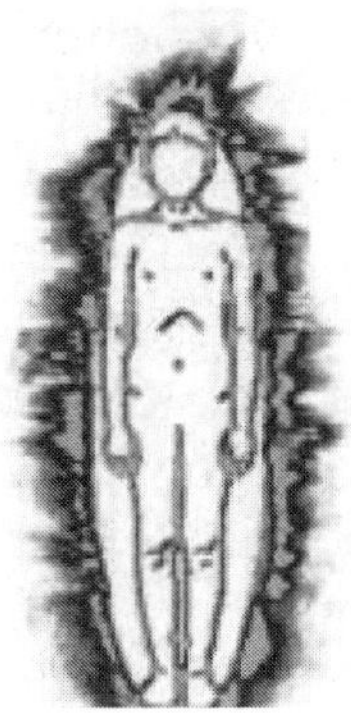

Beispiel 3: Junge nach mehreren Biomeditationen, Februar 2005

Das Energiebild des Jungen sah nach einer Zeit so aus:

Das Energiefeld ist geschlossen und viele Energieblockaden konnten überwunden werden. Der Junge ruht viel besser in sich. Mangelnde Orientierung ist kein Thema mehr. Auch die Feinmotorik, die Konzentration und die Motivation sind deutlich besser. Er hat sich zu einem Jungen mit sehr hoher Sozialkompetenz entwickelt und versucht, Streitigkeiten zu schlichten. Er ist sehr besorgt um das Wohlergehen seiner Mitschüler.

Obwohl sich im Energiebild im Bereich Leber und Milz noch Schwächen zeigen, ist auch sein Heuasthma deutlich besser geworden. In diesem Jahr gab es bisher (Juni 2005) erst einen ganz leichten Asthmaanfall, der ohne Medikamente überwunden werden konnte und Folge von Toben auf einer ungemähten Wiese war. Die Neurodermitis ist kein Thema mehr. Deutliche Besserung also auch auf der körperlichen Ebene durch die Entscheidung gegen lebenslang Cortisonspray und Cortisonsalbe und für Biomeditation.

Schlussbetrachtung:

Diese Ergebnisse erfüllen mich mit tiefer Dankbarkeit, aber gleichzeitig auch mit dem Wunsch, dass diese Methode der Biomeditation noch vielen Kindern und deren Eltern in solcher oder ähnlicher Lage bekannt wird und sie ihre Zweifel überwinden und diese Methode gewinnbringend für sich nutzen können.

Die Eltern des Jungen aus Beispiel 2 erzählten mir von einigen Kindern aus dem schulischen Umfeld, bei denen die Eltern durch die Lehrer vor die Entscheidung gestellt wurden: „Entweder Ihr Kind nimmt Ritalin oder wir sehen uns gezwungen, es an eine Schule für schwer erziehbare Kinder zu schicken." – Die meisten dieser Kinder erhalten dann Ritalin. Das kann man verstehen, aber eine Schule für schwer erziehbare Kinder im Lebenslauf verbaut sicher auch so manche Berufschance. Doch Menschen, die diese Kinder vor und während der Einnahme von Ritalin gesehen haben, berichten übereinstimmend, dass diese Kinder nicht mehr sie selbst seien, alles sei abgestumpft, die Kinder können sich über nichts mehr freuen und sind unnatürlich ruhig und in sich gekehrt, ähnlich wie bei der Einnahme schwerster Psychopharmaka. – Ich frage mich, wo das noch hinführen soll, wenn wir bereits unseren Kindern solche oder ähnlich wirkende Medikamente geben.

Durch die sichtbaren Erfolge bei solchen Kindern wird der Wunsch in mir immer lauter, die Biomeditation zu einer weithin anerkannten Methode zu machen, so dass vielleicht auch irgendwann Lehrer als dritte Alternative zu Ritalin und der Schule für schwer erziehbare Kinder die Bioenergetische Meditation nach Viktor Philippi in Betracht ziehen und den Eltern empfehlen.

Bemerkenswert ist weiterhin, dass Kinder wie in den hier geschilderten Fällen oft über eine hohe Intelligenz verfügen. Auch der Junge aus Beispiel 2 ist, mit geringem Abstand zum Erstbesten, das zweitbeste Kind in seiner Klasse. Das ist an sich verwunderlich, da er bis vor kurzer Zeit durch sein Verhalten im

Unterricht fast nichts mitbekam. Auf mein Anraten hin wurde der Junge in Beispiel 2 jetzt auch auf Hochbegabung getestet mit positivem Ergebnis, ähnlich den beiden Jungen aus den anderen beiden Beispielen.

Aus diesem Hintergrund muss ich an einen Vortrag über hochbegabte Kinder denken. Der Referent ist Leiter eines Hochbegabtenzentrums. Er sprach über ein Gymnasium für hochbegabte Kinder in Braunschweig mit Internat, das schon über 20 Jahre diese Kinder fördert. Inzwischen sah sich die Leitung dieses Gymnasiums gezwungen, eine spezielle Wohngruppe für hochbegabte, schwer erziehbare Kinder und Jugendliche einzurichten, da viele der jungen Menschen dieser Schule nach seinen Aussagen nicht mehr gesellschaftsfähig sind und ein eigenes Wohnumfeld mit speziellen Therapeuten benötigen.

Vielen dieser jungen Menschen könnte sicher mit der Bioenergie geholfen werden. Als Folge ist dann erfahrungsgemäß ein ganz anderer Zugang zum eigenen Potential da und dieses Potential wird nicht mehr überwiegend destruktiv und zerstörerisch eingesetzt, sondern positiv und gewinnbringend. Die eigenen Möglichkeiten können ganz anders genutzt werden.

Ich persönlich wünsche mir auch ein Umdenken der Bevölkerung im Umgang mit diesen Kindern und deren Eltern. Wann hören wir auf, die Schuld für ein solches Verhalten von Kindern primär bei den Eltern zu suchen? Die Eltern, die ich kennenlernte, waren nett und engagiert. Sie lebten meist weder in Trennung, noch gab es materielle Not oder ähnliche Probleme. Sie hatten sich außerdem um die Erziehung ihrer Kinder bemüht und in ihrer Verzweiflung oft schon so manches Erziehungsbuch gelesen und vielfältig auch auf psychologischen Rat zurückgegriffen. Doch nichts half und so landeten sie schließlich bei der Bioenergie. Es ist für mich jedes Mal wieder sehr schön, auch in so aussichtslos erscheinenden Fällen eine Besserung auf allen Ebenen mit der Bioenergetischen Meditation herbeiführen zu dürfen.

In diesem Sinne wünsche ich jedem Menschen, dass er die bestmögliche Förderung erhält und sich sein ganzes Potential erschließen kann, so dass er es gewinnbringend für sich und andere nutzen kann.

Die Biomeditation

Mit Hilfe der Biomeditation kann man sehr vieles auflösen, was den Menschen auf seelischer, geistiger und körperlicher Ebene belastet. Das liegt vor allem daran, dass die Biomeditation die Krankheitsursache, die energetische Blockade, auflöst und gleichzeitig die Selbstheilungskräfte aktiviert, wogegen der Mediziner das Symptom bekämpft. Was durch die Biomeditation tatsächlich möglich ist, sind Dinge, die der Mensch mit seinem jetzigen Wissen kaum verstehen und begreifen kann.

"Es irrt der Mensch, solang er strebt."
(Johann Wolfgang von Goethe)

Insgesamt stelle ich sehr oft fest, dass unser bisheriges Wissen – obwohl es bereits sehr umfangreich ist – dennoch beschränkt ist. Neue Thesen werden gern mit dem Hinweis verworfen, dass der wissenschaftliche Beweis fehlt. So beschränkt sich der Mensch selbst. Versuchen Sie sich das bitte vor Augen zu halten, bevor Sie einen neuen Denkansatz nur deshalb verwerfen, weil Sie ihn für „unmöglich" halten. Ob man will oder nicht, man vergleicht das Mögliche mit dem Wissen, das einem zum jetzigen Zeitpunkt zur Verfügung steht. Deshalb kann es ganz leicht passieren, dass man das, worüber man (noch) kein Wissen hat, für unmöglich hält. Eine solche Haltung dient weder der Wissenschaft noch der Gesundheit des Menschen.

Dazu noch zwei kleine Beispiele: Hätte man vor 300 Jahren geglaubt, dass es einmal möglich sein wird, mit einem kleinen Gerät namens Handy/ Mobiltelefon innerhalb von Sekunden Informationen von Europa nach Amerika zu verschicken? Wohl kaum. Mit dieser Idee wäre man mit großer Wahrscheinlichkeit ausgelacht worden. Und denken Sie nur an das Thema Organtransplantationen. Wer hätte vor 200 Jahren gedacht, dass man ein „neues" Herz bekommen kann?

Worin liegt das Geheimnis, die Wirkung der Biomeditation?

Nur in einem: Sie aktiviert sofort und in sehr hohem Maße die Abwehrkräfte des menschlichen Körpers. Dies geschieht vor allem in Liebe, mit Liebe und durch die Liebe. Auf dieser Welt existieren über 100.000 Krankheiten, die unterschiedliche Namen haben. Sie werden durch verschiedene Therapien der klassischen, alternativen oder chinesischen Medizin und viele andere Methoden bekämpft. Dabei kommen unzählige Medikamente zum Einsatz. Mit ihrer Hilfe wird der Kampf gegen den größten Feind der Gesundheit – die Krankheit – geführt. Doch wie man sieht, bringt dieser Kampf nicht den gewünschten Erfolg, denn es entstehen weiterhin neue Krankheiten. Das heißt für mich: An dem Kampf gegen die Krankheiten ist etwas falsch.

Ich vertrete den Standpunkt, dass man nicht gegen die Krankheiten kämpfen soll, denn damit stärkt man das, was hinter der Krankheit steckt: die energetische Blockade. Das ist aus meiner Sicht auch die Ursache, warum man jeden Kampf, der sich gegen die Krankheit richtet, nur verlieren kann. Das sehen wir jeden Tag. Fast täglich werden neue Krankheiten entdeckt, deren Bekämpfung immer schwieriger, aufwändiger und kostspieliger wird. Wozu dieser Kampf? Wäre es nicht besser, man würde anfangen, *neue Wege zur Stärkung der Gesundheit zu suchen?*

Wenn man die Gesundheit stärkt, unterstützt und aufbaut, müsste sich doch folgerichtig die Krankheit zurückziehen. Das heißt für mich: Wenn man gesund werden will, soll man nicht gegen die Krankheit kämpfen, sondern neue Wege zur Aktivierung und Stärkung der eigenen Gesundheit finden. Denn je größer und stärker unsere Gesundheit ist, desto weniger Chancen hat die Krankheit, sich im Körper auszubreiten.

Die Biomeditation im Vergleich zu anderen Methoden

In der Biomeditation gibt es keine Dogmen, denn Dogmen schränken ein und verursachen Angst. In dieser Methode wird der Klient niemals vom Biosens abhängig gemacht, denn jeder Mensch soll frei in seinen Entscheidungen sein. Niemand wird zu etwas gezwungen und keinem werden Versprechungen gemacht. Der Biosens kann seinem Klienten die Information mitgeben, dass er mit Hilfe der Kraft, die an seiner Seite steht, zwar alles Mögliche und Unmögliche erreichen kann und alles versuchen wird, so viele Blockaden wie möglich aufzulösen, doch alles weitere liegt nicht in seinen Händen, sondern in den Händen der göttlichen Kraft und im Klienten selbst begründet.

Tatsächlich ist der Klient sehr stark am Erfolg der Biomeditation beteiligt. Es hängt in großem Maß von ihm selbst ab, wie rasch und wie weit seine Genesung voranschreitet. Wenn er das Gesunde Denken in sich nicht entwickelt und seine alten Denkmuster beibehält, die ihn blockieren und einschränken, wenn er nicht lernt loszulassen, ist eine schnelle Genesung weder auf körperlicher noch auf seelischer Ebene möglich.

Ich sehe die Methoden als falsch an, in denen Versprechungen oder Abhängigkeiten vorherrschen oder in denen, wie es oft passiert, Menschen verängstigt werden, indem man ihnen sagt: „Wenn du dieses oder jenes nicht machst oder annimmst, dann wird dir dieses oder jenes Schlimme geschehen." In solchen Methoden wird bewusst eine Abhängigkeit zwischen dem Klienten und dem Therapeuten geschaffen und mit Angst manipuliert – und Angst ist das Schrecklichste, was es für uns Menschen gibt. Ich kann nur jedem Menschen raten, Therapeuten zu meiden, die mit solchen Mitteln arbeiten, denn es dürfen keine falschen Hoffnungen durch Versprechungen aufgebaut werden. Niemals darf Angst als Mittel der Manipulation eingesetzt werden. Die Hoffnung darf nie zerstört werden, vielmehr soll sie im Menschen sehr sorgsam und vorsichtig gepflegt warden. Und Hoffnung kann es immer geben. Denn – gleich welche Blockade vorliegt und welche verschiedenen Krankheiten sie verursachen mag – der Körper trägt genug Reserven in sich, um alles Krankmachende, das er in sich aufgebaut hat, ebenso wieder abbauen zu können.

Oft ist zu lesen oder zu hören, man dürfe bei energetischer Arbeit der verschiedensten Methoden nicht zu viel Energie geben, weil der Körper dies in manchen Fällen nicht vertragen würde. Diese Äußerungen sind aus der Sicht des Biosens falsch, denn der Körper kann nur so viel Energie aufnehmen, wie er benötigt. Nehmen wir zum Vergleich das Beispiel eines Wasserglases. Es besteht nur die Möglichkeit, eine dem Fassungsvermögen des Glases entsprechende Wassermenge einzufüllen. Wird das Fassungsvermögen des Glases überschritten, wird das Wasser überfließen. Genau das Gleiche geschieht auch z.B. mit dem Energiekörper des Menschen, seiner Aura.

Die Ansicht, man solle nicht zu viel Energie geben, wird besonders dann vertreten, wenn ein Klient starke Schmerzen bekommt. Viele Energietherapeuten brechen dann ihre Sitzungen ab, weil sie der Meinung sind, man solle dem Köper des Klienten etwas Zeit lassen, bis sich alles wieder beruhigt. Diese Meinung und die daraus resultierende Handlung sind meiner Ansicht nach nicht ganz richtig, denn wenn der Klient Schmerzen als Reaktion bekommt, ist dies als Zeichen dafür anzusehen, dass die Krankheit den Körper verlässt. Bricht man dann jedoch die Sitzung ab, wird die Krankheit im Körper bleiben.

Viele Energietherapeuten und Heiler werden oft körperlich schwer krank und viele haben sehr starke psychische Probleme wie Depressionen, starke Unruheanfälle etc. Die Gründe liegen neben dem zu schwachen Schutz meistens darin, dass diese Heiler negativen Kräfte, die hinter den Krankheiten stecken, unterschätzt hatten.

Beim Biosens ist das anders. Wenn er die Bioenergie aufnimmt und weiterleitet, wird seine eigene Lebenskraft dadurch nur gestärkt. Ich sage zu meinen Schülern immer: „Wenn du dich schlecht fühlst oder krank bist, sende. Du wirst dich schneller wieder gut fühlen und schneller gesund werden. Wenn du schlechte Laune hast, sende, dann wirst du schnell wieder gute Laune haben." Und das funktioniert immer. Denn indem man gibt – und man gibt dabei das Gute, die Liebe, denn nur die Liebe heilt – bekommt man das Gleiche zurück. So wie es auch in der Bibel steht: Was man sät, wird man auch ernten.

Ich sende immer, bevor ich einschlafe, an andere und an Mutter Erde. Ich sende in Form von Dankbarkeit, Vergebung und Annahme, von guten und liebevollen Wünschen – dass die Menschen zu einander gütiger werden, dass sie mehr Verständnis für einander entwickeln, dann werden auch Unzufriedenheiten, Antipathie und Hassempfindungen zwischen den Menschen viel weniger; zu Mutter Erde sende ich Wünsche, dass sie sich erholt, regeneriert, weiter gedeiht und uns allen Freude bereitet. Dann schlafe ich ein und schlafe tief und fest. Wenn ich am nächsten Morgen aufwache, fühle ich mich nicht nur frisch vom erholsamen Schlaf, sondern auch meine Gedanken haben einen ganz anderen Fluss, was mich viel zufriedener und glücklicher macht.

Sie können es selbst ausprobieren. Sie werden merken, dass es auch bei Ihnen die gleiche Wirkung haben wird. Sie werden sich auch besser und gestärkt fühlen. Nach kurzer Zeit werden Sie feststellen, dass das Leben selbst für Sie leichter wird und Sie mehr Freude empfinden werden.

Die Blockaden und Krankheiten stehen in enger Verbindung zur geistigen Welt. Die zerstörerischen Kräfte, die sich hinter den Blockaden verbergen, werden immer stärker sein als eine Person, die nur auf sich bezogen ist und durch ihr eigenes Ego, d.h. durch ihren eigenen Willen, ihre eigene Vorstellungskraft, den eigenen Schutz aufbaut. Wenn der Biosens arbeitet, nimmt er in erster Linie die vier Urelemente Luft, Wasser, Erde und Feuer und natürlich auch die Gott und die Engel als Schutz zur Hilfe und selbstverständlich die eigene Liebe und den eigenen Glauben.

Der Biosens nimmt in seiner Arbeit nie bewusst Kontakt mit der geistigen Welt auf, da er in der Biomeditation mit den Engeln und der göttlichen Kraft zusammenarbeitet. Diesen Kontakt muss er weder suchen noch bewusst aufbauen, da die Engel diese Hilfeleistung von alleine erbringen, denn es ist ihre Aufgabe, den Menschen zu helfen. Ob er um Hilfe, ob er um Schutz bittet oder ob er einfach sagt: „Dein Wille geschehe“ - schon alleine dadurch ist er sehr gut und stark geschützt und geerdet. Deshalb braucht er keine zusätzlichen Rituale durchzuführen.

Es besteht die Möglichkeit, mit den Kräften der Bioenergie sogenannte „geistige Operationen“ auf der materiellen Ebene durchzuführen. Der Klient kann im Inneren seines Körpers das Gefühl haben, als würde er „operiert“ und dabei vollzöge man Schnitte wie mit einem Chirurgenskalpell.

Eine Biomeditation als Kontaktsitzung wird immer nur von einem Biosens durchgeführt. Jeder Biosens hat seine eigene Frequenz, auf der er sendet. Die Kraft der Bioenergie, mit der alle Biosens arbeiten, ist dabei natürlich stets die gleiche. Wenn zwei Biosens die Hände bei einem Klienten auflegen, können beide Frequenzen, die sehr stark sind und eine große Tiefenwirkung haben, sich gegenseitig überlagern und es kann zu unerwünschten Reaktionen beim Klienten kommen. Denn jede Zelle hat ihre eigene Schwingung und der Biosens leitet durch seine Hände enorme Kräfte.

Bei Fernübertragungen können durchaus mehrere Biosens einem Klienten zur gleichen Zeit Bioenergie senden, denn jeder Klient hat seine Aura, die wie ein Schutzschild und Filter wirkt. Sie lässt nur die Frequenzen durch, die dem Klienten nicht schaden. Bei Kontaktsitzungen kann durch das direkte Handauflegen die Filterfunktion der Aura nicht wirksam werden und die intensiven Frequenzen jedes Biosens wirken dann direkter. Aus diesem Grunde empfinden viele Menschen eine Kontaktsitzung intensiver als eine Fernübertragung. Dies ist jedoch nicht immer so, da man in Betracht ziehen muss, dass ein Mensch während einer Fernübertragung allein in seiner vertrauten Umgebung ist und sich dabei unterdrückte Gefühle wie z.B. Traurigkeit durch Tränen leichter lösen könnten.

Natürlich ist die Heilung auch durch Kontakte in die geistige Welt möglich. Aber damit kann man nur die körperlichen Beschwerden heilen. Die Seele heilen oder von Blockaden befreien kann man durch Geisthelfer oder Geistführer nicht. Die Seele und der Geist können nur geheilt werden durch die Kraft Gottes und seinen Geist. Das aber kann nur der Mensch erreichen, der Gott ganz nahe kommt.

Auf der seelischen Ebene ist der Beginn und auch das Ende. Hier beginnt das Leben und hier endet es. Der Biosens arbeitet in erster Linie auf dieser Ebene. Dabei entsteht immer ein Dialog von Seele zu Seele, Herz zu Herz. Damit ist gemeint zwischen der Seele des Biosens und der Seele des Klienten. Deshalb gehen bei der Biomeditation so viele Ängste von der Seele weg - und die Ängste liegen immer auf der seelischen Ebene. Keine andere Therapieart kann Ängste so schnell und leicht nehmen wie die Biomeditation.

Dadurch bewirkt der Biosens auf der geistigen Ebene sehr viel. Er operiert von der seelischen Ebene aus durch die geistige Ebene in die materielle. Deshalb ist es keine Seltenheit, dass der Klient plötzlich in seinem Inneren eine Empfindung hat, als ob die Hand des Biosens in den Körper hineingreift und dort etwas zusammenfügt, zusammennäht oder auch trennt. Durch die Information auf der seelischen Ebene kann man viel mehr beeinflussen als nur durch die Arbeit auf der geistigen oder körperlichen Ebene.

Menschen mit Wirbelsäulenproblemen haben manchmal ein Gefühl, als ob zwei Daumen ihre Wirbel wieder einrenken.Manche spüren, wie in ihren Nieren der Nierenstein durch inneres Klopfen und Vibrieren zu zerfallen beginnt. Auf eine solche Reaktion spürt der Klient beim nächsten Wasserlassen oft eine Reizung: Der zu Kies zertrümmerte Stein wird mit dem Urin herausgespült.

Das Gewebe von Operationsnarben mit Vernarbungen und Verwachsungen kann durch die Arbeit des Biosens wieder in das natürliche Zellgewebe harmonisch integriert werden. Die Narben werden in der Regel nach einigen Sitzungen deutlich flacher oder verschwinden fast ganz.

Myome, Zysten und verschiedene Arten von Knoten werden beseitigt und aufgelöst. Genau in dem Moment, wenn der Klient ziehende Schmerzen an erkrankten Körperstellen spürt, geschehen dort sogenannte geistige Operationen, die die Bioenergie wie mit einem Laserstrahl durchführt.

Durch Informationen auf der seelischen Ebene kann man sehr viel mehr beeinflussen als durch die Arbeit auf der geistigen und körperlichen Ebene.

In erster Linie wird in der Biomeditation die Seele von Angst befreit, denn sie ist die stärkste, schrecklichste und gemeinste Blockade von allen. Nur wenn die Seele von Angst befreit ist, kann sie zu Frieden und Harmonie kommen. Nur dann kann sich der Geist in Freiheit spirituell weiterentwickeln und der Körper kann sich von vielen verschiedenen Krankheiten befreien. Das ist das Wichtigste, was die Biomeditation von anderen Methoden unterscheidet.

Alle Methoden, die Menschen helfen, sind gut und haben deshalb ihre Daseinsberechtigung. Es gibt keine schlechten Methoden, die Menschen helfen, denn jeder Mensch sucht sich genau die Methode unter vielen heraus, für die er offen ist. Nur die Menschen machen die verschiedenen Methoden schlecht oder beginnen damit, eine gute Methode im negativen Sinne und für negative Zwecke zu benutzen. Es hängt vom Menschen selbst ab, wie er seine Arbeit verrichtet. Es liegt an ihm, ob er von Herzen, in Liebe und im Guten arbeitet oder ob er durch die eine oder andere Methode versucht, den anderen zu manipulieren, um ihm letztlich zu schaden.

Die Information auf der geistigen und körperlichen Ebene ist nur über die seelische Ebene möglich. Die Information ist das, was sich am stärksten in allen Prozessen bewährt. Mit anderen Worten: Die Krankheit ist materiell. Jeder Arzt, jeder Heiler, jeder Therapeut versucht die Krankheit aus dem Körper zu nehmen – er bekämpft die Krankheit mit einem Medikament, mit einer Operation oder durch andere Therapien, d.h., die Krankheit wird immer auf der materiellen Ebene bekämpft. Und solange man gegen die Krankheit kämpft, wird man immer der Blockade, die hinter jeder Krankheit steckt, nur mehr Kraft geben.

Wenn sich der Geistheiler konzentriert und von seinem Geist führen lässt, dematerialisiert er die Krankheit und sie verlässt den Körper in ganz kurzer Zeit. Jedoch kehrt sie leider oft nach ebenfalls ganz kurzer Zeit zurück. Zwar wurde die Krankheit genommen, die Information über die Krankheit jedoch ist geblieben.

Dies kommt sehr häufig bei der Geistheilung und bei philippinischen Heilern vor. Dieses Phänomen, dass die Krankheit geht, aber nach kurzer Zeit zurückkehrt, ist bekannt. Doch bis heute kann keiner so richtig erklären, weshalb das so ist. Obwohl die Erklärung auf der Hand liegt und sehr einfach ist: Hier wird gezielt mit der Krankheit gearbeitet und die Krankheit als materieller Teil aus dem materiellen Körper genommen. Oft wird dabei die Krankheit nicht wirklich aus der körperlichen Ebene dematerialisiert, sondern statt dessen auf die geistige Ebene übertragen. Dabei entsteht im Energiekörper ein energetisches Loch, das sich im Laufe der Zeit, manchmal schon in ganz kurzer Zeit, wieder mit negativer Energie auffüllt und dadurch, dass die Information über die Krankheit nicht gelöscht wurde, entwickelt sich die Krankheit an der gleichen Stelle wieder.

Auch in der Schulmedizin ist es bekannt, dass oft an der gleichen Stelle mehrere Operationen durchgeführt werden müssen. Myome oder Zysten z.B. werden mehrmals von der gleichen Stelle entfernt, weil sie sich nach einer bestimmten Zeit wieder bilden. Auch Nieren- und Gallensteine oder Kalkablagerungen in Gelenken bilden sich nach Operationen häufig wieder neu. Der Grund dafür ist, dass die Krankheiten, die Symptome, behandelt werden und nicht die Ursache, die Information.

Ich hatte einmal eine Klientin, die schon sehr viele Operationen an verschiedenen Organen und Körperstellen hinter sich hatte wie z.B. Kalkablagerungen in den Gelenken, Myome, Zysten und Nierensteine. Diese bildeten sich immer wieder neu, weil im Stoffwechsel der Frau eine Fehlinformation vorhanden war, die immer das Gleiche verursachte. Indem ich diese Information löschte und die Blockade auflöste, normalisierte sich der Stoffwechsel und der Körper baute alles Krankmachende von alleine ab.

Jeder Körper ist in der Lage, alles Krankmachende abzubauen oder, wie z.B. bei Osteoporose (Knochenschwund), Verlorengegangenes auch wieder aufzubauen. Dem Stoffwechsel muss die falsche Information genommen werden und dann muss er mit der richtigen Information wieder aufgebaut werden. So beginnt er, wieder richtig zu funktionieren und zu arbeiten. Die Krankheit hat dann keine Chance mehr, sich neu zu bilden. D.h, wenn es keine Ursachen (falsche Informationen) gibt, kommen auch keine Folgen (Krankheiten). Die Krankheit kann nicht kommen, wenn sie nicht geboren wird. Es kommt nur auf die Information an.

Der Biosens arbeitet auf der seelischen Ebene, denn sie beeinflusst die geistige und die körperliche Ebene am intensivsten, da sie die höchste von den dreien ist. Auf der seelischen Ebene sind alle seelischen, geistigen und körperlichen Krankheiten programmiert. Und nur dadurch, dass der Biosens nicht die Krankheiten bekämpft und beseitigt, sondern auf der seelischen Ebene die falschen Informationen der Krankheiten löscht, gehen die Krankheiten von alleine. Wo keine Ursache mehr ist, kann auch keine Folge bleiben.

Es entstehen dabei keinerlei energetischen Löcher im Energiefeld des Menschen. Als Folge kann die alte Krankheit nie mehr zurückkehren. Es gibt nur eine einzige Ausnahme: Wenn der Klient selbst nichts in seinem Inneren ändert - sein Verhalten, sein Denkmuster -, wenn er nicht lernt, dankbar zu sein, zu vergeben und anzunehmen, dann kann die gleiche Krankheit sich durch seine im Bewusstsein gespeicherten Erinnerungen an sie neu entwickeln. D.h., der Klient selbst kann sie wieder hervorholen und sie sich entwickeln lassen.

Auf der seelischen Ebene sind nur Informationen, keine materiellen Formen zu finden. Der Mensch kann geistig krank sein, er leidet z.B. unter Schizophrenie und ist geistesgestört. Starke Energiewesen verwirren seinen Geist. Dies kann man nur auf der Ebene der Informationen auflösen, indem von der seelischen Ebene her die Blockaden gelöst werden, die diese Dinge angezogen und verursacht haben. Die drei Ebenen sind nicht getrennt, sondern miteinander verschmolzen.

Führen wir uns ein Beispiel aus der Bibel vor Augen: Jesus sprach einen von mehreren bösen Geistwesen besessenen Mann an und konnte ihn durch die Kraft seiner Worte befreien. Wir sehen hier, dass die Information in Form des Wortes eine starke Wirkung über die drei Ebenen entfaltet.

Ein weiteres Beispiel ist die Heilung des Gelähmten durch die Worte Jesu: „Ich sage dir, steh auf, nimm dein Bett und gehe nach Hause!" Hier wurde die Krankheit, die auf der materiellen Ebene bestand, über die seelische Ebene aufgelöst.

Erfahrungsberichte mit der Biomeditation

Der Mensch denkt, Gott lenkt

Mein Weg zur Biomeditation

von Jörg Lehnert

Mein Name ist Jörg Lehnert, ich bin 1965 geboren, heute 45 Jahre alt und glücklich verheiratet. Wir haben zwei liebe Töchter, die uns sehr viel Freude machen. Zur Biomeditation bin ich 1997 wie „zufällig“ gekommen. Doch Zufälle, wie ich heute weiß, haben oftmals ihren tiefen Sinn im Leben. Seit 1998 bin ich Biosens aus Berufung. Ursprünglich habe ich Design studiert, doch Krankheiten und Schicksalsschläge haben mich auf den Weg geführt, auf dem ich heute bin. Ich war damals schwer krank und hatte u.a. eine chronische Pankreatitis, eine schwere Stoffwechselstörung, die durch eine Entzündung der Bauchspeicheldrüse hervorgerufen wird. Die Krankheit wird von sehr schweren, anfallartigen Schmerzen begleitet und geht mit einer drastischen Gewichtsreduzierung einher. Obwohl ich versuchte, genügend gesunde Nahrung zu mir zu nehmen, sank mein Gewicht stetig weiter, bis ich bei einer Körpergröße von etwa 183 cm keine 55 kg mehr wog. Mein Körper konnte aus der aufgenommenen Nahrung nicht genügend Nährstoffe entnehmen, da die Produktion der Verdauungsenzyme in der Bauchspeicheldrüse gestört war. Erholt sich das Organ nicht, kann die Krankheit tödlich verlaufen.

Ein bekannter Düsseldorfer Professor für Innere Krankheiten und Immunologie hatte die richtige Diagnose gestellt. Er war ein ausgewiesener Spezialist für die Krankheiten, die mich damals befallen hatten, und leitete die medikamentöse Therapie ein. Doch wirklich erholen und genesen wollte sich mein Körper nicht.

Als Kind und Jugendlicher war ich – abgesehen von einigen Kinderkrankheiten – kaum krank. Ich hatte bis zum Alter von Anfang zwanzig sehr viel Sport getrieben, rauchte und trank nicht und war der guten Hoffnung, mich durch gesunden Sport und eine vernünftige Lebensführung einer dauerhaften Gesundheit zu erfreuen.

Nach meiner Wehrdienstzeit habe ich einige Semester Wirtschaftswissenschaften studiert, bis ich einen Studienplatz für Kommunikationsdesign an der Universität – GHS - Essen bekam. Doch bereits da hatte ich neben chronisch gewordenen Magenbeschwerden ständig Gelenkschmerzen mit Schwellungen. Chronische Polyarthritis (auch rheumatoide Arthritis genannt) – so lautete die Diagnose. Die Ursache blieb unbekannt. Den Sport musste ich völlig aufgeben, da ich kaum noch ein bis zwei Kilometer laufen konnte, ohne starke Schmerzen zu bekommen. Damals begann für mich eine gut zehnjährige Odyssee, die mich von einem Mediziner zum anderen, in Kliniken und Universitätskliniken führte, ohne einen nachhaltigen Erfolg zu erzielen.

Im Verlaufe der Jahre habe ich so viele verschiedene Diagnosen und ebenso viele verschiedene Medikamente bekommen, dass ich an dieser Stelle kaum alle aufzählen kann. Im Rückblick musste ich auch nach einigen Jahren mit Sorge feststellen, dass die Krankheiten immer schwerer wurden und meine Gesundheit, Kraft und Lebensfreude immer weiter nachließen. Bevor ich die Biomeditation kennen lernte, hatte ich u.a. neben einer Borreliose und der erwähnten chronischen Pankreatitis noch allergisch bedingtes Asthma, diverse Nahrungsmittelallergien und eine Krankheit, Systemmykose genannt, bei der Mikroorganismen die Organe befallen, die auf diese Weise zerstört werden können. Die Krankheit war noch relativ unbekannt und die mir verschriebenen Medikamente hatten starke Nebenwirkungen. Weiterhin litt ich unter schweren Schlafstörungen und Müdigkeit, die den Fortschritt meines Studiums trotz sehr guter Leistungen erheblich behinderten. Bedingt durch meinen schlechten Gesundheitszustand und Schlafstörungen hatte ich auch

Depressionen und heftige Panikattacken. Manchmal war ich orientierungslos oder wusste für Sekunden nicht, wo ich war. Wenn dies beim Autofahren auf dem Weg zur Universität geschah, hatte ich oft große Mühe, mich zusammenzureißen und wieder zu konzentrieren. Es überkam mich zeitweise die Angst, ich wäre ein Geisterfahrer, obwohl ich auf der richtigen Seite fuhr. Einen solchen Zustand kann sich ein gesunder Mensch kaum vorstellen.

Die Beschäftigung mit meinem Studium, der Kontakt zu meinen Studienkollegen, das Malen, Zeichnen und Illustrieren hatte für mich etwas Ausgleichendes, doch blieb mir dafür immer weniger Kraft. Man sah es wohl auch meinen Zeichnungen an, denn mein damaliger Zeichenprofessor, der meine Zeichnungen und Arbeiten eigentlich sehr schätzte, stellte mir einmal in einer Besprechung die für mich verblüffende und provokante Frage: „Verabschieden Sie sich vom Papier?“ – Und er hatte leider Recht, denn meine Zeichnungen waren bereits so vorsichtig und schwach, dass sie kaum noch zu sehen waren. Ebenso sah auch mein Körper aus und genau so fühlte ich mich. Er brachte mich mit seiner Formulierung sehr zum Nachdenken, denn dass Zeichnen und Malen waren die Beschäftigungen, die mir noch geblieben waren, nachdem mein Körper kaum noch längere Bewegung vertrug und durch den starken Gewichtsverlust immer schwächer geworden war.

Im Haus meiner Eltern lagerte auf dem Dachboden eine medizinische Waage. Ich stieg dort regelmäßig, aber heimlich hoch, um mein Gewicht zu kontrollieren, da mir mein Zustand eigentlich sehr peinlich war. Meine Gürtel hatten bald nicht mehr genügend Löcher, so dass ich heimlich neue mit einer Bohrmaschine hineinbohrte. Wenn ich nun über meinen körperlichen Zustand mit keinem Menschen sprechen wollte, so galt dies für meinen seelischen Zustand umso mehr. Meinen Ärzten erzählte ich soviel, wie sie wissen mussten, um eine Diagnose zu stellen.

Nach den Jahren relativ erfolgloser Therapieversuche ging ich mehr mechanisch zu den Ärzten, war aber bereits ein Spezialist für viele Krankheiten geworden, denn zwangsläufig beschäftigte ich mich auch mit medizinischer Literatur. Als ich die Diagnose „Chronische Pankreatitis" erhielt, wusste ich daher bald, dass diese Krankheit von Seiten der klassischen Medizin nicht heilbar ist. Die Therapie bestand darin, die Enzyme, die die Bauchspeicheldrüse normalerweise produziert, durch Medikamentengaben zu ersetzen und dann abzuwarten und zu hoffen, dass sich das Organ wieder erholt. Ein lebensgefährlicher Verlauf war dann zu erwarten, wenn das Organ entweder völlig ausfällt, sich selbst zerstört oder durch die entzündlichen Prozesse Krebs entsteht. Die Überlebensrate nach zehn Jahren beträgt 50 %.

Neben meinem Designstudium arbeitete ich schon erfolgreich als freier Grafiker und Illustrator. Unter meinen Auftraggeber war ein Café- und Restaurantbesitzer, mit dem ich mich bald angefreundet hatte. Und da wir gelegentlich zusammen essen gingen und er dabei sah, wie viele Medikamente ich stets mit mir führen und einnehmen musste, fragte er mich eines Tages: „Willst du nicht mal etwas anderes ausprobieren?" Da wir uns schon nach recht kurzer Zeit gut verstanden, sagte ich: „Klar, warum nicht." Und so erhielt ich eine Telefonnummer ohne weitere Angaben. Als ich ihn später fragte, warum er mir nicht gesagt hätte, was mich dort erwarten würde, sagte er einfach: „Ich war mir nicht sicher, ob du dann dort hin gegangen wärst."

Nachdem ich darüber kurz nachgedacht hatte, musste ich zugeben, dass es eine gewisse Wahrscheinlichkeit gab, dass ich nicht zu jemandem gegangen wäre, der die Hände auflegt. – Ich kannte zwar die Heilungsgeschichten von Jesus von Nazareth aus dem neuen Testament, doch dass heute ein Mensch solche Gaben und Fähigkeiten haben könnte, davon wäre ich nicht ausgegangen. Ich hatte davon noch nie bewusst gehört oder hätte dies ernsthaft in Erwägung gezogen – ich hatte ja die Schulmedizin, die ich durch meine naturwissenschaftliche Erziehung und das universitär geregelte Studium als gesichert angesehen habe. Ich ging zu den Ärzten und nahm die verordneten Medikamente. Ich beschäftigte mich auch umfassend mit gesunder Ernährung und versuchte, meinem Körper noch soviel Bewegung zu geben, wie er vertrug. Doch all das zeigte leider keinen Erfolg.

Ganz zum Schluss, kurz bevor ich die Biomeditation kennen lernte, hatte ich ein einziges Mal den Gedanken an mein Lebensende als etwas Gutes vor Augen. Ich hatte sehr starke Schmerzen, nahm immer weiter ab und fand weder Ruhe, noch Schlaf. Das Leben war für mich eine Qual geworden und ich erinnere mich noch an diesen Tag, als ob es gestern gewesen wäre. Ich saß an meinem Schreibtisch und mir gingen Gedanken durch den Kopf, dass es eigentlich gar nicht so schlimm wäre, wenn mein Leben ein baldiges Ende nehmen würde. Bereits als kleines Kind hatte ich oft Bilder von zukünftigen Ereignissen gesehen, die dann auch tatsächlich eingetreten waren. Nun sah ich vor meinem geistigen Auge, wie ich vielleicht sterben würde. Ich sah Bilder von einem Unfall, nachdem ja meine Qual endlich zu Ende wäre. Ich sah das als Alarmsignal, denn mein Leben wollte ich nicht einfach achtlos wegwerfen. „Das Leben ist mir von Gott geschenkt worden“ – so ging es mir damals durch den Kopf, „und was man von Gott erhalten hat, soll man nicht wegwerfen.“ Ich begann dann nicht etwa, Gott um die Genesung zu bitten, sondern bat einfach darum, dass er mir den richtigen Weg zeigen solle.

Wenige Wochen darauf bekam ich die Telefonnummer, die mich schließlich zu Viktor Philippi brachte. Als ich das erste Mal seinen Namen hörte, dachte ich mir, dass ich ihn gerne kennen lernen würde. Ich hatte immer gehofft, durch mein Talent als Grafiker Menschen helfen zu können. Deshalb arbeitete ich auch gerne mit Menschen zusammen, die dies in ihrer Arbeit ebenfalls taten. Mein größter Herzenswunsch aber war, etwas dazu beizutragen, dass die Menschen auf dieser Erde in Frieden leben können. So kam es, dass ich eines Tages, nachdem ich die Adresse von Viktor Philippi in Leverkusen erfragt hatte, dorthin fuhr, um ihn kennen zu lernen. Mir ging es damals sehr schlecht. Weder war die Krankheit zum Stillstand gekommen, noch ging es mir seelisch besser. Zuvor hatte ich eine kurze, aber sehr schmerzhafte unglückliche Liebe erlebt, die die alten Wunden einer zurückliegenden, langjährigen Beziehung mit schmerzhaftem Ende hatte aufbrechen lassen.

Mir ging es so schlecht, dass ich eigentlich keinem Menschen unter die Augen treten wollte. Doch irgendeine Hoffung bestärkte mich und daher bat ich Gott - eigentlich das erste Mal nach langen Jahren -, etwas für mich zu tun. Ich hatte in dieser Zeit starke Depressionen und viele negative Gedanken. So bat ich darum, dass Gott mir die Gnade erweisen würde, Herrn Philippi ohne diese vielen negativen Gedanken sehen zu können.

Für einen depressiven Menschen mag sich das unglaublich anhören, aber an diesem Tage wurde ich wirklich von den depressiven Gedanken verschont und hatte gute Laune und klare Gedanken. Mein erster Eindruck von Viktor Philippi war so, als ob ich einen guten alten Freund wieder getroffen hätte, den ich lange nicht gesehen hatte. Unser Gespräch war nur von kurzer Dauer, denn ich kam ja ohne Termin. Als ich ihm gegenüber saß, bemerkte er, dass ich wohl viele Ängste hätte. Da es mir an diesem Tag erstaunlich gut ging, wunderte ich mich, dass er dies bemerken konnte. Ich nickte aber. Er entschuldigte sich dann, dass er mir leider an diesem Abend keine Sitzung geben konnte. Nach den Jahren des Wartens in Wartesälen von Ärzten und Kliniken war ich überrascht, dass er sich entschuldigte und mir schon für den nächsten Tag einen Termin geben konnte.

Am nächsten Tag hatte ich meine erste Sitzung bei ihm in seinem damaligen Zentrum in Leverkusen. Ich legte mich auf eine Liege und er sagte einfach, dass ich mich entspannen sollte, er würde sich schon konzentrieren.

Also ließ ich den Gedanken freien Lauf und schon nach kurzer Zeit war ich so tief entspannt, wie ich es seit Jahren nicht mehr kannte. In meinem Körper wurde es angenehm warm, es wurde besonders dort sehr heiß, wo sich das kranke Organ befand. Wenn man sich vorstellt, dass ich im Bereich des Bauches, an der Stelle, wo sich die Bauchspeicheldrüse in etwa befindet, stets Kälte gefühlt hatte, schien mir dies wie ein Wunder. Ich hatte oft das Gefühl gehabt, dass sich dort etwas wie ein Stück Eisen befinden würde. Wenn ich meine eigene Hand dort hin legte, spürte ich die Wärme meiner Hand, was mich auch beruhigte. Doch bei Herrn Philippi war die Wärme so stark, das man sie sich unmöglich mit der physikalisch bedingten Wärmestrahlung seiner Hand erklären konnte. Ich hatte das Gefühl, als ob er ein gut temperiertes Bügeleisen auf meinem Bauch platziert hätte. Das war natürlich nicht der Fall. Als ich etwas blinzelte, um zu sehen, was er gerade tat, bemerkte ich, dass er bereits die Kabine, in der ich auf einer Liege lag, verlassen hatte. Dennoch spürte ich diese angenehme, Leben spendende Wärme wie eine wohltuende Kraft in meinen kranken und schwachen Körper einziehen.

Meine erste Sitzung dort dauerte etwa 90 Minuten. Ich bekam noch ein Terminkärtchen mit einigen weiteren Terminen. Es waren Semesterferien und ich hatte genug Zeit dafür. Dann verabschiedeten wir uns und ich hatte ein angenehmes Hungergefühl, das ich lange nicht gekannt hatte.

Mir war das Essen zur Last geworden, weil danach regelmäßig Schmerzattacken kamen. Da in meinem Körper der Fettstoffwechsel gestört war, hatte ich immer besonders starke Schmerzen nach fetthaltigen Speisen. Nahm ich eine hohe Dosis Verdauungsenzyme in Tablettenform, so traten die Schmerzen kaum auf. Doch meine Ärzte hatten mir solche hohen Enzymdosen verboten, da sie befürchteten, dass das Organ völlig ausfallen und sich selbst zerstören würde. So quälte ich mich weiterhin mit Schmerzen und der körperlichen Schwäche.

Nun, nach der ersten Sitzung, trat ich aus dem Haus, in dem sich in der ersten Etage sein Meditationszentrum befand, und sah auf der gegenüberliegenden Straßenseite eine Imbissstube. Dort bestellte ich mir eine große Portion Pommes Frites mit viel Mayonnaise - so mochte ich es seit meiner Kindheit sehr gerne - und verzehrte sie ohne weiter darüber nachzudenken, dass ich ohne Enzyme erwarten musste, nach etwa 15 bis 20 Minuten schwere Schmerzattacken zu bekommen. Mir schmeckte diese

Portion „Pommes mit Majo", wie man bei uns im Ruhrgebiet zu sagen pflegt, nicht nur sehr gut, sie wurde auch sehr gut und ohne jegliche Schmerzen verdaut. Es war, als ob jemand meine Verdauung einfach wieder eingeschaltet hätte.

Mir wurde erst später bewusst, dass ich damit eine Spontanheilung meiner schwersten Krankheit erlebt hatte. Von diesem Tage an ging es körperlich stetig bergauf. Ich ließ die Medikamente einfach weg. Nicht, dass ich diese Maßnahme einem anderen Menschen empfehlen würde. Ich hatte einfach das Gefühl, dass mein Körper sie nicht mehr bräuchte und er zeigte es mir täglich. Ich nahm nun nicht nur an Gewicht stetig zu, ich hatte auch viel mehr Kraft und schaffte meine Arbeiten sehr viel leichter. Meine Gedanken wurden immer klarer und ich schaffte es, in wenigen Monaten viele Prüfungen in meinem Studium zu absolvieren, die ich zuvor hatte lange aufschieben müssen. Zeitgleich beschäftigte ich mich intensiv damit, alte Gewohnheiten abzulegen. Ich hatte festgestellt, dass meine innere Einstellung einen direkten Einfluss auf mein Wohlbefinden und meine Gesundheit hatte und arbeitete intensiv daran, diese alten Muster abzulegen. Meine körperliche Genesung hat etwa vier bis sechs Wochen gedauert. In dieser Zeit bekam ich zunächst zwei Meditationssitzungen pro Woche, später verlängerten wir die Sitzungstermine auf wöchentlich bzw. 14-tägig. Zusätzlich noch hatte Herr Philippi mir etwas später angeboten, dass er sich jeweils abends um 21 Uhr eine Stunde auf mich „einstellen" und „Fernenergieübertragungen" durchführen wollte.

Mit Fernübertragungen hatte ich noch keine Erfahrungen – es schien mir auch anfangs kaum nachvollziehbar, wie und ob so etwas funktionieren sollte. Man sagt nicht umsonst: „Was der Bauer nicht kennt, isst er nicht." Doch was man nicht kennt, kann man ja auch kaum beurteilen. Herr Philippi hatte mir auch anfangs angeboten, ich könne ihn anrufen, wenn es mir nicht gut ginge. Ich fand das recht freundlich von ihm, nahm mir aber vor, möglichst nicht anzurufen. Zum einen war es mir unangenehm, andere um Hilfe zu bitten. Zum anderen wollte ich nicht gerne zugeben, wenn es mir nicht gut ging und ich wollte auch nicht gerne stören, denn sicher hatte er genug zu tun.

Mit diesen Gedanken im Kopf saß ich eines Tages, als es mir seelisch sehr schlecht ging, am Schreibtisch und griff dennoch nach langem Zögern und Zweifeln zum Hörer. Zu meiner großen Überraschung ging Herr Philippi sofort ans Telefon. Ich war etwas gehemmt, aber er fragte sofort sehr verständnisvoll, so als ob er schon wüsste, worum es ging: „Geht es Ihnen heute wieder nicht so gut?“ Ich bejahte und er bot mir an, sich auf mich einzustellen. Ich solle mich einfach nur hinlegen, kurz an ihn denken, dann würde es so ähnlich wirken wie bei ihm in der Meditationssitzung. Als er mir gesagt hatte, ich solle ihn anrufen, wenn es mir nicht gut ginge, hatte ich mit einem solchen Vorschlag nicht gerechnet. Er hatte mich schon durch das Handauflegen und die Wärmeentwicklung in meinem Körper zum Nachdenken gebracht. Er war in seiner Arbeit stets sehr bescheiden und hat mit gegenüber nie große Worte verloren, was er wie tun würde. Er überzeugte einfach durch seine Taten. Nun bot er mir also eine Fernübertragung an.

Für mich war es damals ein Wunder, denn ich spürte tatsächlich nach wenigen Minuten die gleiche angenehme Wärme und tiefe Entspannung und es war so wie bei meiner ersten Sitzung. Nach einer Stunde fühlte ich mich entspannt und wohl und konnte meine Aufgaben erfüllen. Das war mein persönlicher Test – und er war – trotz anfänglicher Skepsis - für mich erfolgreich verlaufen. So habe ich kennen lernen können, dass Fernübertragungen eine Realität sind. Einbildung und Placeboeffekt, so dachte ich mir damals, kämen nicht in Frage, denn ich war ja durchaus mit Skepsis und einer kritischen Einstellung in den Test gegangen. Mit Medikamenten hatte ich einen solchen Test oft gemacht, denn ich glaubte tatsächlich nicht im Geringsten daran, dass mir ein Medikament hätte helfen können. Wieso ich dann Medikamente eingenommen habe? Die Antwort ist sehr einfach: „Ich kannte keinen anderen Weg.“

In den ersten Wochen meiner Genesung mit der Biomeditation, die ich von nun an auch abends von 21 bis 22 Uhr durch Fernübertragungen durchführte, schwitze ich nachts sehr stark. Ich musste manchmal mehrmals den Schlafanzug wechseln und nahm dabei oftmals den Geruch von Medikamenten wahr, die ich bereits Jahre zuvor eingenommen hatte. Auf diese Weise befreite sich mein Körper offenbar von vielen Giften, die er aufgenommen hatte. Gleichzeitig wurde die Verdauung immer besser und ein normales Hungergefühl stellte sich wie von alleine ein.

Meine gesunde Ernährung mit viel Rohkost, Müsli und fleischloser Ernährung stellte ich auf das um, worauf ich Appetit hatte. Ich war ein Spezialist in gesunder, biologischer Ernährung geworden und sowohl ich, als auch meine Eltern, die mich darin sehr unterstützten, verbrauchten nicht wenig Zeit am Tag damit, die gesunde Nahrung zuzubereiten. Ich ernährte mich dann auch weiterhin recht gesund, aber lange nicht so streng und hatte auch viel weniger Angst, mit der Ernährung etwas falsch zu machen. Der Körper zeigte mir ganz gut, was er brauchte und er erholte sich dabei immer mehr. Mein Gewicht stabilisierte sich bei etwa 70 Kilogramm, was für mich seit Jahren Normalgewicht war.

Meine seelische Genesung hat etwa vier bis sechs Monate gedauert, in der ich manche Höhen, aber auch manche Tiefen durchlebt habe. Mir gingen dabei oft Dinge durch den Kopf, die sich in meiner Kindheit oder in meinem späteren Leben ereignet hatten. Es war so, als ob ich mich nicht nur körperlich, sondern auch seelisch reinigen würde. Da ich nun innerlich viel mehr Kraft spürte, traute ich mir im Alltag auch viel mehr zu. Ich traf mich mit Leuten, ging abends weg und wurde in dieser Zeit viel offener und fröhlicher. Ich hatte das Gefühl, mich wieder so zu fühlen, wie ich mich als Kind gefühlt hatte: frei, glücklich, gesund und auch beschützt. Ich hatte praktisch kaum noch Ängste, die Panikattacken waren von der ersten Sitzung an ausgeblieben. Wenn ich heute über diese Zeit nachdenke, erscheint es mir immer noch wie ein Wunder, dass mein Gebet: „Bitte zeige mir den Weg“ so tiefgehend erhört wurde. Für diesen neuen und einfachen Weg zur Gesundheit, den ich finden durfte, bin ich heute noch Viktor Philippi und der Bioenergie zutiefst dankbar.

Als ich hörte, dass Herr Philippi auch Seminare gab, ging mir unmittelbar der Gedanke durch den Kopf, dass ich den Menschen auf diese Weise ebenfalls gerne helfen würde. – Doch gleichzeitig wurden diese angenehmen Gedanken von der bohrenden Frage vertrieben: „Wie willst du anderen Menschen helfen, wenn du selbst so krank bist?" Der Wunsch blieb dennoch stets in meinem Herzen.

Nach etwa einem halben Jahr habe ich als gesunder und glücklicher Mensch die Ausbildung zum Biosens begonnen. Ich war erst 32 Jahre alt und hatte bereits etwa zwölf Jahre Krankheit und viele Schmerzen hinter mich gebracht. Ich hatte seelische und körperliche Qualen erlitten und dennoch bin ich wieder ganz gesund geworden. Wenn ich mit meinen Ärzten ab und zu offen über meine Aussichten gesprochen habe, so haben sie immer angedeutet, dass bei meinem Krankheitsverlauf schwere Komplikationen des Immunsystems bis zu Autoimmunerkrankungen und völlige Entgleisung des Körpers nicht auszuschließen sei. Natürlich haben sie mir dann immer wieder auch Hoffnung gemacht und auch alles versucht, um mir zu helfen. Ich bin der Medizin und den Ärzten sehr dankbar, denn sie haben alles getan, was in ihrer Möglichkeit lag. Die eigentliche Ursache der Krankheiten, so weiß ich heute, konnte auf der körperlichen Ebene nicht aufgelöst werden.

Heute bin ich seit zwölf Jahren Biosens und seither gesund geblieben. Ich kann mich noch gut erinnern, wie es war, mit Krankheiten, Schmerzen und Ängsten leben zu müssen. Nach meiner Ausbildung zum Biosens bin ich meiner Berufung gefolgt und wurde hauptberuflich Biosens. Seitdem habe ich sehr vielen Menschen helfen dürfen, gesund zu werden. Ich habe kleine und große Wunder erleben dürfen und habe dabei viele Dinge erlebt, die man sich mit dem Schulwissen nicht erklären kann. Oftmals haben Ärzte, die festgestellt hatten, dass ihre Patienten schwer krank sind, ihre Diagnose revidiert. Spontanheilungen habe ich bei meinen Klienten ebenfalls oft erlebt, dabei hatte ich sie häufig zuvor vor meinem geistigen Auge gesehen. Es war so, als ob mir diese Bilder zeigen würden, dass die Gesundheit wiederhergestellt werden würde.

Während des Kurses begann ich, Bilder, die Aura und auch die Blockaden wahrzunehmen. So, wie ich früher als Kind oft Bilder über zukünftige Ereignisse sah, sehe ich nun die Vergangenheit und damit die Entstehung der Blockaden. Diese Gabe, die ich zusätzlich bekommen habe, hilft mir und hat mir sehr geholfen, viele Zusammenhänge von Blockaden und Krankheiten erkennen dürfen.

Ich bin dabei Christ geblieben, meine Sichtweise ist aber nun weiter und von viel weniger Ängsten geprägt. Vor anderen Religionen hatte ich stets Achtung, mir waren immer die Menschen wichtiger als die Religion. Dass Herr Philippi aus der christlichen Lehre sehr viel, vor allem die Nächstenliebe, genommen hat, spricht mir sehr aus dem Herzen. Gerade die Nächstenliebe halte ich für einen sehr wichtigen Aspekt, der heute vielen Menschen und leider auch unserer Gesellschaft und der ganzen Menschheit sehr fehlt. Es ist ein zentrales Anliegen der Biomeditation, die Liebe in Form von Vergebung, Dankbarkeit und Annehmen zu vermitteln. Das Gesunde Denken ist eine wichtige Stütze der Gesundheit. Während meiner Genesung habe ich mich damit viel beschäftigt. Vor allem waren die Themen „sich selbst annehmen" und „sich selbst vergeben" dabei sehr wichtig und gingen bei mir damit einher, mit anderen Menschen, meiner Familie, Freunden und Bekannten tiefe persönliche Gespräche zu führen und zum Frieden und viel mehr Verständnis untereinander zu finden.

Ich nahm auch Engel wahr und anderes, was mir in der Kindheit eher Angst eingeflößt hatte. Doch die Ängste waren wie verflogen. Im Kurs bei Herrn Philippi lernte ich vieles darüber und meine noch offenen Fragen wurden beantwortet. Ich habe oft erlebt, dass alle Lebewesen auf das Licht, Viktor Philippi nennt es einfach Bioenergie, sehr positiv reagieren. Besonders Kinder werden spontan fröhlich und lachen viel mehr. Unser Hund zu Hause führte manchmal Freudentänze auf, wenn die Kraft besonders stark war. Ich durfte durch den Kurs lernen, mit der Bioenergie zu arbeiten und es ist für mich eine große Erfüllung und Freude, damit anderen Menschen helfen zu können. Durch den Kurs und die Arbeit als Biosens konnte ich mich sehr gut weiter entwickeln. Ich verlasse mich heute viel mehr auf mein Gefühl und liege dabei richtig und fühle mich sicher. Ich bin ruhiger und gelassener, selbstbewusster, liebevoller, spontaner und fröhlicher. Man kann ganz kurz sagen: Ich bin ein glücklicher Mensch geworden.

Schon viele Ärzte haben begonnen, sich für diese Arbeit zu interessieren, haben den Kurs besucht und sind dann Kollegen geworden, die ihr schulmedizinisches Wissen durch das bioenergetische Wissen, dass Herr Philippi in allen Details hervorragend und gut verständlich vermittelt, ergänzt und ihre Fähigkeiten durch die des Biosens erweitert.

Ich bin heute froh, glücklich und dankbar, dass mir dieser Weg gezeigt wurde. Man sagt sicher nicht umsonst: „Der Mensch denkt, Gott lenkt." Als Biosens, Dozent der Forschungs- & Lehrakademie für Bioenergetik und Bioinformatik und Präsident des EBB (Abk. für Europäischer Berufs- & Fachverband für Biosens e.V.) habe ich meine Berufung gefunden. Ich kann und darf Menschen helfen, an Seele, Geist und Körper gesund zu werden. Diese Arbeit ist nicht immer einfach und auch mein Leben hat Höhen und Tiefen. Aber ich kann heute sagen, dass ich Gott danken kann, dass er mir diesen Weg gewiesen hat. Meine Arbeit, Menschen zu helfen und diese noch junge Methode bekannter zu machen, hat mich zu einem gesunden, glücklichen und zufriedenen Menschen werden lassen.

Durch die Bioenergie habe ich auch meine Frau kennen gelernt, doch das wäre eine andere Geschichte. Meine Frau hat Psychologie studiert. Sie war eine meiner ersten Klientinnen und hat ihr Wissen als Psychologin durch das Wissen und Können eines Biosens erweitert. Wir haben zusammen mit unseren beiden Töchtern eine gesunde und glückliche Familie, die wie selbstverständlich die Bioenergie für ihre Gesundheit nutzt. Die Zeiten der Krankheiten liegen lange hinter mir. Sie sind nicht vergessen, denn sie haben mich vieles gelehrt, was ich heute einsetzen kann, um meinen Mitmenschen zu helfen. Ich kann sagen, dass ich mit meiner Arbeit Gott dienen darf, denn ich helfe meinen Mitmenschen, ihren Weg zur Genesung und Gesundheit zu finden.

Viktor Philippi, mit dem ich seit Jahren gut befreundet bin, bin ich zutiefst dankbar, dass er mir durch seine Gaben in meinen schwersten Zeiten, die zugleich auch sehr lehrreich waren, geholfen hat. Durch mein eigenes Erleben und meine Erfahrungen habe ich sehr gut erkennen dürfen, was Krankheit ist. Bereits von meiner ersten Begegnung mit ihm an habe ich gespürt, dass ich vieles von ihm lernen kann. Durch seine Begabung, seine Weisheit und tiefes Wissen habe ich vieles lernen dürfen. Ich bin von ganzem Herzen dankbar, dabei helfen zu dürfen, die Arbeit mit der Bioenergie weiter zu verbreiten, denn sie ist ein Segen für jeden Menschen, und kann uns Menschen einen Weg in eine bessere, gesündere, glücklichere und friedvollere Zukunft weisen.

Sommerfreude – Sommerleid

Hilfe bei allergischem Asthma und Heuschnupfen

Sabine Franke, Heilpraktikerin und Biosens

Bevor ich die Biomeditation kennen lernte, litten mein Mann und ich an Heuschnupfen mit starkem Brennen bzw. Juckreiz auf allen Schleimhäuten und tränenden, juckenden Augen. Dazu kam zeitweise Heuasthma. Besonders wenn es Gewitter gab, mussten wir sehr leiden. Wenn dann endlich der erste Regen nieder ging und die Luft wieder klarer wurde, trafen wir uns meist an der geöffneten Haustüre und rangen nach Luft. Nur langsam wurde es in einem solchen Anfall besser.

Ich selbst hatte diese allergischen Beschwerden, seit ich denken kann. Mein Mann hatte sie seit der späteren Kindheit. Dies schränkte das Genießen des Sommers sehr ein. An Therapien probierten wir daher vieles aus. Beide haben wir eine Desensibilisierung ohne Erfolg gemacht. Schulmedizinisch gab es ansonsten nur die Therapie mit Cortison, Asthmasprays, Augentropfen und anderen Medikamenten, die Symptome gelindert haben. Da meine Heuschnupfenzeit von Frühling bis Herbst ging und schon meine Mutter früher nicht begeistert gewesen war über so viele Medikamente, ging sie mit mir auch zu Heilpraktikern. Dort bekam ich Eigenbluttherapie, Akupunktur, Homöopathie usw. Später ging ich selbst zu Heilpraktikern. Hierdurch konnten teilweise Symptome gelindert werden. Mit Hilfe der klassischen Homöopathie gelang es mir einige Jahre bevor ich Viktor Philippi kennen lernte, das Heuschnupfenintervall von ca. sechs Monaten auf zwei bis drei Monate zu verkürzen. Darüber war ich sehr glücklich, doch irgendwann ging es nicht weiter in Richtung Besserung. Dazu hatte ich diverse andere Krankheiten, die auch blieben.

Als wir Kinder bekamen, informierten wir uns sehr gut. Wir wussten, dass die Allergiebereitschaft vererbt wird. Oft sogar so, dass es in der nächsten Generation noch schlimmer wird.

Ein guter Schutz sollte sein, die Kinder mindestens ein halbes Jahr voll zu stillen und vor Abschluss des ersten Lebensjahres kein Fremdeiweiß in Form von Kuhmilch zu verabreichen. Auch standen verschiedene Impfungen in der Diskussion, Allergien auszulösen. Wir entschieden uns daher für langes Stillen und gegen Impfungen. Wir versuchten alles, damit die Kinder möglichst nicht so leiden müssten wie wir. Behandelt wurden sie bei Infekten oder ähnlichem nur mit Homöopathie.

Das erste Kind bekam trotzdem im Alter von ca. drei Jahren Heuschnupfen. Das zweite kam mit Neurodermitis zur Welt und entwickelte mit ca. vier Jahren Heuschnupfen und Heuasthma. Oft führte das dazu, dass die Kinder im Sommer gar nicht raus wollten. Gingen sie mal raus in die Natur mit dem Kindergarten oder der Schule, dann kamen sie entsprechend leidend wieder zurück oder wir mussten sie vorzeitig abholen, selbst bei kurzen Spaziergängen.

Nachdem ich die Ausbildung zum Biosens abgeschlossen hatte (Ende 2002), behandelte ich meinen Mann und die Kinder regelmäßig. Nach kurzer Zeit hatten mein Mann und das zweite Kind während einer Biomeditation einen Asthmaanfall. Das hatte ich noch nicht erlebt und es machte mir etwas Angst. Ich nahm sofort Kontakt mit Viktor Philippi auf, der mich beruhigte und mir sagte, das sei eine gute Reaktion. Je schlimmer es reagiert, umso schnellere Besserung. In Folge kamen dann in größeren Abständen noch mal Asthmaanfälle bei den Biomeditationen, jedoch schon wesentlich milder im Verlauf.

Seit dieser Zeit (Sommer 2004) konnte mein Mann seinem Heuasthma „Tschüss" sagen. Er hatte nie wieder einen Anfall und auch wesentlich weniger Heuschnupfen, höchstens mal beim Rasenmähen oder längeren Aufenthalten im Freien. Mehr und mehr trat dabei dann der Effekt ein, dass die Beschwerden fast sofort nachließen, wenn er herein kam. Früher war hier ran nicht zu denken. Wir hatten beide eine Matratze im Bett, deren Kopfteil bis in Sitzposition zu verstellen war. Z.B. nach dem Rasenmähen verbrachten wir früher eine Nacht mit wenig bis gar keinem Schlaf, starkem Heuschnupfen, brennenden und juckenden Augen und Luftnot sitzend im Bett. Stück für Stück verschwanden die Beschwerden in der ganzen Familie mit wöchentlich einer Biomeditation und im Akutfall zusätzlichen Biomeditationen. Seit 2008 sind alle Familienmitglieder beschwerdefrei. Lediglich ich selbst habe im zeitigen Frühjahr ca. eine Woche draußen leichten Schnupfen. Doch sobald ich rein komme, ist alles weg. Ich praktiziere selbst als Heilpraktikerin fast ausschließlich mit der Biomeditation nach Viktor Philippi und selbst in der einen Woche merkt mir kein Patient an, dass ich eine Allergie habe, so minimal sind die Beschwerden. Die Woche Heuschnupfen belastet mich nicht und sicher wird sie auch noch irgendwann verschwinden.

Vor drei Jahren (Sommer 2007) hatte mein jüngstes Kind auf einer Klassenfahrt seit langer Zeit nochmal einen Asthmaanfall, woraufhin ich ihn vorzeitig nach Hause holte und mit der Biomeditation behandelte. Es war jedoch auch eine extreme Belastung in einem Schullandheim im Hochsommer bei super Wetter. Es handelte sich um einen Bauernhof mit Schlafen im Heu, d.h. Tag und Nacht Pollenbelastung. Nach zwei Behandlungen ging es ihm am nächsten Tag wieder gut. Im nächsten Jahr ging es wieder in die gleiche Region im Hochsommer. Ich machte mir etwas Sorgen, obwohl in der Zwischenzeit weder Heuasthma noch Heuschnupfen da war. Ein Asthmaanfall kam aber nicht wieder und ist bisher nicht wieder aufgetreten (Stand 12/2010).

Die Neurodermitis meines zweiten Kindes zeigte sich nach längerer Beschwerdefreiheit in der Pubertät nochmal, war aber mit Biomeditation bald wieder verschwunden.

Auch viele andere Dinge verschwanden dank der Biomeditation bei mir und in der Familie. Hier sind vor allem die Ängste zu nennen, aber auch andere seelische und körperliche Leiden. Ich bin sehr dankbar, dass ich diese hocheffektive Methode kennen lernen durfte und konnte hiermit auch mit Patienten sehr viele positive Erfahrungen sammeln.

Geburtshilfe aus der Ferne

Erfahrungen mit Fernübertragungen

von Dr. med. M.L., Ärztin und Biosens

Meine Freundin Susanne lebt in England. Wenn sie in Deutschland zu Besuch ist, führe ich gerne mit ihr Biomeditations-Sitzungen durch und sie hat dabei schon einige heilsame Erfahrungen gemacht und Reaktionen erlebt.

Im Jahr 2004 war sie schwanger. Weil ihr erstes Kind sehr schwer zur Welt gekommen war und ihre zweite Schwangerschaft mit einer Fehlgeburt geendet hatte, bei der sie fast verblutet wäre, bat sie mich um Unterstützung während dieser dritten Schwangerschaft und auch bei der Geburt. Gerne sagte ich ihr diese zu – wegen der Entfernung natürlich per Fernsitzungen.

Als sie den Eindruck hatte, die Geburt stehe bevor, rief sie mich an. Ich hörte ihre Botschaft auf dem Anrufbeantworter. Sofort schickte ich ihr Bioenergie – etwa eine Stunde lang und mit der CD „Melodien der Sterne". Dann hatte ich das Gefühl, dass es für heute genug sei; alles war hell, klar und okay. Ich weiß nicht, wie ich das besser ausdrücken kann, jedenfalls konnte ich mich in Ruhe zum Schlafen legen.

Den ganzen nächsten Tag hörte ich nichts aus England. Ich schickte immer wieder Energie, aber ich hatte nicht den Eindruck, dass meine Hilfe bzw. Unterstützung aktuell nötig war. Erst gegen 14.30 Uhr hatte ich ganz zwingend das Gefühl, mich unmittelbar mit Fernübertragung auf Susanne einstellen zu müssen. Ich zog mich mit der CD zurück und spürte im Verlauf der Stunde, in der ich die Bioenergie schickte, eine tiefe Verbundenheit mit der Gebärenden.

Meine Hände halfen mit imaginärem Druck auf den Bauch, das Kind „auszutreiben" und ich spürte eine Erleichterung, als ich das Baby mit der Mutter im warmen Wasser des Geburtsbeckens „sah", so als wäre ich leibhaftig bei der Geburt dabei.

Danach spürte ich ganz intensiv, dass meine Hilfe noch einmal nötig war: Ich sah eine leere, dunkle Bauchhöhle von innen, fragte mich, was das wohl zu bedeuten habe ... und dann bewegten sich meine Hände und „zogen“ einen schwarzen Klumpen aus der Geburtshöhle. Danach fühlte ich mich erleichtert und dankbar und konnte wieder zu meiner Tagesordnung übergehen. Ich rief nicht in England an, weil ich die junge Familie nicht stören wollte.

Am nächsten Tag rief mich Susanne an und erzählte mir von der Geburt, glücklich über eine gesunde Tochter – Anna Maria –, die am Tag zuvor um 14.00 Uhr zur Welt gekommen sei. Ich war sehr verblüfft, denn wenn es in England 14.00 Uhr ist, ist es bei uns 15.00 Uhr! Auf meine Frage: „Sag mal, war da was mit der Placenta?“, folgte mit Susannes Antwort die zweite Überraschung: „Ach ja, die machte noch ziemlich Probleme. Die Hebammen hatten große Mühe, bis sie endlich ganz da war!“

Was sagt mir das? Ich darf und soll meinen Empfindungen während der Biomeditation trauen!

Ein gesundes Kind

Erfahrungsbericht

von R. K., Biosens

Es begann mit einer Einladung bei Freunden. Sie war schwanger mit dem zweiten Kind und besorgt, weil ihr bei jedem Essen übel wurde und sie sehr häufig erbrach. Sie wusste von meiner Arbeit und bat spontan um eine Biomeditationssitzung. Diese war improvisiert und nur kurz. Am nächsten Abend kam ein Anruf: „Frühstück und und Mittagessen problemlos – jetzt beginnt die Übelkeit wieder – kann ich nochmals kommen?" Nach drei Sitzungen war das Problem gelöst.

Ein paar Wochen später hatte sie eine depressive Phase. Nach drei Sitzungen war sie vorbei. Allerdings bekam ich während der zweiten Sitzung die Information: Mit dem Kind ist etwas nicht in Ordnung, daher die Probleme bei der Mutter. Einen Augenblick lang war ich wie gelähmt. Da erschien das Bild einer alten Johanneskirche auf einer Halbinsel, darüber ein Regenbogen. Nur von diesem schönen, stärkenden Bild erzählte ich der Mutter. Den Rest verschwieg ich, um sie nicht noch mehr zu beunruhigen. Ich wusste ja, dass die Freundin von einem (anthroposophischen) Arzt betreut wurde.

Als sie im sechsten Monat war, kam ein verzweifelter Anruf. Bei der Kontrolle habe die Hebamme festgestellt, dass das Kind bereits im Geburtskanal sei, Kopf nach unten. Es könne sich nicht mehr drehen, habe zu wenig Gewicht. Durch strengstes Liegen könne man eine Frühgeburt vielleicht vermeiden. Eine sofortige Spitaleinweisung habe sie nur verhindern können, weil die Schwiegereltern im Haus wohnten. Ich ging unverzüglich hin. Die Sitzung war noch intensiver als die vorigen. Ich fühlte, dass der Schutzengel des Kindes mithalf. Am nächsten Tag kam ich wieder. Der Arzt hatte unterdessen alle Aussagen der Hebamme bestätigt. Inzwischen sei aber ein Knick im Gebärmutterhals, so dass die Gefahr etwas geringer sei. Wir staunten und lachten noch darüber, dass die göttliche Kraft sogar hilfreiche „Knoten" senden kann, dann gab ich ihr eine Sitzung. Die Arztkontrolle danach ergab, dass sich das Kind, obwohl „nicht möglich", gedreht hatte, was das Risiko weiter verringerte.

Am Tag nach der dritten Sitzung klingelte es. Er und sie (!) standen mit einem Blumenstrauß vor der Tür. Ich sah sofort, dass der Bauch wieder „oben" war! Strahlend und lachend berichtete sie vom Arztbesuch. Er habe abwechselnd den Kopf geschüttelt und „das gibt es doch nicht!" gemurmelt. Auf unerklärliche Weise sei das Kind plötzlich wieder am richtigen Platz, oben im Becken, mit dem Kopf nach unten. Alles habe sich normalisiert und geschlossen. Es sehe nun aus wie eine gewöhnliche Schwangerschaft. In ihrer schelmischen Art erzählte sie weiter: „Der Arzt hat schließlich gefragt, ob ich denn irgend etwas getan hätte. Da berichtete ich von der Biomeditation. Er verstummte sofort. Er muss das Wort wohl noch ein paar Mal hören, bis er wenigstens nachfragen kann, was das ist..."

Am Johanni-Tag, dem frühestmöglichen Geburtstermin, dachte ich wieder an die beiden. Brauchte das Kind noch etwas oder war schon alles gut? Sollte ich anrufen? Sofort kam der Gedanke: Nein, es holt sich schon, was nötig ist. Kurz darauf meldete sich die Mutter: Leichte Stirn- und Nebenhöhlenentzündung, ob sie kommen dürfe. Also doch! Nochmals drei Sitzungen...

Am 11. Juli kam das Mädchen zur Welt, unglaublich leicht und rasch, mit 3.600 Gramm Gewicht und kerngesund.

Wir danken von Herzen Gott, aber auch Viktor Philippi, der uns den wundervollen Weg der Biomeditation erschlossen hat.

PS: Durch „Zufall" kam ich unmittelbar nach dem Schreiben dieses Berichtes mit einer Frauenärztin ins Gespräch. In meinen Büchern hatte ich keine Erklärungen zu dem Geschehen gefunden und war deshalb voller Fragen. Dadurch, dass die Ärztin mir alles genau aufzeichnete, begriff ich nicht nur, sondern mein Erstaunen – und ihres mit – wurde noch viel größer. Ich konnte jetzt die Verwirrung des Arztes nachvollziehen.

Vierbeiner haben mehr Vertrauen

Biomeditation mit Tieren

von Regine Müller, Biosens

Seit etwa drei Jahren arbeite ich als Biosens. Meine Klienten sind zwischen sechs Monaten und 85 Jahren alt und waren bisher immer „Zweibeiner". Das Leben hält jedoch auch für einen Biosens andere Erfahrungen bereit. So kam es, dass ich vor ein paar Wochen einen Anruf erhielt und mich eine Frau fragte, ob ich auch mit Hunden arbeite. Zuerst zögerte ich, da meine bisherigen Erfahrungen mit Hunden gelinde gesagt weniger positiv waren, sagte ihr aber – aus welchen Grund auch immer – zu unter der Bedingung, dass es kein großer Hund sei.

Es kam, wie es kommen musste. Bei dem Hund handelte es sich um eine Boxerdame. Was nun? Schweren Herzens – mit der Erinnerung an Viktor Philippis Worte, dass uns nur das begegnet, was wir auch bewältigen können – vereinbarte ich den Termin. Mir war etwas mulmig bei dem Gedanken an den bevorstehenden Termin. Mein letzter Versuch, der Führung ein Schnippchen zu schlagen, funktionierte leider auch nicht: Mein Mann ist ebenfalls Biosens und ich versuchte ihm die Boxerdame als Klientin „zu vermitteln". Er schmunzelte nur und erwiderte, dass das ja wohl meine Klientin sei.

Nun gut, wahrscheinlich war es an der Zeit, mich wieder mit der Hundewelt zu versöhnen und meine eigenen negativen Erfahrungen auf diese Art und Weise zu verarbeiten. Pünktlich zum Termin erschien die Kundin mit Lucy, ihrer Boxerdame. Das Tier hatte vor ca. zwei Jahren eine Unterleibsoperation gehabt, bei der die Gebärmutter mit Krebs der Stufe I entfernt worden war. Seitdem bekam das Tier zweimal im Jahr eine regelrechte Depression, war apathisch und niedergeschlagen. Wir legten Lucy auf die Liege. Ich startete die Meditations-CD und legte die Hände auf. Innerhalb von zehn Minuten entspannte sich Lucy völlig und sie machte den Eindruck, als sei sie in Trance. Die

Kundin war glücklich, da sie Lucy schon seit Monaten nicht mehr so entspannt gesehen hatte. Lucy hielt die komplette Sitzungsstunde ruhig und entspannt durch und war schon nach ein paar Sitzungen wieder völlig in Ordnung. Sie ist seither ohne Depression und Apathie.

Diese Aktion zog ihre Kreise. Ein paar Tage nach der ersten Sitzung mit Lucy rief mich eine Pferdebesitzerin an und erzählte mir, dass ihr Shetlandpony Willi eine schwere chronische Hufkrankheit hat. Willi bekam täglich Schmerzmedikamente. Die Krankheit war schon so stark fortgeschritten, dass der Tierarzt Willi einschläfern wollte. Der Termin stand bereits fest.

Schon immer hatte ich gehörigen Respekt und auch etwas Angst vor Pferden gehabt. Trotzdem nahm ich auch hier die Herausforderung an – Willi wurde mein Klient.

Als ich mich auf den Weg zum Bauernhof machte, sagte mein Mann scherzhaft: „Nun wirst du auch noch Pferdeflüsterer.“ Mir war zu diesem Zeitpunkt weniger nach Lachen zu Mute. Vorsichtshalber hatte ich einen Familienangehörigen darum gebeten, während der Meditation anwesend zu sein, um notfalls das Tier zu beruhigen. Im Nachhinein erwies sich das auch als sehr sinnvoll. Bei Willi im Stall stellte ich dann den CD-Player auf und begann mit der Biomeditation. Ich dachte mir, wenn ich diese Aufgabe bekomme, dann hat das seinen Sinn. Ich verband mich mit der göttlichen Energie, trat an das Pony heran und legte die Hände auf.

Willi war in einem schlechten energetischen Zustand. Ich betete und ließ die ganze Liebe meines Herzens in ihn einfließen. Willi hatte während der Biomeditation wahrscheinlich ziemliche Schmerzen, sein ganzer Körper zitterte und er versuchte sogar, mich zu beißen. Trotzdem hielten wir beide die ganze Stunde durch. Mittlerweile verlaufen die Sitzungen viel ruhiger: Willi blinzelt mit den Augen, seine Unterlippe hängt entspannt nach unten, oder er kaut friedlich vor sich hin und schaukelt mit seiner Hinterpartie hin und her wie ein Wüstenschiff.

Und während es Willi nach den ersten Sitzungen noch schwer gefallen war, auf dem Betongang ins Freie zu gehen, trabte er nach der zehnten Sitzung ohne Beschwerden ins Freie. Es war ein ganz wundervolles Gefühl, das mitzuerleben.

Das Faszinierende während der Sitzungen mit Willi ist, dass die anderen fünf Pferde von der Koppel in den Stall kommen. Zuerst schauen sie, was ich da mit Willi mache und dann versammeln sie sich ganz entspannt um den CD-Player und lauschen den „Melodien der Sterne". Ich empfahl der Besitzerin, die CD ruhig dreimal täglich im Stall laufen zu lassen, sozusagen als unterstützende "Klangtherapie" für Willi, der in dieser Zeit in seiner Box ist. Auch während dieser Zeit kommen die anderen Pferde von der Koppel, versammeln sich im Stall und „meditieren". Inzwischen kommen sogar die Kuh und die Ziegen in den Stall, wenn die CD läuft, und lauschen der Meditationsmusik. Es ist wirklich ein Bild für die Götter, die Tiere dort so andächtig lauschend zusammen zu sehen.

Bereits nach der zweiten Sitzung konnte Frau S., die eine ärztliche Ausbildung hat, die Schmerzmedikamente bei Willi absetzen. Unterstützend füttert die Besitzerin Willi mit einer bestimmten Kräutermischung vom Heilpraktiker.

Eines Tages kam Frau S. in den Stall und Willi lag regungslos am Boden. Entsetzt, im Glauben, Willi sei tot, eilte sie in die Box. Erschrocken fuhr Willi auf. Er war im tranceähnlichen Tiefschlaf, was völlig untypisch für Pferde ist, wenn sie allein sind, meinte Frau S. Gewöhnlich hält Willis Partnerin Maxi Wache, wenn sich Willi zur Ruhe begibt. Ich beruhigte Frau S., indem ich erklärte, dass das eine Folge der Meditationen sei. Willis Körper brauche diese absoluten Ruhephasen, um sich zu erholen.

Der Hufschmied, der die Pferde regelmäßig versorgt, stand alternativen Methoden bisher eher skeptisch gegenüber. Er ist über Willis Genesung sehr erstaunt und räumte jetzt ein, „dass ja doch etwas an dieser Methode dran sein muss". Der Termin zum Einschläfern von Willi konnte aufgrund der Meditationen abgesagt werden.

Ich habe die Beobachtung der Tiefenentspannung auch schon bei meinen beiden Katzen gemacht, die völlig entspannt daliegen, wenn unsere Meditations-CD läuft. Das Bild mit den Pferden aber ist unglaublich. Ab jetzt gehören also auch „Vierbeiner" zu meinen Klienten. Mittlerweile durften bereits einige Hunde und Katzen eine Biomeditation erleben. Die Vierbeiner, so kann ich sagen, sind aufgeschlossenere Klienten als die „Zweibeiner". Die Tiere nehmen die Energie dankbar und ohne Zweifel auf. Sie sind in dieser Beziehung intelligenter als wir Menschen. Sie spüren instinktiv, dass die Bioenergie ihnen gut tut und ihrem Körper und ihrer Seele nachhaltig hilft.

Wir Menschen haben oft Zweifel und Ängste, sind sehr rational und versuchen mit dem Verstand zu ergründen, was nicht zu ergründen ist. Dadurch blockieren wir uns und verhindern den freien Fluss der Energie.

Ach ja, und ein Nebeneffekt hat sich auch bei mir eingestellt: Meine Angst gegenüber Hunden und Pferden hat sich in ein harmonisches Miteinander umgewandelt – wie der „Zufall" so will.

Kleine und große Wunder

Erfahrungen mit der Biomeditation

von Peter Ritter, Biosens

Vor ca. eineinhalb Jahren habe ich durch meinen Schwager Manfred Frau T., Biosens, kennen gelernt. Gleich merkte ich, dass sie außergewöhnliche Fähigkeiten besitzt. Sie machte bei uns eine Woche Urlaub auf der Alpe Schlappold in Oberstdorf. Sie legte Hände auf – sagte Dinge voraus - ...und alles stimmte. Bald wurde sie regelrecht belagert und ihr Urlaub wurde zum Stress.

Unser jüngstes Kind hatte große Darmprobleme (zu harter Stuhlgang). Kein Arzt, kein Heilpraktiker und kein Medikament konnte und wollte helfen. Ich dachte, dass unser geliebtes Kind sterben würde. Es schrie Tag und Nacht vor Schmerzen.

Nachdem Frau T. die Bioenergetische Meditation bei unserem Kind angewandt hatte, normalisierte sich der Stuhlgang der kleinen Beate innerhalb von ein paar Stunden. Vorher hatten weder Einläufe noch Tabletten die gewünschte Wirkung gehabt. Seit diesem Zeitpunkt hat unser Kind in dieser Richtung keinerlei Probleme mehr.

In der Karwoche führte Viktor Philippi in der Ur-Alp (Österreich) eine Meditation mit unseren Gästen durch. Es nahmen ca. 400 Personen daran teil. Da die Nachfrage nach einer Wiederholung sehr groß war, führte Viktor am 10.07.2004 im Schulsaal der Grundschule in Au eine weitere Meditation durch. Als Viktor nach der Meditation die Teilnehmer fragte, ob sie etwas gespürt hätten, sagte eine junge Frau, sie habe vor längerer Zeit einen Autounfall gehabt und seitdem große Schmerzen am ganzen Körper. Während der Meditation hatte sie jede Narbe gespürt und konnte gar nicht glauben, dass die Schmerzen, die sie so lange gepeinigt hatten, nun weg waren. Eine andere Frau sagte, sie habe oberhalb der Teilnehmer alles in hellem Weiß gesehen. Viktor sagte: „Das waren die Engel, die anwesend waren."

Eine Frau, die bei der Fellhornbahn in Oberstdorf Wanderführerin ist, erzählte mir, dass sie seit ihrer Zahnoperation vor fünf Jahren immer andauernde Schmerzen im Kiefer habe. Bei der Meditation hatte sie im Kiefer ein Kribbeln gespürt, als ob jemand darin herumstocherte. Zwei Tage später kam sie voller Freude zu mir und sagte, dass die Schmerzen weg sind.

Ein schwer behindertes Kind sah man zum ersten Mal lachen.

Auch ein Wunder wurde wahr: Ein Querschnittsgelähmter konnte nach drei Sitzungen bei Viktor Philippi wieder die ersten Schritte tun.

Viktor hat uns vor der Ur-Alp einen Kraftplatz eingeweiht. Auch auf diesem Platz fanden viele Leute eine Linderung ihrer Schmerzen, z.B. ein Lift-Mitarbeiter, der mit schlimmen Kopfschmerzen zu mir kam und erzählte, dass ihm kein Arzt und keine Tablette helfen konnte. Dank dieser Kraft kamen die Schmerzen auch nach 14 Tagen nicht zurück. Er war sehr froh, da ihn die Schmerzen vorher täglich belastet hatten.

Bei meiner Einweihung zum Bioenergetiker Extrasens lud ich Viktor und Kristina auf die Alpe Schlappold in Oberstdorf in den Urlaub ein. Am 5. Juli holte ich sie im Dorf ab. Am nächsten Morgen um 7.30 Uhr standen sie schon beide in der Senn-Küche. Ihnen war nichts zuviel. Sie haben sofort mitgeholfen und geputzt, gekocht, gemolken, Käse geschmiert u.v.m.

Wir hatten sehr viel Freude und Spaß miteinander und trotz seines Urlaubes nahm er sich noch viel Zeit für die kranken Menschen. Schon bald wurde er belagert, so dass jetzt fast alle Menschen im Tal über ihn sprechen. Einige haben sich schon zur Ausbildung zum Bioenergetiker Extrasens angemeldet.

Mein erster Klient, dem ich die Hände auflegen durfte, war mein Nachbar. Er baute die Kapelle bei der Ur-Alp. Mit einem bösartigen Tumor lag er im Sterben. Leider konnte ich ihn nicht retten, aber er hatte bis zum letzten Tag kaum Schmerzen – ohne Morphium. Für die Ärzte war das ein Rätsel.

Hilfe in aussichtslosen Situationen

Das Beispiel eines behinderten Kindes

von Sabine Franke, Heilpraktikerin und Biosens

Vor nunmehr drei Jahren lernte ich die Mutter von R. im Kindergarten kennen. Der Bruder von R. und unser Sohn gingen gemeinsam in die gleiche Gruppe, der Funke schlug über und sie haben sich angefreundet. So kam ein näherer Kontakt zur Familie von R. zustande. Wenn der Bruder von R. bei unserem Sohn zum Spielen war, so kam seine Mutter öfters mit R. im Rollstuhl, um ihn abzuholen. Da sich herausstellte, dass R. zwei Tage vor unserem ältesten Sohn geboren war, hatte ich einen guten Vergleich.

Die Familie tat mir sehr leid. Doch wie sollte ich helfen. Damals arbeitete ich als Heilpraktikerin vorwiegend mit klassischer Homöopathie und hin und wieder mit geistigem Heilen, das ich in England erlernt hatte. Ein Kollege hatte damals mit klassischer Homöopathie einem Jungen, der eine Behinderung nach einer Impfung erlangt hatte, das Leben gerettet und einige Verbesserungen erzielt, so dass ich im Sommer 2001 dann doch den Mut hatte, als wir bei einem Gespräch auf meine Arbeit kamen, der Mutter meine Hilfe anzubieten.

Beim Anamnese-Gespräch erfuhr ich dann, dass R. am Lesch-Nyhan- Syndrom leidet. Dies ist ein angeborener genetischer Defekt, wodurch die Nieren nicht alle Giftstoffe ausscheiden. Die Giftstoffe bleiben im Blut und gelangen schließlich ins Gehirn, wo sie mehr und mehr Schäden hervorrufen können. Auch die Nieren leiden, es bilden sich Nierensteine. Weiterhin ist die Krankheit mit Aggressionen des Kindes gegen sich selbst und andere verbunden, was das Zusammenleben schwierig macht. Wird die Krankheit erkannt, so erhält das Kind stark ausleitende Medikamente, damit keine weiteren Schädigungen in Gehirn und Nieren stattfinden. Außerdem können in manchen Fällen Medikamente eingesetzt werden, die die Kinder ruhiger machen.

Für R. kommen diese Medikamente jedoch nicht in Frage. Gegen die Krankheit selber kann aus schulmedizinischer Sicht nichts getan werden. Im Verlauf der Zeit müssen meistens immer mehr hoch dosierte ausleitende Medikamente eingesetzt werden, um Wirkung zu erzielen. Aufgrund der Nebenwirkungen der Medikamente stellen sich dann meist Schäden an den inneren Organen ein. Außerdem nehmen die Aggressionen immer mehr zu, vor allem auch die Tendenz, sich selbst zu zerstören (Autoaggression). Die Kinder sterben in der Regel früh.

Dadurch, dass die Mutter von R. in einem medizinischen Beruf tätig ist, hatte R. Glück im Unglück. Die Mutter erkannte recht früh, dass mit R. etwas nicht in Ordnung war und ging von Spezialist zu Spezialist, bis sie eine befriedigende Antwort hatte und so wurde die Krankheit bei R. relativ früh diagnostiziert. R.'s Eltern suchten dann auch Professoren auf, die sich mit der Krankheit auskannten, aber immer mit der Aussage, dass außer Symptome lindern für R. nichts getan werden könnte. So versuchten die Eltern von R. sich in ihr Schicksal zu fügen mit der ständigen Angst, dass R. bald sterben könnte.

Dennoch war auch immer noch ein Funke Hoffnung da, dass es vielleicht über Gentherapie oder irgendetwas anderes Neues doch noch ein wenig Hilfe gab. So fiel mein Angebot auf fruchtbaren Boden, wenngleich die Mutter von R. sicher völlig ohne irgendwelche Erwartungen an die Sache heranging und am Anfang glaubte sie sicher nicht, dass ich etwas für R. tun könnte. Es fiel ihr außerdem sehr schwer, überhaupt über die Sache zu reden. Sie versuchte alles zu verdrängen, um nicht ständig unter ihrer Angst um R. zu leiden. Ich konnte natürlich auch nicht versprechen, dass ich etwas bewirken kann. Ich konnte es nur versuchen.

Am Anfang stellte sich R.'s Zustand wie folgt dar: R. litt unter starken spastischen Anfällen, gegen die er sich nicht wehren konnte. Die Spastik brach über ihn herein und kostete ihn so viel Kraft, dass er trotz gutem Essen und Kraftdrinks eher abnahm als zunahm. R. konnte weder alleine essen noch alleine trinken oder sich alleine anziehen. Nahm er z.B. einen Becher in die Hand, so kam die Spastik über ihn und Arme und Finger streckten sich. Der Becher flog samt Inhalt in hohem Bogen gegen die Wand. Dies geschah so schnell und unkontrolliert, dass die Eltern keine Chance hatten einzugreifen. Führten die Eltern mit ihm zusammen den Becher zum Mund, kam auch oft Spastik und die Eltern hatten R.'s Hand mit einer Wucht im Gesicht,so dass es oft Verletzungen gab. Bei jedem näheren Kontakt zu R. mussten die Eltern sehr vorsichtig sein wegen der unkontrollierten Spastik und der damit verbundenen Verletzungsgefahr für alle Beteiligten, ob dies nun beim Anschnallen im Autositz, beim Helfen auf der Toilette, beim Anziehen oder beim Essen war.

Bedingt durch seine Spastik und Schwäche in seinen Beinen saß R. im Rollstuhl. Er hatte wenig Initiative, an seinem Zustand irgend etwas zu ändern, als ich ihn kennen lernte. Seine Eltern legten ihn hin und wieder auf eine Matte auf den Boden und gaben ihm einen Ball, doch R. mühte sich selten, mit dem Ball zu spielen oder sich zu drehen, da er auch Angst vor Verletzung hatte, denn es war schon öfter beim Drehen die Spastik eingeschossen und R. war dann gegen die Heizung oder den Tisch gefallen und hatte sich verletzt. Gegen diese Spastik konnte er sich nicht wehren, sie kam einfach. Zudem war seine Artikulation und Sprache schlecht zu verstehen.

Im Juni 2001 begann ich bei diesem Zustand die Therapie. Das, was sich an dem beschriebenen Zustand dadurch änderte, ist im Folgenden nachzulesen.

Zunächst therapierte ich homöopathisch mit verschiedenen Mitteln. R. hatte dadurch öfter ruhigere Phasen, in denen er zugänglicher war. Er wurde auch zugänglicher für Krankengymnastik, Zahnarztbesuche u.ä. Die unkontrollierte Spastik und alles andere blieb aber. Ich therapierte R. ca. ein Jahr lang mit Klassischer Homöopathie, doch mehr war über diese Methode nicht zu erreichen. Bevor ich mich im Sommer 2002 entschied, aufzuhören mit der homöopathischen Therapie, da sich keine weitere Besserung einstellte, erzählte ich der Mutter vom Geistigen Heilen nach englischer Methode. Sie war allerdings nicht sehr offen dafür und ich wusste auch nicht, wie es gehen könnte, was wäre, wenn die Spastik plötzlich einschießt und ich einen Schlag ins Gesicht bekäme. Ich traute mich auch nicht, irgendwelche Hoffnungen zu wecken, da bei der Homöopathie schon recht wenig Erfolg zu verzeichnen war.

Im September 2002 begann ich dann die Ausbildung bei Viktor Philippi. Ich merkte an mir selbst und sah an anderen, wie kraftvoll diese Methode ist und integrierte sie sofort in meinen Praxisalltag. Schon vor der Ausbildung bei Viktor arbeitete ich mehr und mehr auch mit geistigem Heilen, merkte ich doch, dass ich mit dieser Methode oft weiter kam als mit der Klassischen Homöopathie. Patienten, die ich nach englischer Methode im Sitzen behandelt hatte, behandelte ich so weiter, jetzt allerdings mit mehr geöffneten Kanälen. Die Patienten wussten nicht, dass ich bei Viktor eine Ausbildung machte, doch nach jedem Wochenende bei Viktor fragten Patienten, was denn heute los sei. Es würde viel heißer als sonst, da wäre viel mehr Energie. So bekam ich die Veränderungen, die ich beobachtete, auch von außen bestätigt.

Im Oktober fragte ich schließlich Viktor, ob ich auch etwas bei R. bewegen könnte mit der Bioenergetischen Meditation. Viktor ermutigte mich und so nahm ich einen neuen Anlauf und erzählte der Mutter von R. von der Bioenergetischen Meditation. Seit Ende Oktober 2002 behandle ich nun R. mit Bioenergetischer Meditation einmal wöchentlich, ausgenommen in den Ferien. Seit Februar 2003 behandle ich auch R's Mutter einmal wöchentlich. Die befürchteten Krampfanfälle blieben nun weitgehend aus, und wenn sie doch mal kamen, so waren sie für mich und ihn kontrollierbar. Am Anfang machte ich keine bioenergetische Rückenmassage bei R., denn ich merkte schon deutlich, dass dann Krampfanfälle kamen, wenn ich nicht ganz sanft und zart meine Hände auflegte. Heute mache ich die Massage völlig ohne irgendeinen Krampf und R. kann oft nicht genug davon bekommen.

Neben dieser Veränderung gab es ganz langsam, fast unmerklich, einige weitere sehr positive Veränderungen bei R. und seiner Mutter: Die Mutter hat kaum mehr Angst um ihn und ist selbstbewusster im Umgang mit R.. Dazu kam ein Besuch in der Uniklinik, bei dem die behandelnde Assistenzärztin sagte: „Der Herr Professor wunderte sich unlängst, dass Sie noch kommen." – „Wieso wundert er sich?" fragten die Eltern von R. zurück. Die Ärztin sagte: „Der Professor sagte, er dachte, dass R. schon tot sei."

Diese letzte Äußerung des Professors zeigt sehr eindrucksvoll, wie das Schicksal der meisten Kinder mit ähnlicher Diagnose ist und lässt vielleicht ermessen, dass es schon ganz viel ist, wenn man es mit einer Methode „nur" schafft, ein schwer behindertes Kind in seinem Zustand zu halten, und sich nicht permanent neue Verschlechterungen ergeben. R. erzählt in regelmäßigen Abständen, dass wieder ein Kind in seiner Behindertenschule gestorben sei bzw. dass es manchen Kindern immer schlechter geht, wodurch sie immer seltener zur Schule kommen können und irgendwann schließlich ganz zu Hause bleiben müssen. Die Medikamentendosis von R. konnte entgegen allen Erwartungen stabil gehalten werden und musste nicht im Laufe der Zeit erhöht werden.

Und was das Allergrößte ist: Die Spastik wird für R. immer kontrollierbarer. Sie ist nur noch bei extrem ruckartigen Bewegungen unter Stress vorhanden oder wenn R. sie selbst bewusst einsetzt. Insgesamt ist R. ruhiger geworden, nicht mehr so aggressiv. Auch seine Mutter kann bei einem aggressivem Anfall ruhiger bleiben. Vor ca. einem Jahr kam die Mutter von R. und erzählte mir, dass R. beim Decken des Abendbrottisches geholfen hat. Welch ein Unterschied zum Anfang, als R. einen Becher in die Hand nahm und dieser unmittelbar im hohen Bogen durch die Luft flog, weil die damals völlig unkontrollierbare Spastik „einschoss". Natürlich werden nach wie vor bruchsichere Dinge auf den Tisch gestellt, weil R., seine Spastik manchmal bewusst einsetzt. In den vergangenen Sommerferien wollte R. wieder mit seinem Spezialbesteck selber essen und nicht immer gefüttert werden. Seine Mutter wollte es erst gar nicht holen, da sie dies schon öfter tat und R. dann jedes Mal sagte, dass er nun doch nicht alleine essen will. In den Sommerferien aß R. schließlich ohne fremde Hilfe mit seinem Besteck. Die Mutter hielt nur etwas den Unterarm, weil die Kraft noch etwas fehlte, ansonsten aß er tatsächlich sein ganzes Essen alleine.

R. ist zu diesem Zeitpunkt zehn Jahre. Ich denke, wenn er in die Pubertät kommt, will er bestimmt wie jedes Kind unabhängiger von seinen Eltern werden und ist dann sicher auch motivierter, Anstrengungen auf sich zu nehmen und zu trainieren.

R.'s Motivation für das Arbeiten am Computer ist heute schon beachtlich. Vor ca. eineinhalb Jahren bekam er eine Spezialtastatur. Erst dachten seine Eltern, er schafft es trotz dieser Spezialtastatur nicht wegen der Spastik und der damit zusammenhängenden Treffungenauigkeit der Tasten. Inzwischen hat R. in seiner Behindertenschule schneller einen Lückentext abgeschrieben und die Lücken eingesetzt, als die anderen behinderten Kinder diesen Text bearbeiten, wobei diese Kinder nur auf dem vorgedruckten Blatt die Lücken füllen. Dass die Spastik nicht immer einen Strich durch die Rechnung macht, muss sich sicher auch noch bei den Eltern und bei R. festigen, damit dann auch das Zutrauen der Eltern und das Selbstvertrauen von R. weiter wachsen kann.

Was im Laufe der Zeit noch erreichbar ist, ist in Gottes Hand. Ich arbeite in jedem Fall gerne weiter mit R.. Auch wenn er manchmal kommt und sagt, dass er keine Lust hat, so ist es doch am Ende oft so, dass er von mir von der Liege in seinen Rollstuhl getragen werden will. Bevor ich ihn dann absetze, gibt es dann noch einen Kuss auf meine Wange. Was könnte besser seinen Dank ausdrücken? – Für die Unterstützung sind auch die Eltern von R. sehr dankbar und finden es schade, dass nicht mehr Eltern in ähnlicher Situation von dieser Methode wissen.

Ich wünsche R. und seiner Familie weiterhin viel Kraft und Mut, diesen Weg weiterzugehen und danke, dass ich diesen Fall so veröffentlichen darf.

Lebens-Wert

Erfahrung einer Klientin

von C. I.

Im Dezember 2003 verstarb mein Mann plötzlich und unerwartet. Meine Gedanken drehten sich immer wieder um die Frage: „Wie stehe ich das alles durch, ohne daran zu zerbrechen?"

Kurz nach seinem Tode traf ich dann durch „Zufall" eine Schulfreundin. Seit Jahren hatte ich sie nicht mehr gesehen. Sie erzählte mir voller Begeisterung von der Bioenergetischen Meditation, die sie vor einem Jahr für sich entdeckt hatte. Ich ließ mich darauf ein und meine Schulfreundin begleitete mich zu meinem ersten Termin bei einer Biosens, die ganz in meiner Nähe wohnt. Heute weiß ich, dass es kein Zufall war, dass meine alte Schulfreundin wieder in mein Leben getreten ist. Und so begann ich, mir einmal wöchentlich eine Meditationssitzung geben zu lassen. Der Schmerz und die Ängste, die durch den Tod meines Mannes entstanden waren, wurden mir nicht genommen, aber sie wurden mir erträglicher gemacht. Ich konnte auf einmal mit der Situation umgehen.

Ich hatte früher unter Verfolgungswahn gelitten, hatte keinerlei Selbstbewusstsein und kein Selbstwertgefühl mehr. Heute, nach einem halben Jahr, laufe ich wieder selbstbewusst durch das Leben und ich kann im Dunkeln spazieren gehen, ohne mich zu fürchten. Mein Leben hat einen ganz anderen - positiven - Sinn bekommen. Ich sehe heute vieles mit anderen Augen. Menschen kommen einfach so auf mich zu, bedingt durch meine veränderte positive Ausstrahlung. Das sind Momente in meinem Leben, die mir das Herz öffnen. Ich kann nur jedem empfehlen, die Bioenergie anzunehmen, denn Dank dieser Kraft hat mein Leben einen neuen Wert erhalten.

Ich bin jeden Tag dankbar

von Seminarteilnehmerin S.Q.

Lieber Viktor,

ich habe nun das Bedürfnis, Dir mitzuteilen, wie es mir in diesem halben Jahr seit Ende des Kurses ergangen ist.

Vielleicht erinnerst Du Dich an meine Augenallergie, die ich während des ganzen Grundkurses hatte. Ende Mai zog sich die Allergie über das ganze Gesicht, ebbte dann ab und kam immer wieder zurück bis Ende Juli. Eine Zeit der Geduld, der Annahme, des in mich Hineinspürens. Ich habe erfahren, dass, wenn ich meinen Zustand wirklich von Herzen annahm (und nur dann), es besser wurde und auch wenn ich erkannte, was ich gerade in meinem Leben ablehnte, nicht akzeptieren wollte. Wie gesagt, seit August bin ich wieder schön und jeden Tag dankbar dafür.

Ich spüre immer intensiver in mich hinein, was für mich stimmt und was nicht. Ich habe auch das Gefühl, dass sich seit Anfang August etwas in mir verändert hat. Ich kann es nicht beschreiben, es fühlt sich einfach anders an. Vor vielen Jahren habe ich ein Buch von Louise Hay gelesen, in dem sie schrieb, dass sie anfangs keinen Erfolg hatte, weil sie nicht das gelebt hat, was sie gelehrt hat. Das habe ich damals nicht verstanden. Jetzt verstehe ich es sehr gut. Ich kann nicht von der Liebe reden, wenn ich selbst nicht in der Liebe bin, ich kann nicht von Dankbarkeit, Vergebung und Annahme sprechen, wenn ich nicht selbst jeden Tag an mir arbeite, immer dankbarer zu sein, immer mehr von Herzen vergeben zu können und auch die nicht so schönen Situationen des Lebens annehme. Das gelingt mir natürlich noch nicht immer, aber ich weiß darum und ich weiß, dass Dankbarkeit, Vergebung und Annahme der Schlüssel sind für ein Leben voller Gesundheit und Freude.

Das, was ich als meine Wahrheit erkannt habe, gebe ich in Meditationen und Gesprächen an die Teilnehmer in meiner Qi Gong-Schule weiter und das macht mich sehr glücklich. Es kommen immer mehr Frauen mit schweren Krankheiten in meine Kurse (das kann kein Zufall sein) und ich spüre den inneren Drang, ihnen zu helfen. In meine Kurse fließen immer mehr Inhalte der Philosophie der Goldenen Pyramide ein.

Ich sende wöchentlich zwei- bis dreimal an mehrere Personen und habe eine bis drei Kontaktsitzungen in der Woche - je nach Bedarf und Notwendigkeit. Ich kann mir ein Leben ohne Biomeditation überhaupt nicht mehr vorstellen. Wir hier im Norden von Berlin haben regen Kontakt miteinander, wir treffen uns regelmäßig, um uns gegenseitig Sitzungen zu geben und auszutauschen. Da wir uns schon seit vielen Jahren kennen, ist unser Miteinander von Ehrlichkeit und Vertrauen geprägt. Jeder ist für den anderen da. So langsam mischen sich „alte" und „neue" Biosens zu unseren Treffen, was für uns alle bereichernd und belebend ist.

Mein tiefster Wunsch ist es, noch tiefer zu verstehen, noch mehr zu lesen, mir die wichtigsten Punkte herauszuarbeiten, um die Biomeditation noch besser zu begreifen.

Auszüge aus Abschlussberichten von Seminarteilnehmern des Kurses „H(h)eiler werden"

Was war das denn jetzt gerade!

Lieber Viktor Philippi,

ich bin sehr dankbar, dass ich durch meinen Schutzengel zu Dir geführt worden bin.

Im Januar 2010 habe ich das erste Mal einen Abend des Heilens in Bedburg besucht.

Im ersten Moment war ich erschrocken, als ich Dich dort oben, ganz in Weiß und umgeben von zwei großen weißen Kerzen, sitzen sah.

Aber schon nach dem dritten Satz wusste ich: Das ist meine "Welt". Als es dann um das Thema Krebserkrankungen ging, habe ich nur gedacht: ...Und das möchte ich jetzt gerade nicht hören..., da ich vier Jahre vorher an Krebs erkrankt war. Dann wurde nur ganz kurz dieses Thema angeschnitten. Das, was Du aber dazu gesagt hast, das konnte ich aus eigener Erfahrung nur bestätigen: Und zwar, dass es vorher immer um das große Thema Angst geht, so dass unsere Immunabwehr so geschwächt und blockiert ist und somit die entarteten Zellen nicht mehr erkennen kann.

Da ich ja zu diesem Thema nichts mehr hören wollte, sicherlich wieder aus der Angst heraus, habe ich telepathisch gebeten, ich möchte gerne etwas zum Thema "Liebe" hören. Und tatsächlich - nach ein paar Minuten sagtest Du: „Ich bekomme gerade mit, dass ihr heute nicht über das Thema Krebs sprechen wollt, sondern lieber etwas zum Thema Liebe hören möchtet."

Ich habe mich umgeschaut und gedacht: Was war das denn jetzt gerade!

Ich wusste in diesem Augenblick sofort, dass ich eine Ausbildung als Bioenergetikerin Extrasens machen möchte. Leider hatte im Januar die Ausbildung schon begonnen, so dass ich bis zum Sommer warten musste. Die Zeit bis dahin konnte ich kaum erwarten.

Ehrlich gesagt, ich hatte absolut nicht im Entferntesten damit gerechnet, was passieren wird.

Ich bin ohne jegliche Erwartung in dieses Seminar gegangen und konnte mir auch nach dem ersten Seminartag nicht vorstellen, was es heißt, dass die Energiekanäle geöffnet werden.

Was dann mehr und mehr geschehen ist und dass ich Kräfte durch meinen Körper fließen spürte, ja auch heute ...daran habe ich mich zwar gewöhnt, doch es fällt mir einfach immer noch schwer, mir vorzustellen, dass die göttliche Kraft durch mich fließt und dass ich Kanal sein darf...für Menschen, die Hilfe benötigen und natürlich auch, dass mir geholfen wird.

In der Vergangenheit habe ich sehr vieles durch meine Intuition oder was auch immer gespürt und gefühlt. Ich bin dem aber nicht weiter nachgegangen und habe eigentlich gar nicht so richtig daran geglaubt.

Nun aber mit Beginn der Ausbildung kommt es mir vor, als wenn ein Schalter umgelegt wurde und ich auf einmal alles annehmen kann, was ich so spüre und wahrnehme. Es ist ein sehr schönes Gefühl für mich und ich bin dafür sehr dankbar.

Am Anfang habe ich zuerst nur Farben gesehen, später hin und wieder auch Symbole und auf einmal bekomme ich in der Nacht Visionen und zusätzliche Wahrnehmungen aus diesem oder einem früheren Leben. Es läuft wie in einer Diashow ab, sehr schnell...Schlag auf Schlag.

Dass ich bei Fernübertragungen oder auch bei der Kontaktsitzung signalisiert bekomme, wo der Klient Probleme hat, ist für mich schon unglaublich. Nun habe ich auch auf der emotionalen Ebene des Klienten Erfahrungen machen dürfen, indem ich selber, ja genau wie auf der körperlichen Ebene, Empfindungen erhalte. Es fehlen mir die Worte auszudrücken, was ich im Augenblick empfinde. Ich habe den Eindruck, dass jeden Tag etwas Neues dazukommt.

Meine Ängste, die eine sehr große Blockade in meinem Leben darstellten, verlassen mich nach und nach.

Eine meiner größten Ängste hat mich sogar schon ganz verlassen und die anderen Ängste sind sehr viel keiner geworden. Ich bin in diesem Seminar gewachsen und gehe sehr gestärkt und mit viel mehr Selbstbewusstsein aus diesem Seminar nach Hause. Ich weiß nun, dass das, was ich vorher schon in mir getragen habe und was ich auch schon unbewusst ansatzweise gelebt und auch weitergegeben habe, mir nun die Sicherheit gibt, dass alles genauso richtig auf dem Weg in diesem Leben ist. Ich glaube, dass meine Freunde und Bekannten an mir eine Veränderung bemerken, obwohl ich eigentlich der gleiche Mensch bin, nur "getraue" ich mich jetzt, mich zu leben. Es ist ein total schönes Gefühl.

Wenn ich den Menschen alleine von der Möglichkeit der Goldenen Pyramide berichte und ich ihnen dazu einiges mitgeben darf, dass sogar schon dieses eine Umkehr des Negativen hin zum Positiven bewirkt und dass es den Menschen schon danach besser geht, erfreut mich mit großer Dankbarkeit.

Am ersten Seminarabend hast du, lieber Viktor Philippi, ganz zum Schluss und sehr leise gesagt: "Ihr wisst jetzt noch gar nicht, was für ein Wunder das ist."

Ich habe es schon an diesem Abend - und dies gilt für mich bis zum Ende meines Lebens - als ein Wunder angesehen.

Nochmals...dafür bin ich unendlich dankbar!

Zum Schluss möchte ich mich bedanken für alles, was ich in diesem Seminar erhalten und erleben durfte und wünsche allen, die dazu beigetragen haben, insbesondere Viktor Philippi, von ganzem Herzen alles nur erdenklich Liebe und Gute.

Seminarteilnehmerin T.W.

Ich bin sehr dankbar für diese Veränderungen

1. *Was hat mir der Kurs allgemein gebracht?*
   Welche Probleme, Ängste waren da?
   Bin ich ***heiler*** *oder bin ich* ***Heiler*** *geworden?*

Als ich den Kurs angefangen habe, ging es mir nicht gut. Ich hatte Schmerzen und Angst.

Zwei Wochen vor dem Kurs habe ich Schmerzen links unter den Rippen in der Milzgegend bekommen. Da ich keine Milz mehr habe, kommt immer die Angst, etwas stimme nicht. Oder war es der Darm, der mich plagte? Nach zwei bis drei Wochen habe ich die Kalziumtablette abgesetzt, die mir der Arzt wegen der Osteoporose gegeben hatte. Die Schmerzen waren immer noch da und die Verdauung war beeinträchtigt. Durch die Sitzungen mit Viktor, Andrea und auch die Kolleginnen vom Kurs sind die Störungen nach dem Seminar vom 20. Oktober verschwunden.

Ich hatte auch Verspannungen im Nacken, bis zum Kopf. Andrea hat mir gesagt, dass diese Kopfschmerzen mit den Sorgen und negativen Gedanken zusammenhängen. Ich habe schon gemerkt, dass diese Schmerzen nach Stress-Situationen kamen. Ich probiere die negativen Gedanken wegzuschicken, Vertrauen zu haben, dass alles gut wird und habe jetzt schon lange nicht mehr diese Kopfschmerzen gehabt.

Ich höre nicht mehr gut und habe ein Geräusch im linken Ohr. Das ist noch da. Ich hoffe, dass es auch noch besser wird.

Auch habe ich seit längerer Zeit zu hohe Cholesterinwerte.

Ich fühle mich jetzt sehr gut, bin gesünder, sicherer und glücklicher geworden und bin sehr dankbar für diese Veränderungen. Ich bin also vor allem heiler geworden.

Ich habe gute Erfahrungen mit der Bioenergie gemacht und bin bereit, sie anzuwenden, wenn ich die Gelegenheit habe.

2. Was hat mir der Kurs in spiritueller Hinsicht gebracht? Wie habe ich mich weiterentwickelt?

Ich habe schon viel von Karl, meinem Ehemann, der seit sechs Jahren Biosens ist, und von Dir selber an Abenden des Heilens von Deiner Philosophie der Goldenen Pyramide gehört. Bis jetzt konnte ich sie nicht richtig umsetzen.

Es ist mir jetzt klar geworden, dass dieses Denken sehr wichtig ist, dass es die Grundlage für ein gesundes und sinnvolles Leben ist. Ich probiere dankbar zu sein, zu vergeben, um Vergebung zu bitten und anzunehmen.

Ich versuche auch die negativen Gedanken und Sorgen von mir fern zu halten, so weit wie es geht, und stattdessen Gutes zu denken. – Ich bin auch zufriedener, glücklicher und selbstsicherer geworden.

3. Welches waren die Erfahrungen als Klient und als Biosens? Wie waren die Reaktionen? Gab es Bilder, Symbole oder Farben?

Als Klient:

- Wenn Schmerzen da waren, sind sie während der Sitzungen oft weniger geworden oder ganz weggegangen.

- Ich habe viel Wärme gespürt - entweder eine Wärmewelle über dem Oberkörper oder eine enorme Hitze beim Solarplexus, beim Wurzelchakra und beim Kreuz.

- Nach den Seminarwochenenden hatte ich stark riechenden Urin, Schwitzen in der Nacht, Druck im Kopf, jeweils einen Tag lang.

- Beim Empfangen der Energie habe ich sehr viel Druck auf dem Wurzelchakra gehabt.

- Meine Beine waren manchmal unruhig während der Meditation.

Eine schöne Erfahrung hatte ich schon am 2. Seminartag. Während wir einander Energie sendeten, spürte ich eine wellenförmige Bewegung im Kreuz. Ich staunte und dachte, ich hätte mich getäuscht. Einige Tage später, als ich die Yoga-Übung „Sonnengruß" machte, stellte ich fest, dass ich mit den Fingern den Boden berühren konnte, was bisher nicht möglich gewesen war. Es wurde mir klar, dass etwas passiert war und ich freute mich sehr darüber.

Ein einziges Mal, als Viktor uns behandelte, habe ich Gelb beim Dritten Auge gesehen.

Bei einer Sitzung von Andrea habe ich eine Kugel gesehen, die von meinem Fuß wegflog.

Als Biosens:

Ich habe mich sehr gefreut, als wir angefangen haben, einander Energie zu senden. Ich habe schöne Erfahrungen gemacht.

Meine Schwägerin hatte einen Herpes im Auge. Ich schlug ihr vor, ihr Energie zu senden. Sie nahm es gern entgegen. Ich sendete dreimal zehn Minuten lang. Zwei Stunden später rief sie an und sagte, sie hätte starke Reaktionen beim Solarplexus gehabt, beim Auge starkes Stechen und sie hätte geweint. Das Stechen im Auge, das sie schon seit drei Tagen gehabt hatte, war danach weg.

Während dem Senden hat mein linkes Auge kurz geschmerzt. Ihr linkes Auge war betroffen!

Karl habe ich auch eine Sitzung gegeben: Er hatte plötzlich sehr große Schmerzen bekommen im Rücken links, bei den unteren Rippen, konnte nicht mehr gut atmen und sich kaum mehr bewegen. Am anderen Morgen hatte er auch vorne Schmerzen und Fieber. So schlug ich ihm vor, eine Sitzung zu machen. Nach der Sitzung ging es schon besser mit den Schmerzen. Fabienne sendete ebenfalls Energie und kam am Nachmittag, um eine Sitzung zu geben. Am Abend waren die Schmerzen weg, das Fieber noch nicht. Ich habe dann gewusst, dass wir es mit

Bioenergie schaffen. Es ging Karl zu Beginn so schlecht, dass wir beide uns gefragt hatten, ob wir zum Notarzt gehen sollten, aber Karl wusste, dass wir es auch mit Bioenergie schaffen würden. Wir haben dann noch drei Tage lang Sitzungen gemacht. Dann war er wieder gesund.

4. Welches waren die Erwartungen? Was habe ich bekommen?

Ich habe mich auf die Sitzungen von Viktor und Andrea gefreut und gehofft, gesünder zu werden und wollte den Kurs auch machen, um in der Familie mit der Bioenergie zu arbeiten.

Die Philosophie von Viktor gefiel mir und ich wollte sie näher kennen lernen. Das alles habe ich bekommen. Ich bin persönlich weitergekommen, probiere, nach diesen wichtigen Grundideen „Dankbarkeit, Vergebung und Annahme" zu leben und habe schon festgestellt, dass so alles besser wird.

Meine Kopfschmerzen, die ich vorher ca. monatlich hatte, sind weniger geworden.

Ob sich der Cholesterinwert verändert hat, weiß ich nicht.

Die Bauchschmerzen sind nach dem 3. Kurs verschwunden.

Ich habe einen Weg gefunden, wie ich mir selber helfen kann, wie ich ruhiger und gelassener werden kann und wie ich ganz einfach Vertrauen haben kann in das Gute.

Ich habe mich immer auf die Wochenenden gefreut. Ich bin sehr dankbar für alles, was ich gelernt und bekommen habe. Ganz lieben Dank.

Seminarteilnehmerin O.G.

Was will man mehr?

Lieber Viktor,

nun setzte ich mich doch wieder erst ganz zum Schluss hin und schreibe „meinen" Erfahrungsbericht. In Gedanken habe ich schon viele Male seit Beginn der Ausbildung bei dir daran formuliert und nun soll es zu Papier, das fällt es etwas schwer. Warum? Wo fange ich an?

Ich will mich mal an deiner Goldenen Pyramide entlang hangeln und beginne bei der Dankbarkeit. Ich habe diesen Kurs eigentlich bei dir angefangen, weil meine Mama an den Folgen der Polio, die sie mit nur neun Monaten hatte, leidet und unter diversen Kunstfehlern von Ärzten, die u.a. einen Doppelbruch im Fuß auf Verschleißerscheinungen schoben und nicht einmal geröntgt hatten. So entstanden schmerzhafte Pseudogelenke. Fehlbelastungen durch Krücken führten zu Schmerzen im Rücken, vor allem Lendenbereich, aber auch zu Entzündungen in den Schultergelenken. Jahrelange Medikamentenverabreichungen schwächten dann die Produktion von Blutkörperchen und bauten die Bandscheiben mit dem Resultat chronischer Entzündung zwischen den Wirbelkörpern ab. Und diese meine Mama ist ein dankbarer Mensch. Sie geht seit drei Jahren zu einer Biosens und ich war verblüfft, die Verbesserungen zu sehen. Und auch ich war dankbar, dass es etwas gab, das ihr half, ohne mehr darüber zu wissen.

Ich war in meinen Augen ein gesunder Mensch, der ab und zu mit Migräne seit einem Schleudertrauma zu tun hatte. Eben diese Migräne war mein Anlass, selbst eine Biosens aufzusuchen. Bei der Sitzung spürte ich einen unglaublichen Energiestrom und ein wahnsinniges Pochen in meinem Kopf und ich dachte, das ist ja wie beim Zahnarzt, man geht ohne Schmerzen hin und kommt „lädiert" zurück. Aber weit gefehlt, denn die Schmerzen hörten auf, noch bevor ich den Raum verließ. Ich wusste zwar immer noch nicht viel, aber ich wusste für mich genug: Das hilft, ist keine Chemie, nicht künstlich, hat keine Nebenwirkungen. Was will man mehr?

Doch ich wollte mehr. Etwas in mir trieb mich an, mein Leben umzugestalten. Aus einem früher stets positiv denkenden und jeden Tag als Herausforderung betrachtenden Mädchen ist eine nachdenkliche, von Ängsten und Zweifeln gestresste Frau geworden, die ungeduldig ihren Kindern gegenüber wurde, mit Abneigung zur Arbeit fuhr und sich irgendwie nur getrieben fühlte. Ich suchte nach mehr Gleichgewicht, Harmonie und Balance in mir selbst. Doch um die zu finden, stellte ich mein Privatleben auf den Kopf. Ab sofort wurde meine Freizeit ohne meine Familie geplant. Alles nur nach meinen Seminaren für Entspannung, Wellness und Massage, um diese Techniken zu erlernen und anderen weiterzugeben. Ich freute mich darauf, mit anderen zu arbeiten und ein Lächeln danach machte mich einfach glücklich. Ich hinterfragte immer mehr meinen Job. Die Schreibtischarbeit nimmt nicht ab, ist niemals fertig, der Schreibtisch niemals leer und man motiviert sich nur noch damit, dass ein Brief geschafft, ein Incident geschlossen oder ein Change ins Programm eingegeben wurde. Dann nimmt man sich den nächsten Brief, das nächste Incident oder den nächsten Change vor. Kein Lächeln, kein „du tust mir gut“. Das sind alles nur Dinge, die getan werden müssen.

So kam ich auch zu deiner Ausbildung. Die Biosens, mit der ich viele Wellness- und Massagekurse gemeinsam besuchte, riet mir, mich einfach mal nach der Ausbildung zu erkundigen. Ja, da schrieb ich an „die Theomedizin“. Irgendwann kam eine Antwort, als ich gar nicht mehr daran dachte. Ich habe vorher im Internet darüber gelesen und war mehr als skeptisch. Ich kenne die „Macht der Gedanken“, wie ich es bei meinen AT-Schülern nenne. Durch Autosuggestion kann man viel erreichen, Wärme spüren, sogar das Fließen des Blutes „wahrnehmen“. Ja, ja dachte ich, völlig klar, ich denke mich gesund. Ich war sogar überzeugt, dass auch das funktionieren kann. Nur fand ich keine Antwort für diejenigen, die das zwar dachten und doch krank blieben. Vor dem ersten Wochenende erzählte mir meine Biosens erstaunlich viel, ohne jedoch ein Wort auch nur zu sagen. Ich war also nicht wirklich auf das, was folgte, vorbereitet.

Im Nachhinein glaube ich nicht, dass man sich darauf vorbereiten kann oder soll, denn in meinen Augen heute ist es ein „sich Einlassen" auf neue Denkmuster und -strukturen, neue Ein- und Ansichten, neue Wege, Dinge zu betrachten und zu empfinden. Das heißt nicht, dass man alles „Alte" über Bord wirft. Nein, man lernt und ist im wahrsten Sinne des Wortes wieder Schüler. Und ich muss dir sagen, dass ich dieses Gefühl gar nicht mochte, sich wieder klein und „dumm" fühlen, neu anfangen zu müssen. Aber schon bald änderte sich dieses Gefühl und machte der alten kindlichen „Neugierde" auf die Herausforderung Platz, die ich immer noch in mir verspüre, und von diesem Gefühl hoffe ich, dass es mich nie mehr verlässt. Dankbarkeit war es, die mich zu dir führte und doch habe ich sie wieder „neu gelernt". Dieser Kurs war ein Geschenk für mich, mögen es die Schutzengel gewesen sein, die mich zu dir brachten.

Ich habe viel von mir wiedergefunden, was ich längst verloren glaubte. Du sagtest beim ersten Mal: „Es wird Auswirkungen auf euch und eure Beziehungen oder Familien haben." Ja, die hatte es und dafür bin ich dankbar. Obwohl nur ich mich verändert habe, hat es so viel in Gang gesetzt, in Bewegung gebracht, zur Veränderung bewogen. Ich habe zum ersten Mal in meinem Leben die Bedeutung des Wortes „Vergebung" fühlen und sehen dürfen. Ich erinnere mich an das warme, strahlende helle grüne Licht, das ich bei den ersten zwei Meditationen sah. Schon einige Dinge in meinem Leben hatte ich anderen mit Worten und Bewusstsein vergeben. Und doch schmerzten sie mich immer wieder, wenn ich an diese Begebenheiten, Worte oder Gedanken dachte. Jetzt nenne ich es „Vergebung mit dem Kopf", aber ohne das Herz. Ich muss heute sogar lächeln, wenn andere darüber sprechen, dass sie jemandem vergeben haben, aber sie wollen nicht mehr darüber sprechen, denn es schmerzt so. Dann macht sich ein Wissen in mir breit, da fehlt noch das Herz. Denn erst dann fühlt man diese wunderbare Wärme tief in sich.

Ich hatte Angst davor, weil ich dachte, es würde mir schwer fallen, Familienwunden anzugehen. Ich dachte, das wäre mein Punkt, an dem ich arbeiten müsste. Und dann dieses wunderbare Geschenk zu bekommen: Schmerz loslassen zu können und aus freiem und ganzem Herzen sagen zu können, ja schreien zu wollen: „Ich vergebe dir, ich habe dir vergeben" - und es fühlt sich wunderbar an. Komischer Weise fällt es mir seit dem auch wesentlich leichter, selbst um Vergebung zu bitten. Sogar mir selbst zu vergeben gelingt mir. Hat es mich verändert? Ja, ja und noch mal ja. Ich bin fröhlich, ich bin zuversichtlich, ich bin dankbar und glücklich.

Ich glaube, dass ich als Erwachsene ein Mensch geworden bin, der gern alles kontrollieren und „im Griff" haben wollte, ein Perfektionist, wie meine Familie mir manchmal nicht ohne leisen Vorwurf entgegenbrachte. Ja, muss ich heute eingestehen und es steckt noch in mir, aber ich kann vergeben und um Vergebung bitten, ich kann mich annehmen, wie ich bin. Und da bin ich auch schon bei der Annahme. Vor dem ersten Kurstag dachte ich an die anderen Teilnehmer und fragte mich, was würde ich tun, wenn das alles „abgedrehte", Ökolatschen tragende und Mantra summende Freaks sind? War das meine Vorstellung, meine Angst oder mein Vorurteil? Sicher ein bisschen von allem, aber eines weiß ich jetzt: dass sich meine Vorurteile abgebaut haben. Ich kann Menschen wieder so annehmen, wie sie sind. Denn ich werde sie nicht ändern, aber wie ich schon als Kind fest glaubte, steckt in jedem Menschen etwas Gutes und ich kann es versuchen zu ignorieren oder hervorzubringen. Mag manchmal nicht die Zeit sein, weil es nur kurze Begegnungen sind, so reicht mir das Wissen, dass in jedem Menschen ein guter Kern ist. Ich merke, dass ich es nicht mag, Menschen zu verurteilen. Das steht mir nicht zu, aber wie leicht macht man es trotzdem und wenn nicht mit Worten, dann durch Gesten oder Gedanken.

Ich frage mich, was in den letzten Jahren meines Lebens passiert ist, dass ich alle diese „Selbstverständlichkeiten" aus Kindertagen erst wieder erlernen musste? Dann schließt sich wieder der Kreis, denn ich komme zu der Erkenntnis meines Lebens: Vergebung, Dankbarkeit und Annahme. Danke, Viktor, dass du dieses Prinzip „aufgeschrieben" und „weitergegeben" hast. Ich habe mal eine Karte von einem balancierenden Elefanten auf einem kleinen Ball bekommen, auf der stand: „Im Grunde ist alles ganz einfach". Wie oft hast du einen ähnlichen Satz in der Ausbildung gebraucht und ich saß da und dachte, ja, du hast gut reden, für dich ist das alles einfach. Aber ich finde das gar nicht leicht. Wie gebe ich das weiter? Was denken andere von mir? Ehrlich, darüber habe ich mir Gedanken gemacht. Jetzt, wo ich das schreibe, lächle ich darüber. Denn im Grunde hast du schlichtweg recht. Eigentlich ist alles ganz einfach...und dafür danke ich dir als Mensch und als Lehrer von ganzem Herzen.

Jetzt habe ich viel von meinem „Gefühlsleben" geschrieben, doch ich möchte noch mehr schreiben über meine Erfahrungen. Ich hatte bis zu Beginn des Kurses gelegentlich (durch Stress auch schon häufiger) Migräneanfälle, die sich auf fünf Tage gesteigert hatten. Regelmäßig fiel ich auf der Arbeit ein bis zwei Tage aus. Laut Medizin war ich austherapiert und ich sollte zur „Entgiftung" in die Migräneklinik. Einen Anfall ohne Maxalt konnte ich mir nicht vorstellen. Ich dachte nicht, ich hätte diese Kraft. Es war so einfach, sich besser zu fühlen, wenn man das nahm, trotz der Nebenwirkungen und der Gefahr, dass es bald nicht mehr helfen würde. Dann würde ich schon weiter sehen, sprach mir eine innere Stimme zu.

Aber mein Unterbewusstsein wusste es besser, denn bereits im letzten Jahr habe ich gegen vier verschiedene Antibiotika Resistenzen aufgebaut, mein Stoffwechsel hat eine Unverträglichkeit gegenüber Penicillin und Sulfonamiden, so dass es nicht mehr viele Möglichkeiten im Krankheitsfall für mich gab. Als dann auch noch die Allergie gegen das lokale Anästhetikum Ultracain des Zahnarztes hinzukam und ich bei der Vollnarkose wegen der Weisheitszähne fast nicht mehr aufgewacht wäre, stand für mich fest: Ich brauche Alternativen.

Nicht lange nach Beginn des Kurses kam der erste Migräneanfall. Anfangs machte ich meine Hausaufgaben noch gewissenhaft, aber es fehlte immer mehr die Zeit. Die CD hat mich merklich „aggressiv“ gemacht und ich zählte förmlich die Takte, wann sie denn endlich vorbei sein würde. Dann kam der besagte Anfall und ich fand keine Maxalt mehr. Ok, die kannst du dir nachher von der Ärztin holen, wenn sie Sprechstunde hat, dachte ich. Bis dahin legte ich mich in mein Bett, nachdem ich alles dunkel gemacht hatte und meine Magnetmaske auf die Augen gelegt hatte, und hörte einfach nur deine CD. Nach Lied 5 ging es mir besser. Ich wollte es gar nicht wahr haben. Vorsichtig hab ich mich aufgesetzt im Bett, weil ich dachte, jetzt kommt alles nach, aber es kam nichts. Also legte ich mich gleich wieder hin, hörte bis Nr. 10 durch und stellte wieder auf Anfang. Dann bin ich eingeschlafen. Nach einer Stunde klingelte das Telefon und es ging mir gut. Eine kleine „Aura“ hatte ich noch, die ich aber auch immer nach den Medikamenten hatte. Das war das Ende der Tabletten und ich bin glücklich darüber. Jetzt habe ich keine Angst mehr vor den Anfällen, ich nehme sie an und bin überzeugt, dass es schlimmer sein könnte und bin dankbar, dass es erträglich für mich ist.

Nun erwarte ich mein drittes Kind und könnte nicht glücklicher darüber sein, unverhofft, unerwartet und von ganzem Herzen gewollt. Dieses kleine Wesen in mir hat meine ganze „Veränderung“ mitgemacht und ich bin mir sicher, dass dieses Kind ein Stückchen „Frieden“ in unserer Familie schafft, in welcher Art auch immer. Ich weiß es nicht, aber ich fühle es.

Was ich noch sagen möchte: Ich danke Gott dafür, dass er dir diese Dinge gezeigt und geschenkt hat. Und ich danke dir, dass du bereit warst, dies mit uns zu teilen und dich mit anderen, wie z.B. Jörg, für die Menschen und eine „bessere“ Welt einsetzt. Obwohl du Anfeindungen ausgesetzt bist von Menschen, die zweifeln, die Angst haben und einfach nicht genug wissen und sich trotzdem ein Urteil bilden mit nur „halben“ Informationen, trägst du und deine ganze Familie das, was ich sehr bewundere. Ich danke dir für diese aufwühlende, aufregende, anstrengende und unglaubliche Zeit der Ausbildung und für mich auch Rückfindung und Selbsterkenntnis. Ich bin sicher, ich werde meinen Weg in diesem Sinn gehen und wir werden uns wiedersehen.

Was kann ich dir wünschen, Viktor? Dass alles im Grund ganz einfach ist - und bleibt - und wird ... für alle Menschen.

Eine Frage habe ich vergessen zu beantworten: Bin ich Heiler oder heiler geworden? Für das kleine h ein eindeutiges Ja, wie oben beschrieben: heiler an Seele, Körper und Geist. Aber bin ich ein Heiler geworden? Das beantworte ich mit Nein. Aber ich habe gelernt, wieder Gottes uneingeschränkter Liebe zu vertrauen, ihn um Heilung und Energie, seine Lebenskraft, zu bitten. Ich habe gelernt, diese zu empfangen und weiter zu geben. Mein Heiler ist und bleibt Gott. Ich bin dankbar, dass ich eines seiner Werkzeuge sein darf, um ein bisschen mehr seiner Liebe und Heilung zu den Menschen, die dies brauchen, und in diese Welt zu bringen. Danke, Viktor, dass du uns diesen Weg gezeigt hast.

Seminarteilnehmerin

Vom Standpunkt der Schulmedizin war ich „austherapiert“

1. Warum habe ich mich für diesen Kurs entschieden?

Mein bisheriges Leben war geprägt von vielen Krankheiten. Seit frühester Kindheit plagten mich Verdauungsbeschwerden, Allergien und Nahrungsmittelunverträglichkeiten, verschiedene Tumorerkrankungen bis hin zum Krebs als junge Erwachsene. Mitte der 90er Jahre erfuhr ich bei einer Kur am Bodensee erstmals etwas von der Einheit von Körper, Seele und Geist, was mich nicht nur total beeindruckt, sondern auch neugierig gemacht hat. Ich begann, mich in diese Sache zu vertiefen und begriff, dass es noch vieles zwischen Himmel und Erde gibt, was in keinem Schulbuch oder in wissenschaftlichen Lehrbüchern steht. Vor allem wurde mir klar, dass Heilung nicht ausschließlich vom Schulmediziner und der Pharmaindustrie kommt.

Der Satz: „Wenn die Seele leidet, schmerzt der Körper“ wurde für mich zum Wegweiser. Ich wollte eine Heilmethode finden, über die ich an meine Seele herankomme, um sie vom Ballast zu befreien und somit zu heilen. Vom Standpunkt der Schulmedizin war ich „austherapiert“, war vieles „nur“ psychosomatisch. Aber gesund und wohl habe ich mich nicht gefühlt. Ich war bei Heilpraktikern in Behandlung, nahm lange an Meditationskursen und Einzelsitzungen teil und absolvierte eine schamanische Ausbildung, die ich nach fast zwei Jahren abbrach. Auch wenn sie auf meinem spirituellen Weg notwendige Etappen waren, wofür ich dankbar bin, so brachten sie für mich nicht die gewünschte Heilung. Begleitet wurden diese Beschwerden und Krankheiten von Minderwertigkeitsgefühlen, mangelndem Selbstwertgefühl, Schuldgefühlen und Angst, ganz großen Ängsten, Todesängsten.

Wegweisend war für mich eine „Begegnung der besonderen Art“ im Februar 2009, von der ich gern berichten möchte:

An einem Morgen gegen 3.00 Uhr, als ich mal wieder mit meinem Schicksal und meinen Beschwerden haderte, erschien mir eine Frau in blau-goldenem Umhang, die Hände lang nach unten gestreckt, die Handflächen nach vorne zeigend, und sagte mit liebevoller, leiser Stimme, aber sehr eindringlich: "Liebe ist der Weg." Es war Mutter Maria. Mit diesen Worten konnte ich zunächst nicht viel anfangen, war ich mir doch sicher, ein guter und lieber Mensch zu sein.

Im Juli 2009 bekam ich einen Prospekt meiner Heilpraktikerin über die Bioenergetische Meditation in die Hand. Ganz spontan entschied ich mich für zehn Sitzungen, wobei ich bei den ersten fünf Sitzungen wegen der starken Reaktionen so meine Bedenken hatte. Zum Abschluss fühlte ich mich jedoch wohler, leichter und entspannter.

Der Gedanke an die Bioenergetische Meditation ließ mich nicht mehr los. Ich besuchte mehrere Abende des Heilens mit Viktor Philippi. An solch einem Abend im April 2010 in Berlin sprach Viktor davon, dass Vergebung = Liebe ist, dass Dankbarkeit = Liebe ist und dass Annahme = Liebe ist, dass nur Liebe der Weg zur Heilung ist. Das hat bei mir eingeschlagen wie der Blitz. Waren es doch genau die Worte, die Mutter Maria zu mir gesprochen hatte. Da wusste ich, was mein Weg ist. So meldete ich mich im Mai 2010 in Taubenheim für den Kurs „H(heiler) werden“ an, den ich von August bis Dezember 2010 absolvierte.

2. Welche Wirkungen hatte dieser Kurs auf die spirituelle und menschliche Entwicklung?

Ich bin fest davon überzeugt, dass die vermittelten Theorien und die Behandlungen von Viktor Philippi sowohl die seelische als auch die geistige Entwicklung jedes Kursteilnehmers gefördert haben.

Sehr intensiv wurde uns die Philosophie der Goldenen Pyramide vermittelt. Wichtig für den Heilerfolg der Bioenergetischen Meditation ist, diese Pyramide auch zu leben, d.h., Gesundes Denken mit Dankbarkeit – Annahme – Vergebung täglich zu praktizieren. Es hat mich doch sehr verblüfft, wie einfach und auch logisch sich das Wirken der Goldenen Pyramide erklären lässt. Es ist meines Erachtens für jeden verständlich, dass es z.B. einen untrennbaren Zusammenhang zwischen Dankbarkeit – Immunsystem – Geist, zwischen Vergebung – Stoffwechsel – Körper und zwischen Annahme – Nervensystem – Seele gibt.

Die Philosophie der Goldenen Pyramide ist zu einem neuen Weltbild, einer Lebensphilosophie für mich geworden. Jeder Mensch ist in der Lage, diese Pyramide zu leben und zu lernen. Man braucht keine Hilfsmittel, es kostet kein Geld, es gibt keine Altersgrenze – man muss nur gewillt und bereit sein, diesen Weg zu gehen. Veränderung beginnt bei sich selbst. Würde sich die Menschheit dafür entscheiden, wir würden alle in Frieden, Harmonie, Glück und Gesundheit leben.

3. Welche Erwartungen hatte ich vom Kurs und was habe ich bekommen?

Wie ich bereits ausgeführt habe, war ich auf der Suche nach einer Methode, mit der die Seele erreicht werden kann, um darüber Heilung zu erfahren. Ich selbst habe wegen des kleinen „h" zu dem Kurs gefunden. Da ich mich schon seit einiger Zeit auf dem spirituellen Weg bewege, war mir bewusst, dass mich keiner heilen kann bzw. ich allein niemanden heilen kann. Das kann nur der Körper selbst über seine Selbstheilungskräfte. Dazu braucht er insbesondere eine freie, gesunde Seele – frei von Blockaden und Ängsten, die nur vom Menschen selbst geschaffen werden.

Ich bin seit Beginn meines spirituellen Weges auf der Suche nach mir selbst, nach meiner inneren Wahrheit, nach dem, was meine Seele ausmacht. Fast ein halbes Jahrhundert habe ich nur funktioniert, habe getan und gemacht, gepowert ohne Ende, um andere zufrieden zu stellen, um anerkannt zu werden, um eine Lebensberechtigung zu haben, ohne wirkliche Lebensfreude. Um zu dieser Erkenntnis zu gelangen, musste ich viel „Müll" in Form von Blockaden und Ängsten beseitigen. Mein Ego wusste und weiß sich auch manchmal heute noch sehr gut zu wehren!

Von Anfang an habe ich heftig auf die Sitzungen von Viktor Philippi reagiert. Ich möchte hier nichts aufzählen und erläutern, denn es sind meine höchstpersönlichen Erfahrungen. Nach dem 3. Seminar war es so heftig, dass ich eine Woche lang außer Gefecht gesetzt war. DANKE, dass es so war und nicht schlimmer!

Heute fühle ich mich wesentlich leichter, freier, ausgeglichener und voller Liebe. Von meiner Familie, von meinen Freunden, Kollegen und Bekannten wird das immer wieder bestätigt. Es reicht von: Du siehst gut (besser) aus; deine Haut und deine Haare haben sich positiv verändert; deine Augen sind klar und strahlen; du wirkst sehr ausgeglichen; dein Gang ist leichter geworden; bis hin zu: Du kommst viel weicher und liebevoller rüber. Was soll ich da noch kommentieren? Ich fühle mich einfach auch so.

Diese Veränderung hat sich innerhalb einer Zeit von ca. fünf Monaten vollzogen. Ich spüre förmlich, dass z. B. Ängste gegangen sind. Oft hatte ich mit Angstschweiß zu tun. Davon ist keine Spur mehr da. Sehr, sehr vieles nehme ich gelassener an, komme in Stresssituationen in meine innere Ruhe.

Jeder Mensch hat in diesem Leben die Chance, gesund und glücklich zu werden. Diese Chance, die Bioenergetische Meditation heißt, muss man aber auch nutzen. Ich habe durch das Leid meiner schweren Erkrankungen zur Bioenergetischen Meditation gefunden, habe es endlich geschafft, mich zu öffnen – für die Liebe, für mich selbst. Ich habe mich endlich entschieden – für das Leben. Ich glaube, mehr kann ich von einem Kurs nicht nur erwarten, sondern auch bekommen. Das „H(h)eiler werden" wurde zum „heiler geworden" und wird ein „Heiler sein" werden.

4. Welche Erfahrungen habe ich gemacht bei den energetischen Fernsendungen und Kontaktsitzungen?

Beim Empfangen von energetischen Fernsendungen bin ich fast immer eingeschlafen. Beim Versenden von Energie und bei Sitzungen im Rahmen des Seminars habe ich Bilder und Farben gesehen, verspürte Wärme und manchmal auch eisige Kälte und hatte oft starke Schmerzen. Manchmal waren die Bilder, die Schmerzen und das Unwohlsein so stark, dass ich am liebsten die Bioenergetische Meditation abgebrochen hätte. Aber mein Glaube und mein Vertrauen zu dieser Heilmethode und damit an das Göttliche haben mich weiter auf diesem Weg gehen lassen.

Die Schmerzen an der Stelle der Krebserkrankung lassen nun langsam nach. Bei allen Probanden, die bei mir zur Kontaktsitzung waren, sind Reaktionen aufgetreten – von Frieren und permanentem Gähnen. Einige schliefen schnell ein. Trotzdem haben alle die Bioenergetische Meditation als sehr wohltuend empfunden und möchten wiederkommen.

Es erfüllt mich jedes Mal mit tiefer Dankbarkeit und Demut, dass ich Kanal sein darf für diese universelle, göttliche Energie. Das große „H“ ist nun Programm und Weg für mich, wobei ich mich als „Helfer“ sehe. Menschen zu helfen, sich von ihrem Leid, von ihren Blockaden und Ängsten und damit von ihren Krankheiten zu befreien.

Dazu habe ich mit der Bioenergetischen Meditation eine einfache Heilmethode von unschätzbarem Wert regelrecht in die Hand bekommen.

5. Gesamteindruck und Epilog

Die Seminare bei Viktor Philippi und seinen Mitarbeitern waren sehr tiefgründig und anschaulich aufbereitet. Auf einfache und für alle verständliche Weise wurde uns die Lehre von der Bioenergetischen Meditation, von der Philosophie der Goldenen Pyramide vermittelt. Alles war logisch nachvollziehbar.

Als besonders wertvoll schätze ich das Lehrbuch „Der Weg zum Wunder“ von Viktor Philippi ein. Klare Gliederung, jederzeit nachvollziehbare Worte und übersichtliche praktische Anleitungen machen es unverzichtbar für die Arbeit als Biosens. Es ist eine praktische Anleitung für ein glückliches und gesundes Leben.

Beenden möchte ich meinen Erfahrungsbericht mit einigen persönlichen Worten an Viktor Philippi. Sie sollen zum Inhalt gehören, denn ohne Viktor gäbe es diesen Bericht nicht.

Lieber Viktor,

last but not least möchte ich Dir meinen Dank aussprechen, obwohl es schwer ist, die passenden irdischen Worte des Dankes zu finden.

DANKE für die Vermittlung der theoretischen und praktischen Kenntnisse über die Bioenergetische Meditation, insbesondere über die Philosophie der Goldenen Pyramide.

DANKE für Deine Kontaktsitzungen, die so in die Tiefe gingen wie keine andere Behandlung zuvor.

DANKE für all das, was mir geschehen ist und für das, was noch passieren wird. Ich wollte meinen Bericht eigentlich kürzer und förmlicher fassen. Aber bei mir ist soviel auf der emotionalen Ebene geschehen. Meine Seele hat soviel Heilung erfahren wie nie zuvor. Deshalb gibt es für Dich auch innige Worte des Dankes von meiner Seele. Soooviele Tränen der Freude hat sie noch nie geweint. Jetzt zieht der Körper nach.

DANKE dafür, dass ich ein riesengroßes Stück vorangekommen bin auf dem Weg zu mir.

Als ich über die passenden Dankesworte an Dich nachgedacht habe, hatte ich ein klares Bild vor meinem geistigen Auge:

Ein ebener Weg ohne Müll und Unrat, braun wie Mutter Erde; leuchtend grünes Blatt- und Strauchwerk säumte diesen Weg; all das war eingehüllt in weiß-goldenes Licht.

Dafür aus tiefstem Herzen einfach DANKE.

Lieber Viktor, ich wünsche Dir und Deiner Familie alles Liebe und Gute, viel Kraft und Zuversicht für all das, was es noch zu bewältigen gilt. Es werden noch viele Menschen den Weg zu Dir finden. Ich hoffe trotzdem, dass der Kontakt zwischen uns erhalten bleibt.

Seminarteilnehmerin I.M.

Anfangs war ich überrascht, verwundert, skeptisch, ungläubig, neugierig

Theomedizin, Biosens, Bioenergetische Meditation, was ist das? Noch nie hatte ich davon gehört.

Anlässlich von Kongressen in Dresden und Taubenheim und Abenden des Heilens machte ich meine ersten Erfahrungen damit.

Als Allgemeinmedizinerin hatte ich in meinem langen Berufsleben die Grenzen der Schulmedizin erkannt, öffneten sich hier neue Wege zur Behandlung der Menschen?

Anfangs war ich überrascht, verwundert, skeptisch, ungläubig, neugierig. Mich beeindruckte die tolle Atmosphäre, der liebevolle Umgang unter den Kongressteilnehmern.

Nach jeder Meditationssitzung durch einen Biosens war ich munter, guter Dinge und hätte Bäume ausreißen können. Doch zu einer Ausbildung zum Biosens konnte ich mich lange nicht durchringen. Erst eine Brustkrebserkrankung vor einem Jahr brachte den Wandel, ein Umdenken. Ich wurde in dieser Zeit sehr von meiner Freundin, Biosens und Chefin, in deren Praxis ich noch etwas mitarbeite, unterstützt, aber ich wollte und musste auch selbst etwas tun für meine Gesundung. Anstelle einer Bestrahlung wählte ich die Ausbildung zum Biosens zum Verdruss meiner schulmedizinischen Kollegen. Ich hatte mich nicht an die allgemeingültigen Richtlinien gehalten. Aber die guten Kontrollbefunde, meine stetig wachsende Energie, Kraft und Lebensfreude gaben mir Recht, ich war auf dem richtigen Weg, der anfangs auch voller Zweifel war.

Ich erinnere mich an die ersten Meditationen zum Kongress und Abenden des Heilens. Die Augen wollte ich eigentlich nicht schließen und blinzelte und wollte sehen, was Du, lieber Viktor, da vorn treibst und wie die Nachbarn neben mir reagieren. Die „Melodiender Sterne“ nervten mich und ich hatte große Sehnsucht nach schöner klassischer Musik. Es hat eine Weile gedauert, bis ich die CD als unerlässlichen Teil der Meditation empfand.

Von Kurs zu Kurs ging es mir besser, ich war ausgeglichener, hatte keine Fersenspornbeschwerden mehr, war voller Dankbarkeit und Freude, dass ich so viele Freunde gefunden habe.

Wahrscheinlich habe auch ich mich verändert, was ich vor allem in der Sprechstunde mit meinen Patienten erlebe. Dann passiert es schon mal, dass sie mich fragen, bevor ich es tue: „Frau Doktor, wie geht es Ihnen? Hoffentlich gut und danke für das letzte Gespräch mit Ihnen, es hat mir so gut getan."

Ich war richtig verblüfft und ein bisschen gerührt, so hatte ich das nicht erwartet. Für mich war es der Beweis, dass ich die Erkenntnisse während der Ausbildung gut in meine Arbeit einbringen kann. Ich glaube, ich bin dem Ziel, „heiler" und „Heiler" zu werden, ein Stückchen näher gekommen.

Ich danke Dir, lieber Viktor, und Ines und meinen Freunden in Leipzig, dass ich an diese Methode des Heilens herangeführt wurde. Wenn ich jetzt das Glück habe, in die Reihe der Biosens aufgenommen zu werden, verspreche ich, dass ich das Erlernte nach bestem Wissen und Gewissen bi meinen Klienten und auch Patienten sowie meiner Familie umsetzen werde.

Seminarteilnehmerin R.K., Fachärztin für Allgemeinmedizin

Herangeführt wurde ich durch meine Hausärztin

Ich will kurz erwähnen, wie ich mich für diese Ausbildung nach anfänglicher Überwindung entschlossen habe.

Herangeführt wurde ich durch meine Hausärztin und jetzige Freundin Frau Dr. med. P.

Ich hatte von 2005 bis ca. Ende 2007 eine sehr schwere Depression, hatte keinen Lebensmut mehr und war am Ende meiner Kräfte. Frau P. nahm mich zum damaligen Internationalen Kongress für Theomedizin nach Dresden mit, obwohl ich dort eigentlich nichts so richtig mitbekommen hatte – aber es war der Beginn einer leichten Veränderung nach einigen Tagen in mir zu spüren. Etwas war plötzlich anders geworden. Ich konnte wieder ein Glücksgefühl wahrnehmen, etwas Wärme empfinden. Ich konnte es noch nicht richtig einordnen.

Frau P. hat mich, so oft sie es zeitlich einrichten konnte, behandelt und ich spürte wieder: Etwas passiert mit meinem Körper, in meinem Körper. Es war Wärme, Liebe, ich konnte wieder besser schlafen – es war wie der Beginn eines neuen Lebens. Frau P. hatte in dieser Zeit die Ausbildung zum Biosens gerade abgeschlossen und ich habe davon profitiert.

Mit jeder folgenden Behandlung merkte ich, das es mir immer besser ging. Meine Ängste wurden weniger, meine Schmerzen wurden erträglicher - ich kam ins Leben zurück. Ich traute mir sogar wieder, mit meinem Mann für eine Woche in die Berge zu fahren und konnte das Glück noch gar nicht so richtig fassen.

Ich habe an allen folgenden Theomedizinkongressen teilgenommen und lernte Taubenheim kennen, die vielen aufgeschlossenen Menschen, die mir dort begegnet sind, die Freude,

die mich ansteckte – alles war ein Geschenk für mich. Diese Erfahrungen, die Behandlungen durch Frau P., der Austausch untereinander, das alles wirkte sich sehr positiv auf mich aus.

Immer stärker reifte in mir der Entschluss, auch diese Ausbildung zu absolvieren und trotzdem habe ich noch einige Zeit gebraucht, um mich dann doch dazu zu entschließen. Ich habe zum Glück in Leipzig jetzt einige Freundinnen, die schon einige Jahre diese Ausbildung haben und die mich alle zu meinem Vorhaben bestärkt haben. Niemand musste mich dazu überreden – ich wollte es hundertprozentig für mich, in erster Linie, um das Heilen mit kleinem h zu erlernen.

Natürlich würde ich später auch anderen Menschen helfen, die es selbst wollen, aber wie schon erwähnt: Ich wollte und will erst selbst heilen und gesünder werden.

Die Seminare waren alle sehr konstruktiv, nicht immer leicht zu verstehen, weil man darüber noch sehr wenig weiß. Die Zeit ist wie im Flug vergangen. Ich habe durch diese Seminare sehr viele wertvolle Menschen kennengelernt und werde auch zu einigen den Kontakt halten, sofern sie es auch wollen.

Ich bin sehr glücklich und dankbar, dass ich durch dich, lieber Viktor, und durch Ines eine - ich nenne es für mich – Lebenshilfe erlernen durfte, die mich ins Leben zurückgeholt hat

Die drei sehr schweren Jahre, in denen ich förmlich gelitten habe und hinter verschlossenen Türen ein viertel Jahr verbringen musste und mit Tabletten ruhig gehalten wurde, möchte ich nie wieder erleben müssen. Es war eine sehr schlimme Zeit für mich gewesen. Ich kann es mit meinen Worten nicht ausdrücken, wie dankbar ich meiner Ärztin bin, dass sie mich zu dir „geführt" hat.

Durch die tägliche Meditation merke ich, dass ich stabiler werde und selbstbewusster. Ich will auch sagen, dass ich schon noch Ängste habe, vor allem davor, noch einmal so eine schlimme Zeit durchleben zu müssen. Im Kurs konnte ich viele positive Reaktionen wahrnehmen. Mir ist oft so, als müsste ich mit weit ausgebreiteten Armen durch die Welt gehen und die Menschen alle mitnehmen und sagen: „Wacht endlich auf, die Biomeditation bringt euch Gesundheit, Glück, Zufriedenheit, Freude und Freunde".

Für mich gibt es keine andere Methode, die mich überzeugen könnte.

Während Kontaktsitzungen mit Klienten spürten diese sehr häufig Reaktionen - Wärme, Kribbeln, Frieren und manche haben auch Farben gesehen. Ich persönlich habe während der Meditation manchmal die Farben Lila und Gelb gesehen, spürte oft eine enorme Kraft in den Händen oder der Kopf arbeitete sehr stark.

Mit einigen Freunden senden wir uns gegenseitig und telefonieren anschließend miteinander. Alle haben die unterschiedlichsten Reaktionen, sind für alles dankbar, auch wenn es manchmal Tränen gibt. Auch ich bin mir im klaren, dass nach Beendigung der Ausbildung das Lernen nicht aufhören wird.

Ich will und werde mich viel mit meinen Aufzeichnungen beschäftigen sowie das Buch „Der Weg zum Wunder" immer wieder in die Hand nehmen und darin lesen und meine Erfahrungen sammeln.

Wie schon erwähnt, habe ich das große Glück, hier in Leipzig mindestens acht Freundinnen zu haben, mit denen ich mich austauschen kann und wir uns gegenseitig Sitzungen geben werden.

Mir hat der Kurs sehr viel gebracht und mein Leben in vielerlei Hinsicht enorm bereichert.

Ich will mich bei Dir, lieber Viktor, von ganzem Herzen bedanken, dass ich bei Dir erlernen durfte, wie man sein eigenes Leben, seine Gesundheit und sein Glück besser steuern und erleben kann. Wie man mehr Verantwortung für sich selbst übernehmen kann und wie man anderen Menschen, die es wollen und zulassen, helfen kann. Ich bin glücklich, zu der Familie der Biosens gehören zu dürfen und werde mein Bestes dafür geben, dass es so bleibt.

Seminarteilnehmerin G.D.

Ich hatte mein Vertrauen zurück

1. Was hat mich in den Kurs gebracht, „H" oder „h"?

Im Jahre 2001 habe ich Dich, lieber Viktor, in der Schweiz auf den Basler Psi-Tagen mit der Biomeditation erleben dürfen. Irgendwie habe ich sofort gespürt, dass mich etwas mit Dir bzw. der Biomeditation verbindet. Ich spürte eine göttliche Liebe, göttliche Energie und sah um Deinen Kopf weißes Licht. Ich war sprachlos von dieser Erfahrung.

Ich fuhr nach Hause zurück und war erfüllt und tief berührt von dieser göttlichen Liebe. Wieder im Alltag zurück, stellte ich mein Vorhaben, mich in Taubenheim anzumelden, zunächst zurück. In einem immer wiederkehrenden Zyklus besuchte ich die Internetseite von BioMeZ und wollte mich anmelden. Von Anfang an war ich von Deiner Philosophie überzeugt und las alles, was an Informationen für mich zugänglich war, mit großer Freude. Warum ich das Anmeldeformular nicht ausfüllte, ist mir durch Deine Ausführungen bewusst geworden. Meine Blockaden haben mich immer wieder daran gehindert, den Kurs zu beginnen. Für mich war schon immer klar, ich wollte Menschen helfen, dass sie wieder gesund werden. Ich suchte nach einer Methode, mit der ich mich identifizieren konnte und von der ich überzeugt bin.

Nach der Trennung von meinem Mann im Jahr 2009 musste ich mein Leben erst langsam wieder neu ordnen. Mit einem neuen Partner an meiner Seite war dies jedoch einfach, weil wir gemeinsam in die gleiche Richtung blickten. Im Juni 2010 war nun endlich die Zeit reif. Es traf mich wie ein Blitz. Ich sagte zu meinem Partner, ich melde mich jetzt bei Viktor Philippi an. Die Freude war riesig, weil er meine Entscheidung großartig fand. Wir meldeten uns dann sofort gemeinsam in Taubenheim an.

Damals, 2001, hatte ich immer Angst gehabt, mit dem Auto allein nach Taubenheim zu fahren. Ich suchte mir eine Bahnverbindung heraus, dennoch traf ich keine klare Entscheidung, was u.a. auf mangelnden Selbstwert zurückzuführen war. Nun kam die erste Seminareinheit und ich wusste, meine Fahrt nach Taubenheim wird für mich nicht ganz einfach werden, da mein Partner sich kurz zuvor den Fuß gebrochen hatte und nicht fahren konnte. Dennoch setzten wir uns ins Auto und fuhren los. Als wir in Taubenheim gut angekommen sind, war ich nun doch sichtlich erleichtert, dass ich diese Fahrt problemlos geschafft habe. Die Heimfahrt war umso interessanter. Es ist „ganz einfach", wie Du immer sagtest. Die Fahrt verging wie im Flug und ich war erstaunt, wie unbeschwert und locker ich fuhr. Die Angst, ich könnte die Fahrt allein nicht meistern, war verschwunden. Ich hatte mein Vertrauen zurück.

2. Was hat mir die spirituelle Entwicklung gebracht?

Hier in Taubenheim wurden mein Blickwinkel und mein Bewusstsein erweitert. Neue und interessante Erkenntnisse in Bezug auf die ganzheitliche Gesundung des Menschen wurden mir zuteil. Viele Zusammenhänge von Körper, Geist und Seele verstehe ich nun besser und sehe vieles klarer. Für mich ist es ein Geschenk, hier in Taubenheim sein zu dürfen, um Gottes Kraft und Liebe zu spüren.

3. Was habe ich erwartet, was habe ich bekommen?

Grundsätzlich habe ich nichts erwartet. Ich bin immer ohne Erwartung, aber dennoch mit großer Freude nach Taubenheim gefahren. Umso schöner war es immer, die Harmonie zu spüren. Ich fühlte mich mit mir im Einklang und war nun bei mir angekommen.

Vor allem unsere Gruppe war von Anfang an sehr eng miteinander verbunden, was ich noch nie so erfahren habe. Das war für mich ein schönes Gefühl, das „Miteinander" in einer Gruppe zu erleben. Im Laufe der Seminare sind wir wie eine Familie zusammengewachsen und bei jedem Treffen in Taubenheim haben bei jedem von uns die Augen geleuchtet.

Für mich hat dieser Kurs enorm sehr viel gebracht. Ich habe nun einen eigenen Standpunkt und mein Selbstwert ist dadurch gewachsen. Ich war bisher sehr schüchtern und zurückhaltend. Nun stelle ich mit großer Freude fest, dass ich ohne weiteres auf Menschen zugehen kann. Durch diese Offenheit habe ich mehr Lebensfreude. Jetzt kann ich endlich meinen Traum leben – Menschen zu helfen, dass sie wieder gesund werden. Danke, lieber Viktor. Dass Du all Dein Wissen und Deine Weisheiten an uns weitergegeben hast, damit unsere Welt mit mehr Licht, Liebe und Frieden erfüllt wird. Für mich bist Du ein Geschenk Gottes.

Seminarteilnehmerin

Zufälle

Lieber Viktor,

Es hat natürlich mit „Zufällen“ angefangen...

Ich hatte gerade das Buch von Dr. Deepak Chopra „Das Buch der Zufälle" (höre die "Zeichen", die das Leben uns schickt) gelesen, ein Schriftsteller, den ich sehr schätze, so dass, wie Du in mein Leben eingetreten bist, mich nicht gleichgültig lassen konnte...

Vor einem guten Jahr saß ich im Atelier (ich bin Künstlerin), als jemand an der Tür klopfte. Es war meine Nachbarin, auch eine Künstlerin, die mich überraschend fragte, ob ich nicht zufällig mein Atelier mit ihrem tauschen möchte. Diese Frau hatte ich noch nie gesehen, ich hatte nur mitbekommen, wie eine Frau ihr Atelier in dem Zimmer an der Ecke der Etage hatte. Von dem Zimmer hatte ich oft geträumt (ich hatte es einmal gesehen, war aber damals nicht besetzbar), weil es, im Vergleich zu meinem, viel mehr Licht hatte, genau was ich mir so wünschte... Ich sagte der Frau: „Warum nicht, ich überlege...“ und wir verabredeten uns für demnächst. Ich war sehr aufgeregt, wollte danach die Frau so schnell wie möglich wieder sehen, um ihr Bescheid zu sagen, dass ich mit dem Tausch einverstanden war. Die Frau war aber die folgenden Tage nicht anwesend, so dass ich ihren Namen, der an der Tür des Ateliers hing, in ein kleines blaues Heft, das ich immer bei mir hatte, schrieb.

Kurz danach traf ich Erika auf der Straße, die mir mit Begeisterung über eine Ausbildung als „Biosens“ erzählte, die sie mit Ines zusammen gemacht hätte. (Erika und Ines kenne ich aus meiner ehemalige Tai-Chi Schule). Erika war so begeistert, dass sie mein Interesse erregte, und ich schrieb den Name Viktor Philippi in meinem kleinen blauen Heft mit dem Gedanken, ich würde später im Internet schauen... und ich vergaß es, bis ich meine Nachbarin Christa im Atelier wieder sah.

Es war gut zehn Tage nach ihrem ersten Besuch. Die Frau war mir nicht besonders sympathisch, ich konnte ihre innerliche

Unruhe spüren und ich wollte nicht, dass sie zu nah an mich kam. Aber ich wollte unbedingt das Atelier tauschen, so dass ich mir Zeit und Mühe gab, eine Unterhaltung zu führen. Und plötzlich fing sie zu erzählen, wie sie ein merkwürdiges Experiment mit einer Heilpraktikerin als „Proband" führte... Es machte sofort „klick" bei mir. Ich fragte sie: „Hat es mit jemandem aus Russland zu tun mit dem Namen Philippi?" Sie war verblüfft und fragte: „Ja, wie wissen Sie das?" Ich hatte mir das Wort Proband bemerkt, als Erika mir erzählt hatte, wie der Proband von Ines ein Experiment für Herrn Philippi machte. „Proband" war für mich als Französin ein neues Wort. Der Name „Philippi" hatte mir auch sofort etwas (Positives)gesagt, weil mein lieber Bruder Philippe heißt. Dazu hatte mir Erika über einen Russen erzählt und ich mag irgendwie die „russische Seele", seit ich als Jugendliche die russischen Schriftsteller intensiv gelesen habe. Natürlich fand ich alles sehr interessant, was die Frau mir erzählte, aber ich war insbesondere am Atelier interessiert. Ich vergaß wieder alles.

Bis ich wieder in mein kleines blaues Heft guckte und plötzlich sah, wie die Namen Christa G. und V. Philippi nebeneinander standen: zwei Personen, von denen ich zwei Wochen vorher noch nie gehört hatte und die doch eine Verbindung hatten... Ich war verblüfft und ab dem Moment habe ich den Namen „Viktor Philippi" nicht mehr vergessen!

Lieber Viktor, vielleicht war ich ein bisschen lang in meiner Einleitung. Ich wollte aber betonen, wie wichtig das Thema Atelier für mich war. Das wichtigste überhaupt. Das Atelier war mein „Refugium", dort konnte und kann ich immer mein Gleichgewicht finden. Nichts konnte damals mehr Bedeutung für mich haben, (inzwischen habe ich das neue Atelier bekommen, Christa ist eine Freundin geworden und es gibt keinen Tag, an dem ich nicht dankbar bin, das schöne, große, helle Atelier bekommen zu haben...). Und warum Christa auf die Idee gekommen ist, mit mir das Atelier tauschen zu wollen, bleibt, nach wie vor, ein Rätsel für mich...

Ich bin im März für das erste Mal während des Theomedizinkongresses mit Erika und Ines nach Taubenheim gekommen. Ich muss ehrlich sagen, dass ich sehr misstrauisch dorthin gekommen bin. Ich hatte etwas Angst, vielleicht mit einem Scharlatan zu tun zu haben. Ich hatte mir gedacht, ich gucke mal ganz kritisch, was es dort für Leute gibt. Dass Ines und ihr Mann dort gewesen waren, hat mir aber sehr viel Vertrauen gegeben (die beiden sind Politzisten, haben sozusagen die „Füße auf der Erde“). Dort war ich aber positiv überrascht. Ich konnte sehr interessante Vorträge hören, insbesondere hat mir die Ärztin für Psychotherapie Dr. med. Günther-Pusch gut gefallen. Sie schien mir sehr ehrlich und intelligent. Und dann kam die erste „Biomeditation“.

Ich hatte keine Ahnung, was mich erwartete. Ich lag auf der Liege und sofort sind die Bilder gekommen, unheimlich klar aber nicht wie in einem Traum. Es war kein Traum, ich war sozusagen „voll dabei“.

Das erste Bild war meine Großmutter mit einem frühgestorbenen Sohn. Die Bilder waren nicht traurig, sie waren bloß erstaunlich da. Und plötzlich waren sie weg, dann sind sehr viele und immer sehr bunte andere Bilder gekommen, keine traurige Stimmung. Als die Biosens ihre Hand auflegte, fing mein linkes Auge zu tränen an. Ohne Grund. Ich konnte es mir nicht erklären... Am Ende diese Sitzung kam noch „eine kleine Stimme“ in mir, die immer „gesagt“ und wiederholt hat: „Intelligent, extrem intelligent“; ich wusste, es war für mich gedacht, wie eine kleine Stimme, die nicht wollte, dass ich „aufgebe“ (ich meine, in meinem Leben meine Kapazitäten immer so ignorieren, verstecken). Diese kleine Stimme hat mich auch schwer beeindruckt. Am Abend war ich beim „Abend des Heilens“, wo ich etwas sehr Schönes erlebte mit „dem Mann Philippi“, der so klar und ohne Unterbrechung seiner Gedanken sprechen konnte. Was er sagte, fand ich total ok.

Sehr schnell habe ich danach die Entscheidung getroffen, die Ausbildung als Biosens zu machen. Da ich etwas Geld in Frankreich hatte, konnte ich die Ausbildung „selbst" finanzieren, ohne irgendjemand zu fragen und ohne „schlechtes Gewissen". Ich habe mir gedacht: „Statt eine Reise zu machen (ich verreise immer sehr gerne), mache ich eine innere Reise...". Ich konnte noch nicht ahnen, was für eine Reise auf mich wartete! Also, ich war, als ich mich entschieden habe, die Ausbildung zu machen, nicht krank, ich meine „körperlich krank". Ich habe mehr auf die kleinen Stimme in mir gehört, die mir gesagt hat: „Mach es".

Im Grunde, wenn ich überlege, bin ich „auf der Suche" seit sehr langem. Es fehlte mir immer eine Sache, wahrscheinlich die wichtigste: der Glaube. Und ich denke, ich bin jetzt dabei, ihn zu gewinnen. Ich bin meistens ein sehr rationaler Mensch, der viel mit dem Intellekt erklären will... und vielleicht ist mir deswegen so viel Merkwürdiges während dieser Zeit passiert, das man mit dem „normalen Verstand" nicht erklären kann...

Ich möchte jetzt etwas über mein früheres Leben erzählen, damit Du (aber auch ich) besser verstehen kannst, wohin mein Lebensweg mich bis jetzt geführt hat.

Also, ich war sieben Jahre alt, als mein Vater, ein brillanter Jagd-Pilot, bei einem Flugzeugunfall starb. Es war ein sehr großer Schock. Meine Kindheit verbrachte ich trotzdem sehr glücklich an der Atlantik-Küste in Frankreich mit meiner geliebten Familie: meiner Mutter und meinem Bruder Philippe. Damals bin ich jeden Sonntag in die Kirche gegangen, erste Reihe, erster Stuhl rechts (meine Mutter und mein Bruder nicht!). Ich denke, ich war als Kind sehr gläubig und in der Kirche hatte ich die Möglichkeit, mich mit „meinem Vater im Himmel" wieder zu treffen. Ich wollte auch immer so gut wie möglich sein, in der Schule wie im Leben.

Es ist mir viel später eigentlich bewusst geworden, wie ich diesen „Gott der Strafe" fürchtete. Er war doch kein Gott der Liebe, er hatte mir meinen Papa genommen... Als Jugendliche warf ich alles weg, als ich erfuhr, wie sich die katholische Kirche während des zweiten Weltkrieges mit den Juden benommen hatte.

Ich hielt plötzlich alles für eine große Maskerade. Ich hatte keine Religion mehr, aber trotzdem das Gefühl, beschützt zu sein...

Danach hat „die Suche“ sozusagen angefangen. Ich brauchte „etwas“. Ich habe viel gelesen, Philosophie, Psychologie, alles was zu tun hatte mit dem Gehirn und die Astrophysik hat mich angesprochen... Und mein Bruder hat angefangen, sich intensiv mit der tibetischen Medizin zu beschäftigen. Das war vor dreißig Jahren. Er ist jetzt ein sehr gläubiger „Buddhist“ geworden. Natürlich hat er mich auf „diese Reise“ mitgenommen.

Durch ihn habe ich ganz besondere Menschen kennen gelernt: alte Mönche, die nur tibetisch sprechen konnten, aber sie haben innerlich so gestrahlt, dass man keine Worte brauchte, um zu merken wie sie alles mit Liebe gefüllt haben, Räume wie Menschen... Ich war sehr beeindruckt, es war das erste Mal in meinem Leben, dass ich so was erlebte. Wir haben den Dr. Choedrak bei uns als Gast zu Hause gehabt. Er war damals der persönliche Arzt des Dalai-Lama und hatte achtzehn Jahren lang im Gefängnis in China verbracht. Nur weil er Mönch war. Und trotzdem hatte er seinen Folterknecht, der schwer krank war, im Gefängnis geheilt. Ich konnte es damals nicht gut verstehen, wie man statt Rache mit Liebe reagieren konnte. Oder mit Geduld (ich denke an dem Dalai-Lama, ich konnte es auch nicht verstehen, dass er so „passiv“ mit der chinesischen Regierung war).

Ich sehe jetzt alles ganz anders, besser gesagt, ich verstehe alles ganz anders seit Taubenheim... Dank der tibetischen Medizin (apropos, wie Du hat Dr. Choedrak immer ein Glas warmes Wasser nach dem Aufwachen empfohlen. Für ihn die beste Medizin...) habe ich tief in mir den Glauben gefunden, dass Körper und Seele immer miteinander verbunden sind. Seit dieser Zeit glaube ich auch fest an die Reinkarnation. Und ich versuche bewusst, das Leben zu respektieren (auch die Mücken!). Ich habe es aber nicht geschafft, tief in den tibetischen Buddhismus zu kommen, ich meine in meinem „normalen Leben“. Ich hatte das Gefühl, entweder bin ich Mönch und ich lebe wie ein Mönch, oder es ist nicht machbar. Ich sehe die Dinge etwas anders jetzt.

Ich bin älter geworden... Man kann andere Wege finden, und etwas ist immer besser als nichts! Ich habe mich aber die letzten zwanzig Jahre immer mehr und mehr gläubig (innerlich) gefunden, mit etwas aus der katholischen Religion, etwas aus dem Buddhismus und immer mehr und mehr aus der Natur. So dass ich sehr glücklich war, als Du von Deinen Erfahrungen mit den Kirchen erzählt hast!

Ich denke, es ist wichtig, diese Geschichte der Vergangenheit zu schreiben. Denn sie sind wie Stücke eines Puzzles, das Puzzle meines Lebens. Ich bekomme immer mehr den Eindruck, dass alles sich total ordnet (auch wenn es nicht angenehm zu erleben ist) und immer mehr und mehr das Gefühl, es gibt ein Ziel... ich muss bloß geschehen lassen...

Ich war dreißig Jahre alt, als ich meinen Mann kennen gelernt habe. Ich war sicher, „er ist es“. Trotz eines tollen Lebens in Frankreich (als Künstlerin hatte ich gerade eine super Arbeit im Bordeaux Theater bekommen), habe ich mein schönes Land verlassen, meine liebe Mutter und Bruder und bin 1992 im „wilden Osten“ angekommen. Meine spirituelle Suche hatte sich mehr in eine „Überlebens-Suche“ verwandelt (fremde Sprache lernen, getrennt von meiner künstlerischen Welt und wieder alles von Anfang an von 1994 bis ´96 in Amerika!). Ich war aber sehr glücklich in meiner Ehe und später mit meinen zwei wunderschönen Söhnen.

Bis mein Mann Schweres erlebten musste, das seine Karriere total veränderte und ihn zur Depression führte. Schwer, es war schwer. Ich habe noch intensiver versucht zu „überleben“. Zum Glück war mein Atelier da. Ich habe gemalt, ganz andere Sachen als in Frankreich, „versteckt in meiner Höhle“. Es ging meinem Mann immer schlechter... mir auch. Ich habe angefangen, schlechte Gedanken zu bekommen, neidisch zu sein, ich hatte keinen Bock mehr, das Gefühl „ich bin in einer Sackgasse, alles ist verloren“. Ich habe versucht, ihn zu ändern, ohne Erfolg.

Bis ich angefangen habe, mich zu verändern. Dafür brauchte ich einen Unfall. Am Knie hatte ich mir ein Kreuzband gerissen. Ich habe mich nicht operieren lassen (war eine gute Entscheidung, heute ist das Bein wie das andere), so dass ich absolut abhängig war. Keine Möglichkeiten mehr, in irgendeine „Fluchtaktivität“ zu fliehen... ich war alleine mit mir selbst.

Genau in dieser Zeit hat mich eine französische Freundin zu einem Jesuitenkreis mitgenommen, der sich gerade mit dem Thema „Halt! Wohin rennst du denn?“ beschäftigt hat. Dank den Jesuiten bin ich wieder zu der Meditation gekommen (die ich seit Frankreich und den Buddhisten etwas vernachlässigt hatte) und konnte endlich den Abstand gewinnen, den Abstand, den ich so brauchte, um die Bibel anders verstehen zu können, nicht immer wie ein kleines Mädchen... Es könnte doch einen Gott der Liebe geben... Ich kann mich noch gut erinnern, ich wollte auch glauben können, aber wie?

Dank dieser Verletzung bin ich auch zum Tai-Chi gekommen. Ich habe beim Kurs Ines und Erika kennen gelernt, die mich später nach Taubenheim mitgenommen haben. Mit dem Tai-Chi habe ich nach einem guten Jahr Praxis plötzlich meine Fingerspitzen gespürt, wie die Energie geflossen ist. Aber wohin damit?

Dank dieser Verletzung hat das Leben wieder für mich angefangen zu lachen. Ich habe bewusst viel Sport für mein Knie getrieben, so dass ich sehr viel im Wald bei uns war. Dort habe ich mein Gleichgewicht wiedergefunden, es war dort manchmal so viel Freude, einfach da im Wald. Und dank dieser Verletzung habe ich auch viel mehr gelernt, in mich zu hören, Vertrauen zu bekommen. Ich hatte es doch geschafft, ohne Operation alles in Ordnung zu bekommen, man brauchte bloß Geduld. Ich habe auch während dieser Zeit ein tolles Buch, „das Anti-Krebs Buch“, von einem Franzosen, D. Servan-Schreiber, gelesen. Alle meine „Themen“ waren da: „die Wissenschaft“, die tibetische Medizin, die parallele Medizin, die Meditation, die Spaziergänge in der Natur, die gesunde Ernährung.... Im Grunde war ich „reif“ für Taubenheim!

Du hast uns gefragt, was sich in unserem Leben verändert hat, seit wir die Ausbildung als Biosens machen. Ich könnte antworten: „Fast alles"... Ich sehe und erlebe das Leben einfach anders...

Es sind auch ganz konkrete Sachen passiert, wie z.B.:

Seit August sieht mein Leben wie ein „Tornado" aus, es ist so viel passiert! Ich hatte Mitte September die Eröffnung meiner ersten persönlichen Ausstellung mit über 100 m^2 Ausstellungfläche. Die war mehr als erfolgsreich, die Eröffnung war einmalig, es waren so viele Leute da, alle mit Blumen, eine unglaublich gute Energie. Und alle haben es so empfunden... Das Ganze hat mir mehr gebracht, als ich mich vorstellen konnte: gute, lange Artikel in der Presse, tolle Menschen kennen lernen, die mich unterstützen zu wollen schienen, neue Ausstellungen in Aussicht und natürlich mein neues Atelier...

Innerlich bin ich ganz anders geworden. Ich traue mich Sachen, die ich nie gemacht hätte! Seit ein paar Jahren habe ich das Gefühl, dass das Leben mich „vorne" haben will. Es kamen immer Angebote, die ich versuchte zu ignorieren oder zu ablehnen. Dieses Jahr habe ich aber zugesagt und meine erste Führung in Französisch im Schloss Moritzburg Ende Oktober gemacht. Im November war ich in Tunesien, wo ich als Dolmetscherin für ein interkulturelles Treffen gearbeitet habe. Ich habe auch eine Führung durch meine Ausstellung gemacht, weil man mich gefragt hatte. Letztes Jahr hätte ich irgendeine Entschuldigung gefunden, um es nicht zu machen. Bei der Eröffnung der Ausstellung musste ich auch reden und es war problemlos. Alles tolle Erfahrungen.

Ich habe etwas „Großes" (für mich) überwunden: mich annehmen, wie ich bin, nicht versuchen, immer zu gefallen; loslassen und mich ausdrücken, wie ich bin (so wichtig für mich mit der Kunst). Ich war nicht immer so... Die kleine Stimme, die ich während der ersten Biomeditation gehört habe, die mir gesagt hat „intelligent, sehr intelligent" - ich wusste, sie hatte mich „nackt" gesehen. Ich sollte keine Angst mehr haben, dass man mich nicht liebt (wer kann allen gefallen?), dass man neidisch auf mich wird (als Studentin hatte ich darunter gelitten); ich sollte einfach sein.

Mein Mann ist wie aus seiner Lethargie gekommen. Als ich von dem letzten Seminar zurück kam, hatte er unglaublich viel bei uns geschafft... Küche neu gestrichen, Parkett gewachst, Bad gereinigt... ein Wunder, alles statt Golf spielen (die letzten Jahren hatte er viel zu viel Golf gespielt). Und er hat die Kraft gefunden, um Dinge zu ändern. Seit zwei Wochen ist er umgezogen und fängt ein ganz neues Leben in seiner Arbeit an... Er hat mir auch erzählt, wie er, als ich in Taubenheim während des ersten Seminares war, die ganze Zeit an Nora denken musste. Nora war seine kleine Tochter (aus seiner ersten Ehe), die mit sieben Monaten am plötzlichen Kindstod gestorben ist. Dabei hatte er Tränen in den Augen. Mein Mann redete nie darüber.

Ich habe angefangen „meine blau-violetten Lichter" zu sehen (manchmal auch gold). Es hat bei dem zweiten Seminar angefangen. Als ich in Tunesien war, ist etwas sehr Schönes passiert. Ich war sehr glücklich, dort zu sein, hatte aber Bedenken, wie ich überhaupt dazu kommen würde, eine Biomeditation zu führen während der Woche. Ich musste mein Zimmer teilen und war die ganze Zeit mit der Gruppe zusammen. Am ersten Vormittag lag ich noch im Bett, als ich die Augen geöffnet und gelächelt habe und mich innerlich bedankt habe, in Tunesien zu sein. Dann habe ich die Augen wieder zugemacht und die Lichter sind gekommen. Unheimlich groß und schön. Und das jeden Vormittag. Ich konnte sie fast rufen. Diese Lichter geben mir immer ein wunderschönes Gefühl: ich bin geschützt, ich bin auf dem guten Weg... Meistens, wenn sie da sind, kann ich einen kühlen Schauer über den Rücken fühlen. Heute habe ich es zum ersten Mal „ganz normal" beim Zahnarzt erlebt. Die Schauer im Rücken waren auch da. Mein Zahnarzttermin war schön...

Es ist mir sehr viel passiert während der Ausbildung. Ich habe manchmal große Zweifel bekommen, wie eine „Zweifel Attacke". Einmal, kann ich mich gut erinnern, wollte ich unbedingt meine blauen Lichter wieder sehen, aber sie sind nicht gekommen. Sie sind überraschend wieder gekommen (und noch größer und schöner als vorher), als ich auf sie nicht mehr gewartet habe...

Ein paar Sachen haben mich besonders beeindruckt:

Als ich während der ersten Seminars ein helles grünes Licht um Dich herum sehen konnte. Deine Hände waren insbesondere grün.

Ich habe eine Biomeditation mit D. als „Klient“ geführt. Die Chakren-Karte, die sie auf mein Wurzelchakra gelegt hat, hat sich sehr gebogen.

Ich hatte dich um eine Hausreinigung gebeten. Sie war für mein Elternhaus in Frankreich, wo meine Mama immer lebt. Meine Mutter leidet seit ihrer Kindheit unter Migräne. Sie hat seit der Hausreinigung kaum Schmerzen, hat sie mir erzählt und wundert sich natürlich, warum. Sie weiß von Taubenheim noch nichts (CD „Melodien der Sterne“ habe ich schon für sie, mich aber noch nicht bereit genug gefühlt, ihr etwas zu schicken und zu erklären).

Im Grunde weiß ich nicht, was ich von dem Kurs erwartet habe. Ich war neugierig und habe mehr egoistisch an mich und meine Mitmenschen gedacht. Jetzt denke ich, dass ich Menschen helfen könnte. Es ist aber noch sehr früh und ich spüre, dass ich noch viel lernen muss, weil ich gut erklären möchte, was ich mache (ich habe viele Ärzte in meiner Familie und im Freundeskreis...). Ich habe das Buch wieder gelesen. Ich habe das Gefühl, ich verstehe es ganz anders, besser. Insbesondere die Begriffe Vergeben und Annehmen. Ich glaube, seit ich sieben Jahre alt bin, kann ich dem Leben nicht richtig vergeben. Jetzt weiß ich, was ich zu tun habe: mit mir arbeiten... lernen, auch geschehen zu lassen, es gibt so viel zu lernen... Es ist aber spannend und bringt viele Früchte. Ich habe gerade in Taubenheim einen Vorgeschmack bekommen. Ich danke Dir, Viktor.

Seminarteilnehmerin

Woher wissen Sie denn, ob Sie helfen können oder nicht?

1.) Was hat mich in den Kurs gebracht? (großes H, kleines h?)

a) Letztendlich meine Suche nach dem kleinen h und

b) um nach vielen Jahren mit diversen Ausbildungen endlich eine Ausbildung zu erhalten, die mit einem konkreten und verwertbaren Abschluss endet (großes H).

Der Weg, wie ich zu dir kam, war folgender:

Vor – so schätze ich – etwa drei bis vier Jahren sah ich im Fernsehen eine Talkshow, in der du interviewt wurdest. Ich war fasziniert von dem, was ich da hörte, schrieb deinen Namen auf, so wie ich ihn verstanden hatte, und versuchte in den nächsten Tagen immer wieder auf verschiedene Arten, dich im Internet zu finden – was mir aber leider nicht gelang. So heftete ich den Zettel in einen Ordner und hoffte auf „den Zufall" (die göttliche Fügung).

Es vergingen mindestens zwei Jahre, ich hatte die Geschichte schon fast vergessen, bis ich wieder „per Zufall" spät abends in eine andere Talkshow im Fernsehen geriet, in der du von einem sehr dynamischen jungen Mann befragt wurdest. Ich erkannte dich natürlich sofort wieder. Du stelltest die Heilung der Frau mit medizinischem Querschnitt vor. Ich war sehr beeindruckt, das war das, was ich schon seit langem suchte, anstrebte, mir für unsere Welt wünschte...

Was mich aber wirklich erschütterte, war die Art der Interviewführung. Der jungen Mann fragte dich: „Woher wissen Sie denn, ob Sie helfen können oder nicht?" Und du sagtest schlicht: „Die Antwort, ob ich helfen kann oder nicht, kommt sofort." Mir lief die Gänsehaut runter, der Interviewer aber fragte nicht nach, wie du das gemeint hast (also von wem die Antwort komme...), sondern ging einfach kommentarlos darüber hinweg zum nächsten

Gesprächspartner. Ich war sprachlos und dachte mir: „Der hat überhaupt nicht verstanden, was sein Gesprächspartner da gerade gesagt hat."

Aber aus irgendeinem Grund fand ich dich auch diesmal wieder nicht bei meiner Suche im Internet.

Kurze Zeit darauf fuhr ich zum Einkaufen in unsere Kreisstadt und blieb an der Eingangstüre des dortigen Biomarktes wie angewurzelt stehen. Dort hing ein Plakat mit deinem Bild und der Ankündigung für einen „Abend des Heilens". So besuchte ich im Herbst 2009 meinen ersten Abend des Heilens in München.

Und jetzt fand ich auch alle drei Internet-Auftritte von dir. Ich verschlang die Informationen und Geschichten in der Seite des Fachverbandes für Biosens und in der für Theomedizin, wobei mir abwechselnd die Tränen kamen oder die Gänsehaut lief (oder auch beides zusammen). Ich war „infiziert".

Über den Berufs- und Fachverband für Biosens nahm ich Kontakt auf zu Biosens, u.a. zu Dr. Andreas Lohr aus Schondorf (ein Nachbarort meines Wohnortes in Bayern). Ich ließ mir mehrere Sitzungen von ihm geben, besuchte im Frühjahr 2010 erneut den Abend des Heilens in München und meldete mich zu dem Kurs H(h)eiler werden an.

2.) Beschwerden, Ängste, Probleme – welche waren das?

Beschwerden sind:

- extrem trockene Haut mit neurodermitischen Erscheinungen, wechselnd lokalisiert, zu Kursbeginn vor allem um den Hals herum;

- starke Neigung zu Blähungen, Bauchgeräuschen, Afterjucken;

- Neigung zu stark verspanntem und verhärtetem Schultergürtel

Früher lange Neigung zu Halsweh bis Stimmverlust, Mandelentzündung (entfernt), zwei Lungenentzündungen; vor der

Schwangerschaft Schilddrüsenüberfunktion nach medikamentenbehandelter Unterfunktion; zeitweise Neigung zu Magen-Darm-Infekten. Aber das ist seit einigen Jahren alles „Vergangenheit".

Die körperlichen „Zipperlein" machen mir weniger Gedanken, ich fühle mich belastbar und motiviert. Was mich mehr beschäftigt, ist mein seit frühester Kindheit vorhandener Jähzorn (Wutanfälle), der durch intensive Arbeit mit einer spirituellen Lehrerin schon mal für eine Weile (ca. zwei Jahre) weg war, in der letzten Zeit aber ziemlich heftig wieder da ist, gekoppelt mit großer Ungeduld.

Nach dem ersten Kurs waren die Reaktionen deutlich, was mich aber nicht beunruhigte, weil ich solche Reaktionen schon aus anderen Arbeiten kannte. Als erster reagierte prompt mein Sohn (13 Jahre), dessen Foto ich während des Kurses vor mir auf den Tisch gelegt hatte. Kaum war ich vom Kurswochenende zu Hause, legte er sich mit Fieber (drei Tage hoch), Kopfschmerzen, Schwindel, Schwäche und leichter Lungenentzündung (die dritte!) ins Bett – alles innerhalb einer Woche und innerhalb dieser sieben Tage ging auch alles wieder. Die Ärztin, die ihn abhörte, gab homöopathische Mittel, ich machte Quarkumschläge und nach genau einer Woche stand mein Sohn wieder auf den Beinen, als ob nichts gewesen wäre.

Ich hatte während dieser Zeit ein gutes Gefühl, irgendwie war ich mir ganz sicher, dass das seine letzte Lungenentzündung sein sollte, weil das jetzt ausgereinigt wird. Und ich war mir auch sicher, dass seine bisherigen Probleme in und mit der Schule jetzt ein Ende finden würden. Und in der Tat: Seitdem läuft das Thema Schule erheblich leichter und besser.

Nachdem unser Sohn durch war, fuhren wir ein paar Tage später als geplant in den Urlaub (das erste Kurswochenende lag mitten in den bayerischen Sommerferien) – und ich war eine Woche lang so was von übellaunig, dass ich wohl meiner Familie den Urlaub einigermaßen verdorben habe. Nachdem das durch war, wurde ich für eine Woche akut krank: Kopfschmerzen und Übelkeit und jeweils einen Tag schön nacheinander starkes Frieren, Husten, Halsweh, Rotznase... Auch das verging, wie es kam.

3. Was hat der Kurs in spiritueller Hinsicht gebracht?

Für mich ein ganz wichtiger neuer Schwerpunkt ist die Vergebungsarbeit. Das war bisher nicht so stark in meinem Fokus (bisher ging es immer mehr um die Entwicklung der „universellen" Liebesfähigkeit). Leicht annehmen konnte ich das „um Vergebung bitten"; schwieriger war schon, dass ich selbst den anderen vergeben soll – nicht, weil ich nicht vergeben will, sondern weil ich mir dann so anmaßend vorkomme. Wer bin ich, dass ich das Recht habe, anderen zu vergeben. Wahrscheinlich steht da irgendein Bild von einem überheblichen Menschen irgendeiner Art im Weg. Und am schwierigsten für mich ist das „ich vergebe mir selbst" – das war, wenn ich einen wirklich schwerwiegenden Fehler gemacht habe, schon immer schwer für mich.

Generell aber habe ich das Gefühl, dass sich die Arbeit an und mit der Vergebung bei mir gut entwickelt und das gibt mir die Zuversicht, Karma aus Opfer-Täter-Beziehungen für beide Seiten erlösen zu dürfen, ohne es erleiden zu müssen. Das ist für mich eine ganz bedeutsame, heilige Vorstellung.

4. Was habe ich erwartet, was habe ich bekommen?

Bekommen habe ich vor allem ein „Handwerkszeug", mit dem ich konkret arbeiten kann, das jeder Klient körperlich ausprobieren kann, etwas „Materielles", nicht nur spirituelle „brainware", mit der viele Menschen nicht direkt etwas verbinden können.

Was ich ganz großartig finde und mir den Einstieg in mein neues Beruf(ung)sleben extrem erleichtert, ist die Tatsache, dass ich einfach arbeiten kann, ohne zuerst lange Erklärungen abgeben zu müssen. Und ebenso großartig finde ich die Existenz des Berufsverbandes. Hier kann ich alle notwendigen schriftlichen Unterlagen erhalten, die ich den Klienten mitgeben kann, damit sie die Arbeit besser verstehen können, die ein Biosens macht.

Ich brauche mich praktisch nur „ins gemachte Nest" setzen. Das ist eine so große Erleichterung!! Ich danke dir und deinen Biosens der ersten Stunden für diese unglaubliche Kleinarbeit und Leistung, von der ich/ wir heute profitieren dürfen!!

Jetzt im Dezember kann ich auch bereits von ersten eigenen körperlichen Erfolgen berichten. Im dritten Kursblock waren meine Hauterscheinungen am Hals ziemlich auffällig. Am Samstag bat ich meine Übungspartnerin, sich um die Haut und die Leber (Wut!) zu kümmern. Sie sagte nach der Sitzung, dass ihr, während sie die Leber durchgewärmt hat, der aktive Arm bis über den Ellbogen hinauf weh getan hätte. Am Sonntag waren die Hauterscheinungen auffälliger und mehr, worüber ich mich mit der Sicherheit, dass „es" arbeitet, richtiggehend freute. Jetzt ist am Hals nichts mehr zu sehen.

Im vierten Kurswochenende bekam meine Übungspartnerin den Impuls, die Hand an meinem linken Knöchel aufzulegen. Dort hatte ich seit Jahren nach einem Insektenbiss oder -stich mit nachfolgender Blutvergiftung (vier Tage antibiotische Infusionen im Krankenhaus) immer gut sichtbar angeschwollenes Gewebe. Jetzt ist mein linker Knöchel nur noch minimal dicker als mein rechter!

5. Meine Erfahrungen im Kurs

Für mich ganz erstaunlich ist, dass ich mich von Anfang an in der Gruppe sehr wohl gefühlt habe. Das ist für mich ungewohnt. Normalerweise muss ich mich erst an eine Gruppe gewöhnen, und meistens gibt es auch ein oder zwei Personen, die mir auf Anhieb extrem unsympathisch sind und wo ich mich dann immer sehr disziplinieren muss, um nicht die ganze Zeit energetisch gegen sie zu feuern. In diesem Kurs war das von Anfang an nicht der Fall – ich fühlte mich von Anfang an wohl und harmonisch in dieser Gruppe. Das ist sehr schön.

So habe ich mich auch in den Partnerarbeiten immer sehr wohl gefühlt und konnte als Empfänger die gesendete Energie gut annehmen. Als Sender habe ich mich auch gut und vertraut gefühlt, weil es mir nicht ungewohnt oder fremd ist.

Die Übungen zwischen den Kursen mit meiner ersten Übungspartnerin waren mit einem liebevollen Gefühl begleitet. Ich konnte gut dabei bleiben und auch gut empfangen.

Die Übungen mit meinem zweiten Übungspartner (zwischen Kursblock 2 und 3) sind mit einem vertrauten und vertrauensvollen Gefühl verbunden. Allerdings stellten wir fest, dass wir exakt übereinstimmende Reaktionen hatten:

- Beim Senden waren wir wohl beide extrem unkonzentriert. Mir gingen pausenlos Tagesgedanken durch den Kopf und ich musste mich immer wieder zu dem zurück holen, was ich eigentlich gerade tun sollte, nämlich senden. Bei direktem Kontakt beim Senden bin ich so etwas gar nicht gewohnt.

Beeindruckt hat mich auch eine Reaktion bei einer Übung im Kurs mit Andrea (Block 3): beim „Scannen" konnte ich kaum noch stehen, als mein Übungspartner bei meinen Füßen abtastete. Zwar konnte ich Andreas Erklärung zu dieser Reaktion sofort gut einordnen und annehmen, trotzdem hat mich die Deutlichkeit der Reaktion erstaunt.

Eine weitere, mir zwar auch schon bekannte, aber für mich trotzdem immer wieder beeindruckende Reaktion ist, wie ich mich am Ende des allerersten Kurstages bei dir gefühlt habe - der Bayer würde sagen: wie eine ausgezuzelte Weißwurst. Soll heißen: Ich war eigentlich nur noch Hülle, kam mir vor wie komplett energetisch ausgeleert, mir war extrem kalt und ich brauchte jede Menge Brennstoff (Abendessen) und heißen Tee, um überhaupt wieder Wärme in meinem Körper zu spüren. Und auch mein Kopf war komplett leer. Aber nach einer Nacht mit super Schlaf fühlte ich mich am nächsten Morgen richtig gut.

Beeindruckend fand ich auch die Übung bei Andrea, als wir einmal „allgemein" Liebe senden und einmal gezielt die göttliche Kraft schicken sollten. Der Unterschied war deutlich zu spüren und so charakteristisch. Auf mich wirkte es so: Beim „allgemein"

Liebe schicken hatte ich das Gefühl von etwas Weichem, „Wattigem", Wolkigem, so etwas kuschelig-Fluscheliges. Beim Senden der göttlichen Kraft hatte ich den Eindruck von etwas ganz Konkretem, Gezieltem, in etwa so wie das präzise Handwerkszeug eines Feinmechanikers, Goldschmiedes oder Uhrmachers.

Zum Schluss möchte ich noch sagen, dass ich ein Gefühl großer Freude und Dankbarkeit in mir habe: Ich freue mich auf das, was ich ab sofort machen darf, ich freue mich auf das, was das Leben bringen wird, ich freue mich über die Entwicklung unseres Sohnes, ich freue mich auf spannende Kongresse für Theomedizin, ich könnte platzen, wie schön das Leben sein kann!!

Seminarteilnehmerin B.W.

Nach der ersten Sitzung wusste ich, was ich wollte

Lieber Viktor,

in den letzten Monaten ist sehr viel passiert. In meinem Leben hat sich vieles verändert.

An die Biomeditation bin ich durch einen Hinweis meiner Tochter gelangt. Sie hatte sich von einem Biosens eine Sitzung geben lassen und empfahl mir, es einmal auszuprobieren. Nach der ersten Sitzung wusste ich bereits, dass ich die Ausbildung zum Biosens gerne bei Dir machen möchte.

Seit längerem war ich schon auf der Suche nach einer neuen Methode; Reikibehandlungen, die ich seit einigen Jahren durchführe, finde ich nach wie vor sehr gut, aber meine Seele brauchte eine neue Herausforderung.

Zusätzlich wollte ich weiteren gesundheitlichen Störungen, die durch einen Verkehrsunfall 2005 doch erheblich zugenommen hatten, entgegenwirken. Ich wünschte mir schon so lange, wieder richtig gesund zu sein.

Durch meine Ausbildung zur Engeltrainerin bei Doreen Virtue und meine Seminare über Engel, die mir sehr viel Freude bereiten, waren viele Themen in Deinen Schulungen für mich nichts Unbekanntes. Trotz allem gab es viele neue Aspekte, neue Einsichten, neue Sichtweisen, die sich auftaten.

Durch die Sitzungen meiner Übungspartner sowie deine durften sich viele Blockaden bei mir lösen, worüber ich sehr dankbar bin.

Ich selbst habe dann probeweise schon Behandlungen durchgeführt und erstaunliche Veränderungen zum Positiven hin festgestellt. Auch im Familienkreis und bei Freunden hat sich vieles verändert. Das Selbstbewusstsein der Menschen sowie das Strahlen in ihren Augen nach den Sitzungen, die Dankbarkeit, die mir entgegenkam, das es so etwas wunderbares wie diese

Biomeditation gibt, hat mir gezeigt, ich befinde mich auf dem richtigen Weg. Diese Aufgabe übernehme ich in Zukunft sehr gerne, zumal ich glaube, dass es Gottes Wille und mein Weg ist.

Natürlich gab es hin und wieder auch einige Zweifel, doch je mehr ich mit dieser Energie arbeitete, umso ruhiger, stärker wurde ich innerlich. Man kommt in seine eigene Mitte und Kraft. Dazu gehört, wie Du uns beigebracht hast, Ausdauer, Disziplin und Geduld. Diese Charaktereigenschaften durften wir noch einmal bewusst werden lassen, wie wichtig sie in unserem Leben sind. Auch was die Strukturierung im Alltag angeht, habe ich viel von Dir gelernt.

Die Durchführung der Hausreinigung hat noch einmal eine ganz neue Energie erzeugt. Man fühlt sich noch wohler in den eigenen vier Wänden. Ich glaube, viele Blockaden durften das Haus verlassen. Dafür danke ich Dir von ganzem Herzen.

Dein Buch ist eine wertvolle Unterstützung. Man kann immer wieder nachschlagen, nach zweimaligem Lesen versteht man noch einmal vieles besser.

In meinen Mitschülern habe ich wiederum sehr nette Menschen kennen gelernt. Es haben sich Freundschaften gebildet, ein großer Austausch an Lebenserfahrung hat stattgefunden. Es waren sehr intensive, erfahrungsreiche Monate mit allen Beteiligten.

Dafür möchte ich Dir von Herzen danken und wünsche uns allen, die diese Schulung bei Dir absolvieren durften und besonders Dir für die Zukunft viel Kraft und Gesundheit.

1. Was hat uns der Kurs gebracht?

Neue berufliche Perspektiven, Bewusstseinserweiterung,

2. Welche Krankheiten, Ängste, Depressionen, was ist gegangen, was ist geblieben, was hat sich verändert?

Ein Jahr lang litt ich unter starkem Durchfall nach Einnahme von Antibiotika. Das ist vorbei. Mein Stuhlgang hat sich normalisiert. Viele Ängste durch Verletzungen aus der Kindheit, aus den Partnerschaften etc. durften mich verlassen. Ich habe innerliche Stärke erhalten. Unfallbedingte Verletzungen der Blase haben sich noch nicht verbessert.

3. Was hat uns der Kurs in seelisch-geistiger Entwicklung gebracht?

Veränderungen in unserem Denken, Handeln und Tun vorzunehmen.

Vergebung zu üben, in Dankbarkeit zu leben, das Annehmen zu lernen, was ich auch für einen der wichtigsten Punkte halte.

4. Was hat man erwartet, was hat man bekommen?

Ich bin ohne Erwartungshaltung in die Schulung gegangen. Umso mehr kann ich mich heute über die Erfahrungen freuen, die ich machen durfte, noch einmal Dinge aus einer anderen Sichtweise zu hören, besonders was den Schutz eines Menschen angeht.

5. Unsere Erfahrungen im Kurs, Empfindungen bei gegenseitigen Sitzungen

Ich durfte von Anfang an, seit der Öffnung des Kanals, noch mehr in andere Inkarnationen schauen, meine eigenen Inkarnationen aufarbeiten. Komplette Zusammenhänge wurden mir aufgezeigt, Farben, Bilder, Symbole. Auch bei gegenseitigen Sitzungen. Durch diese Erfahrungen konnte ich nochmals Zusammenhänge vom heutigen Leben zu früheren Leben besser verstehen und auch erlösen.

6. Was hat uns im Kurs nicht gefallen?

Für mich war alles stimmig.

Seminarteilnehmerin B.B.

In meinem Inneren wusste ich ganz fest, dass ich wieder gesund werden würde

1983 holte ich meinen zweiten Sohn morgens tot aus dem Bett und nichts war mehr so, wie es einmal war. Ab da begann eine schwere Zeit für mich mit zunehmenden gesundheitlichen Beschwerden: ständige Infekte als Seitenstrangangina, extremer Haarausfall (der Arzt bestätigte 33%), der ganze Körper tat mir seitdem weh vor Müdigkeit, ich war extrem berührungsempfindlich geworden. Ich fühlte mich immer müde, selbst morgens, wenn ich aufstand, tat mein Körper weh. Alles war zur Belastung und Qual geworden. Zeitweise wollte ich mir sogar das Leben nehmen, nur mein Pflichtbewusstsein meinen beiden anderen Kindern gegenüber hat mich am Leben erhalten, einem Leben, wo ich nur noch funktionierte.

Mein Glück war, dass ich irgendwie im Innern ganz fest glaubte, dass ich wieder gesund werden würde. Dies ging auf einen Gedanken zurück, den ich plötzlich im Kopf gehabt hatte, als ich ca. 27 Jahre alt gewesen war, an Krankheit noch gar nicht gedacht hatte und der so stark und klar war, dass ich ihn seitdem nicht vergessen konnte: „Du wirst einmal sehr krank sein, aber du wirst es schaffen“. Dieser Gedanke war zunächst ohne Beachtung, wurde aber wieder aktiviert, als mein Leidensweg begann und gab mir Mut, durchzuhalten, nicht aufzugeben und immer weiter nach Möglichkeiten zu suchen, von denen ich glaubte, sie würden mir weiterhelfen, denn eins bekam ich mit: Ein Arzt konnte mir nicht helfen.

Das Beste, was mir passieren konnte, war die Wende, kam ich nun doch an Gedankengut heran, was zu DDR-Zeit unmöglich gewesen wäre. Ich beschäftigte mich intensiv mit esoterischen Dingen, was ich als Naturwissenschaftler und Arzttochter kategorisch abgelehnt hätte, würde es eine Tablette geben, die mich von meinen Beschwerden befreit. Ich praktizierte intensiv Yoga, Qi Gong, machte mich kundig in Bachblüten, Edelsteinen, Homöopathie, Kinesiologie... Alles brachte mich auch irgendwie weiter und öffnete meinen Blick für die anderen, nicht sichtbaren Dinge, die es offensichtlich doch geben musste. Aber ich spürte auch, dass ich am Ende meiner Möglichkeiten angekommen war und es irgendwie nicht mehr weiter ging, egal, was ich auch tat. Eine Ärztin sagte zu mir: „Ihre Selbstheilungskräfte sind blockiert." Damit stand ich nun wieder allein da.

Meine Freundin fragte mich 2009, ob ich nicht eine Ausbildung bei Dir mitmachen möchte. Ich wollte nicht, hatte schon so viel an Energiearbeit gemacht, „was denn nun noch, ist doch eh alles dasselbe, das Hoffnungen weckt und mir wieder nicht zum Durchbruch verhilft".

Seit 2004 litt ich unter massiven Verdauungsbeschwerden, seit ca. 2007 bewegte sich mein Darm überhaupt nicht mehr. Alles was ich wusste und mir neu anlas, probierte ich aus, aber es half nichts. Panische Angst bekam ich, als nicht einmal käufliche Abführmittel wirkten. Meine Ärztin war ratlos, ich erspare mir hier ihre Empfehlung, gegen die sich alles in mir sträubte. Ich fing nun auch in Hinblick auf diese für mich größte Belastung wieder an zu suchen.

Seit Jahren, seitdem ich auf diesen Weg gekommen war, hatte ich das Gefühl, ich werde immer irgendwie „gezogen". Na ja, und dann meldete ich mich im Frühjahr fürs Seminar an.

Ich bin ohne große Erwartungen gekommen, ich wollte nicht wieder enttäuscht werden. Aber ich hoffte doch insgeheim, dass ich gesundheitlich weiterkommen würde.

In einer Woche ist nun das 5. Seminar, worauf ich mich sehr freue und ich sitze hier, schreibe den Bericht und heule vor lauter Dankbarkeit. Schon vor dieser Ausbildung hatte ich mir angewöhnt, für vieles dankbar zu sein, nicht alles einfach als selbstverständlich hinzunehmen. Die heutige Dankbarkeit geht aber viel tiefer. Ich bin voller Ehrfurcht vor dieser gewaltigen Kraft, die ich jetzt kennen gelernt habe. Seitdem habe ich manchmal das Gefühl, wieder neu zu leben. Ich gönne mir jetzt vieles, was nicht unbedingt lebensnotwendig ist, einfach aus Spaß an der Freude und ich genieße wieder vieles. Meine

Kreativität kommt wieder durch und ich fühle mich glücklicher, belastbarer und energievoller. Ich genieße es, am Strand spazieren zu gehen, auf die Ostsee zu schauen oder mit dem Rad durch die Natur zu fahren. Und ich kann wieder schlafen. Ich träume auch wieder, anfangs insbesondere nach der Meditation „Läuterung“. Plötzliche Besserungen/Veränderungen habe ich nicht bemerkt, vielmehr verlief bei mir eine Besserung schleichend, fast unbemerkt.

Seit Anfang August hatte ich nun keinen Infekt mehr, obgleich ich immer wieder das Gefühl hatte, wieder kurz vor einer Seitenstrangangina zu sein.

Was das schönste für mich ist: Meine Verdauung ist ganz leise, Stück für Stück, wieder aufgelebt. Als ich vor ca. einer Woche zur „Erlösung“ meditierte, hatte ich dabei spontan folgenden Gedanken im Kopf, den ich eigentlich gar nicht selbst gedacht haben konnte: „Jetzt fasst eine goldene Hand oder eine goldene Schaufel in meinen Bauch und holt irgendetwas heraus.“ Ich habe aber weder etwas gesehen noch gespürt und mich immer wieder gefragt, ob ich mir das nur eingebildet hätte, aber es ist tatsächlich seitdem eine noch spürbarere Verbesserung eingetreten. Was hatte ich diesbezüglich nicht alles versucht, alles was bei anderen half - bei mir half einfach nichts. Ich bin so glücklich darüber und zuversichtlich, dass es weiter bergauf geht. Ich kann wieder Äpfel essen und habe Appetit! Allen herkömmlichen Theorien zum Trotz, dass es (allein) auf eine gesunde Ernährung ankommt, bin ich nun wiederum eines besseren belehrt worden. Es sind vorrangig die unsichtbaren Dinge, die den Körper krank machen und erst muss man hier sanieren, bevor sich eine Trendwende anbahnen kann. Das hatte ich auch immer schon irgendwie gefühlt, mir fehlte bisher aber die Methode dazu. Manchmal fühle ich mich schon jetzt wie neu geboren.

Die Biomeditation ist DAS Geschenk meines Lebens! Und ich danke Dir sehr dafür, dass Du mich darin eingeweiht hast!

Auch meinen Beinen geht es viel besser. Sie fühlten sich immer schwer an und schmerzten bei jeder Berührung. Ich hatte auch eigenartiger Weise immer das Gefühl, dass im Kniebereich die Ursache dafür sein musste. Im Juni 2010 besuchte mich meine Freundin, die bei Dir schon in der Ausbildung war und gab mir eine Kontaktsitzung. Sie erzählte mir hinterher, dass sie das Gefühl gehabt hätte, ihr schlüge plötzlich jemand mit einer Stange in die Kniekehlen. Wir staunten beide darüber und Tage später fiel mir auf, dass es meinen Beinen ja viel besser ging, seitdem fühlen sie sich viel leichter und angenehmer an; ein Gefühl, das ich bisher weder mit Yoga noch sonst irgendetwas hinbekommen hatte. Dieses Erlebnis im Vorfeld hatte mit Sicherheit dazu beigetragen, mich fürs nächste Seminar anzumelden.

Nach der ersten Fernsitzung hatte ich einen Tag später plötzlich extreme Schmerzen im linken Fuß. Am liebsten wäre ich stehen geblieben vor lauter Schmerzen, ich hatte mich weder vertreten, noch hatte ich unbequeme Schuhe an. Nachdem ich überlegt hatte, konnte ich mich an diese Schmerzen erinnern: Ich hatte mir 1970 den linken Fuß gebrochen, der lange Zeit einfach nicht heilen wollte. Der Schmerz hielt etwa zwei Tage in dieser Stärke an und wurde in der darauffolgenden Woche immer weniger.

Abschließend zu Deiner Frage, was mir der Kurs gebracht hat im Sinne von heiler oder Heiler werden: Es ist für mich immer noch vorrangig, selbst gesünder zu werden und alles für mich zu tun. Aber ich arbeite schon seit Wochen über die Ferne mit einer Frau mit diversen gesundheitlichen Beschwerden, mit meiner Schwester und ihren drei Katzen sowie in der Kontaktsitzung mit zwei Freundinnen.

Ich denke, mein Weg ist vorgezeichnet, ich habe das Gefühl, wieder gezogen zu werden zum (H). Wenn man so weit unten war wie ich, kann man viel mehr Verständnis für andere Menschen aufbringen, die auch nicht weiter wissen. Man kann nur nachempfinden, wenn man zumindest ähnliches durch hat. Aber wann ich diesen Schritt aktiv gehe, weiß ich im Moment noch nicht. Ich bin nach allem auch geduldiger geworden und lasse mich nun davon leiten, dass ich auch hier den richtigen Zeitpunkt erkenne. In spiritueller Hinsicht habe ich viel Neues erfahren und wieder viel Altes über Bord geworfen.

Das Leben ist ein Fluss und etwas, wovon ich einmal glaubte, es sei die Wahrheit, erweist sich mit einer bisher unbekannten Sichtweise nicht mehr als wahr. Ich habe mich erneut von vielen Büchern getrennt, die mir einst sehr wichtig waren, weil ich das Gefühl habe, dass ich sie jetzt nicht mehr brauche. Dadurch fühle ich mich noch leichter. Das Buch „Der Weg zum Wunder" ist fast schon zur Bibel für mich geworden. Ich bin noch offener und anderen gegenüber versöhnlicher geworden. Meinen Kollegen gegenüber fühle ich mich nicht mehr so unbedeutend.

Seminarteilnehmerin H.D.

Die Philosophie der Goldenen Pyramide bereichert mein Leben

Angaben zu meiner Person:

Ich wurde 1970 als 3. Kind meiner Eltern geboren. Meine Geschwister waren zu diesem Zeitpunkt bereits zwölf Jahre (Bruder) und sechs Jahre (Schwester) alt. Ich wuchs sehr behütet und vaterbezogen und sorgenfrei auf. Die Beziehung zu meinen Geschwistern war auf Grund des großen Altersunterschiedes eher nicht so intensiv. Dies änderte sich, als meine Schwester mit einer Gesichtslähmung im Krankenhaus lag und ich dachte, sie müsse nun sterben. Mich überkamen starke Verlustängste und ich betete darum, dass meine Schwester wieder gesund werden möge. Ich traute mich damals nicht, mit jemanden darüber zu sprechen, da wir konfessionslos erzogen wurden. In mir entstand zu diesem Zeitpunkt der Glaube an das, was man nicht sehen sondern nur im Inneren fühlen kann; es war die Hoffnung, dass alles gut wird.

Meine Schwester wurde wieder gesund und es entstand zwischen uns eine starke Geschwisterbeziehung. Mein Bruder war für mich immer der große Bruder, zu dem ich aufschaute, ich hatte aber dadurch auch oft das Gefühl, ich könne ihn nicht erreichen. Auch das sollte sich ändern.

Ich war 16 Jahre alt, da bekam mein Bruder Hodenkrebs. Diesmal wusste ich gleich, ich werde meinen Bruder nicht verlieren und dass es auch an mir liegen kann, seine Krankheit positiv zu beeinflussen (indem ich für ihn da war und an seine Heilung glaubte). Er wurde gesund, aber zum gleichen Zeitpunkt verlor seine Frau das gemeinsame Kind. All diese Geschehnisse ließen die Familie für kurze Zeit wieder ein Stück näher zusammenrücken.

Mein Vater litt zu diesem Zeitpunkt bereits an Schlafstörungen und daraus resultierenden starken Depressionen. Er war ein ausgesprochener Perfektionist, lud sich in seinem Leben immer mehr Verantwortung auf seine Schultern, als er eigentlich bewältigen konnte, er zerbrach daran und nahm sich 1992 sein Leben und leider auch ein Stück von unserem.

Meine Mutter erkrankte im gleichen Jahr an Brustkrebs und musste sich für oder gegen das Leben entscheiden. Sie entschied sich für das Leben. Von diesem Zeitpunkt an flüchtete jeder von uns Geschwistern und baute seinen eigenen Schutzwall um sich. Mein Bruder vergrößerte sein Ego, meine Schwester lässt Gefühle nur noch gezielt dosiert an sich ran und ich fraß mir einen Schutz aus Fett und Sarkasmus an, dabei nutzte ich meine empathische Gabe nur noch, um die Schwachstellen meiner Mitmenschen zu finden, um sie bei Bedarf verletzen zu können, was prima funktionierte. Ich brauchte mich vor niemandem zu fürchten und fürchtete mich am Ende vor mir selbst.

Zu diesem Zeitpunkt lernte ich meine damalige Partnerin I. kennen, ein Mensch, so ehrlich, direkt und sensibel, wie ich es bis dahin nicht gekannt hatte. Mich erfüllte vom ersten Tag an, als ich sie sah, ein tiefes Gefühl der Verbundenheit, aus dem sich nach und nach eine Beziehung aufbaute. Alles ging von selbst, ich nahm stark ab, bestand meine Prüfung zum Diätkoch mit „sehr gut" und bekam sofort eine Arbeitsstelle in einer Klinik. Ich konnte nun meinen Wunsch verwirklichen, durch meine Arbeit kranken Menschen zu helfen. Ohne diesen Menschen an meiner Seite hätte ich nie meine Ziele erreicht. Sie hat an mich geglaubt, mich unterstützt und mich durch ihren Fleiß angespornt. Sie hat Ordnung in mein Leben gebracht, wofür ich ihr bis heute sehr dankbar bin.

Leider bekam meine Partnerin schon ziemlich früh in unserer Beziehung eine Herpes-Erkrankung, welche sich sehr stark auf unser Leben auswirkte. Sie fühlte sich dafür verantwortlich, dass unsere Beziehung nicht so war wie die von anderen. So entstanden bei ihr Zwänge und Zwangsstörungen. Nach zahlreichen missglückten Psychotherapien zerbrach unsere 7-jährige Beziehung, aber es ist daraus eine tiefe innige Freundschaft entstanden, die, so glaube ich, uns beide auf unseren Weg zur

Bioenergie geführt hat, den wir sonst nie gefunden hätten. Jedenfalls ich nicht. Ich weiß, dass uns so die Möglichkeit gegeben wurde, in diesem Leben etwas aufzulösen.

Was mich veranlasste, das Seminar zu besuchen/mein Weg zur Bioenergie/mit welchen Krankheiten bin ich gekommen

Eigentlich war mein Hauptbestreben die Neugier, mehr über diese Methode der Heilung zu erfahren. Ich war nicht krank, litt aber unter Erkältungen (jedes Jahr mindestens einmal) und dachte, dies wird sich ja vielleicht verbessern. Ich hatte Verlustängste und Angst vor Menschen oder viel mehr vor dem, was sie über mich denken könnten. Aus heutiger Sicht finde ich, dass ich schon ziemlich krank und unfrei war. Dies war mir bis zum Seminar aber in keiner Weise bewusst gewesen.

Meine erste Berührung mit der Bioenergie hatte ich 2006 bei der Fernsehsendung „Unter uns". Meine frühere Partnerin sah die Sendung auch. Sie besuchte noch 2006 das Seminar. So kam es dazu, dass sie mir schon zum Zeitpunkt ihrer Ausbildung Sitzungen gab. Ich empfand die Sitzung sehr angenehm, wenn ich auch noch nicht wirklich offen für die Bioenergie war.

An einem Samstagmorgen im Sommer 2007 bekam ich starke Bandscheibenprobleme, wie auch schon in vergangenen Jahren (plötzlich in der Bewegung auftretender starker Schmerz im Lendenbereich, wobei eine starke Verkrümmung der Wirbelsäule zur Seite erfolgte). Diesmal konnte mir der Bereitschaftsarzt im Krankenhaus nicht helfen, er war ein junger Zahnarzt und sehr unsicher. Ich hatte Angst und kein Vertrauen zu ihm, deshalb ging ich, ohne etwas erreicht zu haben, nach Hause. Meine Freundin (Biosens) wollte am Nachmittag mit meiner Partnerin und mir spazieren gehen und bot, als sie mich so sah, ihre Hilfe an. Ich hatte ja keine andere Wahl (ich war nicht wirklich offen für die Meditation). Sie arbeitete mit mir auf unserem Esstisch, Wärme durchströmte meinen Körper. Einige Stunden später war kein Schmerz mehr wahrnehmbar. Wie das möglich war, habe ich bis vor ein paar Monaten nicht verstanden. Bis heute hatte ich nie wieder Probleme mit der Bandscheibe. Noch einige andere Phänomene, welche durch sie in Gang gekommen sind, überzeugten mich, mich mit dem zu beschäftigen, was ich nicht sehen konnte und doch wahrnahm.

Was hat mir der Kurs spirituell gebracht?

Seit ich das Seminar besuche, hat sich mein spirituelles Bewusstsein stark verändert. Ich habe das Gefühl, auf meinem Weg angekommen zu sein. Mein Verhältnis zwischen Körper, Geist und Seele hat sich verändert. Mein seelisches Leben ist ausgeglichener geworden und einige alte Verhaltensmuster habe ich hinter mir lassen können. Die Höhen und Tiefen des Lebens gehören einfach zu meinem Leben dazu.

Meine Wahrnehmungsfähigkeit hat sich vergrößert und ich bin noch offener für die Schönheit und Einzigartigkeit der Natur geworden. Mein Mitgefühl und meine Toleranz zu anderen, anders denkenden Menschen haben sich vergrößert. Ich kann dankbarer für alles im Leben sein und bin achtsamer im Hier und Jetzt.

Meine ethischen Vorstellungen haben sich seitdem geändert, viele Dinge, die ich sehe oder höre (besonders aus den Medien), kann ich einfach nicht mehr glauben. Ich bin sensibler, aber auch verletzbarer geworden, aber dafür bin ich dankbar. So viel Negatives, wie auf der Welt auch ist, mein Glaube ist stärker geworden und ich wünsche mir, dass mein Umdenken weitere Kreise zieht.

Meine Erwartungen an das Seminar

- Die Erwartung, meine Neugier zu befriedigen und mehr über diese Methode der Heilung zu erfahren.

- Mir und anderen Menschen helfen zu können

Ergebnisse und Erfahrungen

Die Erwartung, mehr über die Bioenergie und deren Philosophie zu erfahren, hat sich mehr als erfüllt. Sie ist ein Bestandteil meines Lebens geworden. Sie gibt mir Kraft, Sicherheit und die Philosophie der Goldenen Pyramide bereichert mein Leben, wenn ich auch noch Mühe habe, alles zu beherzigen.

Auch diese Hoffnung hat sich mehr als erfüllt. Ich dachte, ich bin gesund, durfte aber erkennen, dass sich in mir schon ziemlich starke Blockaden aufgebaut haben. Dieses Erkennen gibt mir nun die Möglichkeit, sie aufzulösen. Danke.

In Bezug auf andere Menschen kann ich nur sagen: Allein dadurch, in diesem Kurs Menschen getroffen zu haben, die ähnlich denken wie man selbst dass und man sich mit ihnen austauscht, seine Erfahrungen und Mitgefühl teilt, wurde schon jedem von uns geholfen und ein Stück zur Genesung beigetragen. Dabei war es auch etwas ganz Besonderes, so viel Liebe zu empfangen und geben zu dürfen.

Für mich wichtige Reaktionen und Erfahrungen

Bereits zum ersten Seminarwochenende hatte ich das Gefühl, dass sich allein durch das Wissen um Dankbarkeit, Vergebung und das Annehmen viel zum Positiven verändern kann. Es wurde mir klar, was die Liebe im Leben für eine zentrale Rolle spielt. Es begann sich schon hier etwas zu verändern, ich musste das ganze Wochenende weinen. Mal für mich alleine, mal mit jemandem aus der Gruppe. Es überrollte mich ein Glücksgefühl, was sich für mich sehr schwer in Worte fassen lässt.

Eine große Veränderung erlebte ich während des 2. Seminarwochenendes. In der Nacht zwischen den beiden Seminartagen wachte ich auf und in mir kam eine tiefe Traurigkeit auf und ich begann zu weinen. Ich musste an meinen Vater denken und mir wurde klar, ich habe mich nach seinem Tod von meinen Gefühlen Trauer und Wut getrennt und eigentlich auch keinen richtigen Abschied nehmen können. In dieser Nacht ließ ich das erste Mal Trauer zu, bat um Vergebung und vergab ihm. Dieses Erlebnis befreite mich von einer großen Last, welche ich 18 Jahre lang getragen habe.

Die nächste Veränderung ergab sich aus der vorangegangenen. Zum Geburtstag meiner Partnerin waren mein Bruder mit seiner Frau, unsere Mutter sowie meine Schwester mit Partner und meine frühere Partnerin I. zu Besuch. Es standen viele unausgesprochene Dinge im Raum, welche sich in den Jahren zwischen uns allen aufgestaut hatten. Diese Blockaden entluden sich mit einer unbeschreiblichen Kraft, aber es kam dabei zu keinen neuen Verletzungen und alte Kränkungen wurden ehrlichen Herzens einander vergeben. Am Ende flossen bei allen Tränen der Erleichterung. Mein Bruder und ich umarmten uns, es entstand wieder Nähe. Wir schreiben und telefonieren jetzt regelmäßig.

Ich habe in diesem Seminar sehr liebe und interessante Menschen kennen lernen dürfen und fühlte mich mit jedem irgendwie verbunden und werde sie schon jetzt vermissen, da ich einige sicher nicht wieder sehen werde. Danke für diese schöne Zeit.

Lieber Viktor, an dieser Stelle ist es nun auch Zeit, mich bei Dir zu bedanken für alles, was du mir und uns während des Seminars gegeben hast. Mein besonderer Dank gilt neben Dir auch deinem Sohn Vlady und Nicole Michels, welche mir auf so liebe, wunderbare Weise meine Fragen beantworteten, mir meine Zweifel nahmen und wichtige Denkanstöße gaben.

Ich wünsche Dir und deiner Familie alles Gute und weiterhin viel Erfolg und die Anerkennung deiner Arbeit.

Seminarteilnehmer R.T.

Ich war irritiert, keine Schmerzen mehr zu spüren

1. Mit welchen Krankheiten und Blockaden kam ich zu Viktor?

Ich gehöre zu den Menschen, denen der liebe Gott eine stabile Gesundheit in die Wiege gelegt hat. Bis auf einige kleinere Unfälle war ich niemals in meinem Leben schwer krank. Als ich allerdings die 50 überschritten hatte, bekam ich Probleme mit einem Ballen (Hallux Valgus) am linken Fuß, der nur durch eine Operation korrigiert werden konnte. Darauf folgten allerdings noch zwei weitere OPs „zur Korrektur“, bis schließlich das Grundgelenk mit Nägeln und Schrauben stabilisiert und „versteift“ wurde.

Drei Jahre später bekam ich die gleichen Probleme mit dem rechten Fuß. Diesmal humpelte ich erst zum Orthopäden, als ich mich wirklich kaum noch fortbewegen konnte. Es kam wieder zu einer Operation. Auf den Röntgenbildern konnte ich eine begradigte Großzehe, gestützt und gehalten von Schrauben und Nägel, bewundern. Diesmal schien alles im „ersten Anlauf“ gelungen zu sein. Aber schon zwei Wochen später verformte sich der Fuß stark, kippte buchstäblich nach rechts außen, wobei die Großzehe sich stark nach innen bog – wie der schiefe Turm von Pisa! Ich bin ein sehr humorvoller Mensch, eigentlich schon ein „hemmungsloser Optimist“, aber anhand dieser Entwicklung verging mir das Lachen. Der Orthopäde riet mir eine sofortige erneute OP an (es wäre die insgesamt 5. gewesen!) und zeichnete mir auf ein Blatt Papier, wie er diese Fehlstellung korrigieren wollte: durch die Verkürzung des Grundgelenk-knochens der dritten Zehe, die bislang völlig intakt war und keinerlei Verformungen aufwies. Geschockt und ziemlich verzweifelt verließ ich fluchtartig die Klinik! Später holte ich mir eine zweite Meinung eines anderen Spezialisten ein, der mir riet, die weitere Entwicklung zu beobachten und erst über eine OP nachzudenken, wenn sich starke Schmerzen bemerkbar machten.

Auf diese Weise hatte ich ungefähr ein halbes Jahr Ruhe. Dann allerdings stieg Angst in mir auf, weil ich zugeben musste, dass der Fuß sich weiter verformt hatte und ziemlich weh tat. Was nun?

In dieser Bredouille machte ich „zufällig" die Bekanntschaft einer Biosens, die mir acht Kontaktsitzungen gab. Sie wohnte allerdings weit weg von meinem Wohnort, aber das hielt mich nicht davon ab, meine Koffer zu packen. Als ich wieder nach Hause fahren wollte, konnte ich kaum fassen, dass ich mit leicht federndem Gang durch die Bahnhofshalle spazierte. Abends marschierte ich fassungslos glücklich vor meinem Bett auf und ab und jubelte: „Ich kann meinen Fuß abrollen, ich kann meinen Fuß abrollen!" Der gesamte Vorfuß hatte sich wieder nach innen gedreht und ich konnte ihn endlich wieder gerade aufsetzen. Vor den Sitzungen war er so stark nach außen „gekippt", so dass das Körpergewicht auf dem äußeren rechten Rand lastete. An die damit verbundenen Schmerzen auch in der Hüfte und in den Knien hatte ich mich schon so gewöhnt, dass ich zunächst irritiert war, keine Schmerzen mehr zu spüren!

Natürlich war ich von dieser „Heilung" fasziniert und wollte mehr darüber erfahren. Es dauerte dann aber noch ein Jahr, bis ich bei Viktor im Seminar saß! Jetzt ging es mir nur darum, den Zustand meiner Füße weiter zu stabilisieren, weshalb für mich zunächst nur das kleine „h" in Betracht kam, d.h., ich wollte für mich alles tun, um gesund zu BLEIBEN.

Über meine seelischen Blockaden machte ich mir weniger Gedanken. Trotz aller Abstürze und Krisen, die ich wie jeder Mensch durchstehen musste, ist das Glas für mich immer halb voll und nicht halb leer. Nur weil ich selbst in tiefster Verzweiflung die Hoffnung und meinen Glauben niemals verloren habe, bin ich wie ein Phoenix aus der Asche immer wieder emporgestiegen! Nach jetzigem Kenntnisstand bin ich mir ziemlich sicher, dass sich meine Blockaden darüber schwarz geärgert haben!

2. Meine Erfahrungen mit der Fernübertragung

Bei den Fernübertragungen mit meinen Kurskolleginnen machte ich eindrucksvolle, für mich völlig ungewöhnliche Erfahrungen.

Ich spürte intensives Kribbeln in meinen Fingerkuppen, das sich manchmal auf die gesamten Handinnenflächen ausbreitete. Es fühlte sich an, als würde ich in ein Nadelkissen greifen! Manchmal kribbelten die Handflächen nur in bestimmten Regionen. Anhand der Reflexzonengraphik in Viktors Buch konnte ich damit die Organbereiche zuordnen, die auf die Bioenergie reagierten. Im späteren Austausch mit meinen Sendepartnern erhielt ich die Bestätigung, dass es dort tatsächlich gesundheitliche Blockaden gab. Ich war sehr erstaunt! Manchmal spürte ich Stiche oder Ziehen sogar in meinen eigenen Körperbereichen. Immer hatte ich das Gefühl, als würde die Energie aus meinen Handinnenflächen oder den Fingerkuppen „abgesogen“.

Farbwahrnehmungen stellten sich ein, meist intensives Rot-Orange, Blau, Violett, oft aber auch grau-schwarze Nebelschwaden. Oft mussten meine Behandlungspartner oder ich intensiv Gähnen. Als Sender habe ich mich immer rundum glücklich und entspannt gefühlt. Hatte ich mal einen Tag niemanden zum Senden, fehlte mir etwas. Obwohl mein Tag sehr ausgelastet ist und ich eigentlich froh sein sollte, meine liegen gebliebenen Aufgaben erledigen zu können, konnte ich es kaum erwarten, wieder zu „senden“.

Einmal habe ich meine Sendepartnerin während der Übertragung wie eine liegende, schlafende Figur wahrgenommen, die umhüllt war von einem Gitternetz. Es sah aus wie ein Raster oder ein Fischernetz. Plötzlich fing dieses Netz an zu leuchten wie eine feine Lichterkette. Mit geschlossenen Augen sah ich meine Finger emsig „knüpfende oder klöppelnde“ Bewegungen vollziehen. Dann hoben meine Hände den liegenden Körper ganz vorsichtig ein Stückchen hoch und meine Finger knüpften oder webten jetzt an der Unterseite des Körpers. Mir kam es vor, als würde ich ein Netz „reparieren“. Als die Finger fertig waren, setzte ich den Körper wieder behutsam ab, strich alles glatt und hatte das Gefühl, dass jetzt alles „wieder heil" war. All diese Aktivitäten spielten sich „von selbst" ab. Ich sah dabei zu, wie meine Finger emsig in Bewegung waren, aber ich konnte es willentlich nicht beeinflussen. Es passierte von allein!

Als ich einer Freundin Bioenergie schickte, fühlte diese während der Sendung einen starken Druck auf der Brust, bekam Atembeklemmungen und spürte ziehende Schmerzen in den Hüften und Handgelenken. Wieder setzten bei mir starke Fingerbewegungen ein, wie oben beschrieben. Ich fühlte die Atembeklemmungen meiner Freundin und fing an, stoßweise nach Luft zu schnappen, bis ich allmählich lange tiefe Atemzüge nehmen konnte! Sie meldete sich 30 Minuten nach der Sendung, klang etwas verschlafen und fragte mich, ob es normal sei, dass man dabei einschlafen würde. Ich erklärte ihr, das sei ganz wunderbar und sie setzte sich in ihren Garten, während wir weiter telefonierten. Plötzlich schwärmte eine Menge Vögel laut zwitschernd um ihren Kopf herum und zwei große wunderschöne Libellen umkreisten sie!

Als ich eines Abends im Bett lag und mir eine Fernsendung von einer Kurskollegin abholen wollte, fühlte ich auf einmal einen riesigen Stein auf meinem Kopf, der mich zusammenzudrücken schien, mir wurde übel. Während ich noch überlegte, wieso ich dieses Gewicht auf meinem Kopf spürte, obwohl ich doch bequem im Bett lag, schlief ich ein. Am nächsten Morgen fühlte ich mich wieder gut.

Durch meine Arbeit als Astrologin lernte ich einen Geschäftsmann kennen, der sich in einer sehr schwierigen Situation befand. Er war überzeugt, dass sein wirtschaftlicher Zusammenbruch durch einen Fluch verursacht worden sei, den man vor Jahren über ihn und andere Familienmitglieder gelegt habe. Er erzählte mir von einem Angebot eines Schamanen in der Mongolei, der für ein Ritual zur Lösung seiner Besetzung 1800 Euro verlangte und bei Erfolg nochmals 5000 Euro! Ich war entsetzt und bot ihm kostenlose Bioenergetische Fernsendungen an. Wir vereinbarten zunächst neun Termine, pro Woche drei, danach wollten wir weiter sehen.

Eine Stunde vor dem ersten Sendetermin war ich sehr aufgeregt und auch ängstlich. Wie würden seine Blockaden reagieren, wenn ich die Bioenergie auf sie lenkte? War er wirklich verflucht? Ich fühlte, dass dieser Mann mir vertraute und ich eine Verantwortung übernommen hatte. In den ersten 20 Minuten hatte ich das Gefühl, als könnte ich mit der Bioenergie nicht zu ihm durchdringen, es war, als stünde eine bombensichere Wand zwischen uns! Dann wurden meine Fingerkuppen so kalt, als würden sie im Schnee stecken. Nach der ersten Pause fühlte ich abwechselnd Hitzewallungen durch den ganzen Körper und ein zittriges, kaltes Kribbeln, dann wurden meine Hände plötzlich so warm, als würden sie von einem leichten warmen Wind angehaucht. Ich habe die Farbe Rot sehr intensiv gesehen; gelegentlich musste ich husten und fühlte starken Druck im Kopf, aber meine Angst war verschwunden!

Als wir nach der Sitzung miteinander telefonierten, berichtete er, er habe überhaupt nichts gespürt. Ich erwiderte, er solle keine Erwartungshaltung haben, die Energie fließt, ob er was spüre oder nicht.

Nach einigem Zögern erzählte er dann, dass seine Füße taub geworden waren, er Schmerzen in den Waden empfand und husten musste (er ist Asthmatiker)! Seine Arme und Beine fühlten sich bleischwer an und der rechte Fußrücken sei sehr heiß geworden. Aha, so fühlen sich also KEINE REAKTIONEN an, dachte ich bei mir. Ich legte ihm noch nahe, in die Vergebung zu gehen und war sehr überrascht, dass er das sofort aufgriff.

Schon bei unserem nächsten Telefonat erzählte er mir von einer langen Liste mit Namen von Personen, die er um Vergebung gebeten habe. Trotzdem klang er etwas resigniert. Ich glaube, er erwartete von mir einen sensationellen Budenzauber, der ihn schlagartig von allen Blockaden (vor allem geschäftlich) befreit. Einzig sensationell war für ihn, dass sein riesiger Blumentopf mit einem Geldbaum, den er liebevoll gepflegt hatte, plötzlich ohne ersichtlichen Grund von der Fensterbank gekippt und hinter dem Fernseher gelandet war! Ich erklärte ihm, dass diese Blockaden sich über lange Zeit in ihm aufgebaut hätten und nun auch nur langsam aufgelöst werden könnten. Unverzüglich schickte ich ihm die CD Melodie der Sterne und riet ihm, sie so oft wie möglich zu hören und sich dabei entspannt hinzulegen. Ich war sehr froh, dass er diese Musik als sehr angenehm empfand und sie gern abspielte.

Bei einer der folgenden Sendungen spürte ich heftige Stiche im rechten Fuß und einen bleischweren Kopf. Er bestätigte mir, dass er unerträgliche Schmerzen im rechten Fuß hatte, der an der Oberseite mittlerweile stark gerötet war. Dabei kam heraus, dass er bereits seit längerem starke Probleme mit seinen Füßen hatte und nur noch kurze Wege laufen konnte. Der Arzt verschrieb ihm Antibiotika, obwohl anhand der Blut-, Urin- und Stuhluntersuchungen keine Infektion nachgewiesen werden konnte. Ich erklärte ihm, dass es Reaktionen durch die Bioenergie seien und sich dabei Blockaden im Körper gelöst hätten.

Während unserer sechsten Sendung fühlte ich auf einmal, dass sich meine Mundwinkel von selbst nach oben zogen oder gezogen wurden. Die Lippen öffneten sich leicht. Ich lächelte! Da dachte ich: Vielleicht ist der Fluch gegangen (wenn es einer war!), auf jeden Fall muss etwas Gutes gelungen sein! Später erzählte er mir, dass er trotz seiner miserablen geschäftlichen Situation gelassener und innerlich gefestigter mit seinen Schwierigkeiten umgehen kann, was ihm vor den Meditationen nicht möglich gewesen war. Da hatte ihn Traurigkeit geplagt, sogar Selbstmordgedanken und er war oft deprimiert gewesen. Es gelingt ihm jetzt, die Situation so anzunehmen, wie sie ist und gleichzeitig nach Möglichkeiten Ausschau zu halten für einen Neubeginn. Das hat mich sehr gefreut!

Die Sendungen sieben bis neun wollte er unbedingt vor meiner nächsten Reise nach Taubenheim haben. Inzwischen sind wir bei der 16. Fernsendung angelangt!

Anfang Dezember, wenn der Kursus beendet ist, will er nach Hamburg kommen zur Kontaktsitzung.

3. Was hat sich in meinem Leben und meinem Umfeld ereignet und verändert?

Mir fiel auf, dass ich morgens oft energievoll aufwachte und mit großem Elan an meine Arbeit ging. Ich bin konzentrierter und erledige ein größeres Pensum in kürzerer Zeit als früher! Außerdem stellte ich fest, dass mein Geruchs- und Geschmackssinn intensiver geworden waren. So empfand ich einige Speisen auf einmal als zu salzig, scharf oder bitter oder das Aroma bestimmter Lebensmittel als „muffig" oder faulig, was dazu führte, dass ich beim Einkaufen von Obst und Gemüse erstmal eine „Geruchskontrolle" durchführte.

Auf der Rückreise von den Seminaren konnte ich immer feststellen, dass ich die Menschen viel intensiver wahrnehme und sie mich. Ganz selbstverständlich ergeben sich Gespräche, ich stelle interessierte Fragen, ohne das bewusst zu merken. Und die Menschen öffnen sich, beginnen ihr „Herz auszuschütten", was manchmal ganz schön anstrengend sein kann! Aber es fließt Sympathie und Liebe.

Ich fühle deutlich, dass in meinem Kronen- und Stirnchakra viel passiert. Darin kribbelt es unaufhörlich, manchmal ist auch ein starker Druck zu spüren! Ich habe mich daran gewöhnt.

Mit Ungerechtigkeiten oder Unfreundlichkeiten, die mir im Alltag begegnen, kann ich viel gelassener umgehen. Ich lerne anzunehmen und zu vergeben!! Wer nicht mein Freund ist, ist mein Lehrer. Kränkungen prallen immer öfter an mir ab!

Meine Gedanken sind klarer geworden. Der gesamte Bewegungsapparat - meine größte Schwachstelle - hat sich verändert! Ich habe Kraft in meinen Füßen, Beinen, Hüften und Knien, mein Gang ist federnd geworden, das Becken ist entkrampft. Seit Jahren bin ich nicht mehr so schmerzfrei, leicht und SICHER gelaufen!

Bei einem unserer Aufenthalte in Taubenheim beschlossen eine Kurskollegin und ich, vor Beginn des Seminars noch einen Morgenspaziergang durch den wunderschönen Schlosspark zu machen. Wir kamen an eine Gedenksäule für die verstorbene Familie Bleyl, wohl die Vorbesitzer des Anwesens, wie wir annahmen. Während wir noch die Inschriften studierten, kam mir der Einfall, ein Gebet für die Verstorbenen zu sprechen. Als ich fertig war, fing meine Begleiterin ebenfalls an zu beten und ich trat währenddessen ein paar Schritte zurück und lehnte mich an einen Baum. Plötzlich zitterten und vibrierten meine Beine sehr heftig! Ich konnte das Zittern nicht kontrollieren und schon gar nicht unterdrücken, es schien immer stärker zu werden. Nach ein paar Minuten löste ich mich von dem Baum und das Vibrieren hörte auf! Ich war etwas verwirrt, hatte aber keine Angst empfunden. War es eine Reaktion auf das Gebet?

Eine andere beeindruckende Erfahrung machte ich bei einer Wanderung zum Vulkankegel. Wir waren zu dritt unterwegs und wollten während unserer Mittagspause diesen mystischen Ort besuchen. Wir saßen in der Herbstsonne auf dem Schiefergestein und genossen die Stille, jeder auf seine Weise. Vor meinen geschlossenen Augen sah ich auf einmal rot-orange glühende Steine unaufhörlich von oben herab stürzen, die dann auf dem Boden aufschlugen und zu Staub zerfielen, während von oben unablässig neue Steine herab regneten.

Was die anderen wahrgenommen hatten, weiß ich nicht, aber wir konnten uns kaum von diesem Ort lösen!

4. Das war sehr komisch!

Ich habe lange überlegt, ob ich diese Geschichte aufschreiben soll. Vielleicht ist sie zu banal und hat auch gar nichts mit meiner Ausbildung zu tun. Trotzdem ist dieses Ereignis etwas seltsam und komisch zugleich.

Es passierte in der Mittagspause unseres allerersten Seminars, das wir bei Viktor hatten. Wir versammelten uns zum Essen im Restaurant des Haus Oberlausitz und schnatterten angeregt über das soeben Gehörte und Gelernte, während die meisten die Wartezeit bis zum Essen zu einem Toilettengang nutzten. Ich saß an einem Tisch ganz am Ende des Raumes mit einer anderen Teilnehmerin und ging etwas später, als sich der Ansturm auf das „stille Örtchen“ gelegt hatte. Erst als ich die Kabinentür von innen verriegelt hatte, bemerkte ich, dass sich an der Innenseite der Tür kein Türgriff befand. Das schien mir nicht problematisch zu sein. Doch als ich die Kabine wieder verlassen wollte, ließ sich auf einmal auch die zusätzliche Verriegelung nicht mehr vor oder zurück bewegen. Ich mochte es nicht glauben, aber ich war im Klo eingesperrt!

Meine Hoffnung, es würde gleich noch ein „Mädel“ diesen Ort aufsuchen und mich befreien, erfüllte sich leider nicht. Nach einer Weile vergeblichen Herumruckelns an der Tür brüllte ich laut klopfend: „Hallooooooooo“ – und nichts geschah. Niemand hörte mich! Wie lächerlich! Ich konnte das Geplapper, im Restaurant hören, aber von meinen Hilferufen nahm niemand Notiz. „Lieber Gott“, flehte ich, „könntest du mir nicht wenigstens ein Mädel zum Händewaschen vorbeischicken!“ – NICHTS!

Ich war richtig sauer! In meiner Wut überlegte ich, ob ich über die Kabinenwand zur Nachbartoilette klettern sollte, befand dann aber, das mein Hinterteil dafür zu kräftig und meine Kondition zu schwach war. Mit weiterem Klopfen und Rufen verging eine Viertelstunde. Während ich noch resigniert hoffte, dass man mein Fehlen wohl bemerken würde, wenn das Seminar fortgesetzt wurde, öffnete sich plötzlich die Tür zum Vorraum: Meine Tischnachbarin hatte sich gewundert, wo ich solange blieb, außerdem meinte sie „gehört“ zu haben, dass jemand um Hilfe rief!

Das war allerdings sehr unwahrscheinlich, denn unser Tisch lag im Gegensatz zu allen anderen am weitesten von dieser Örtlichkeit entfernt. Trotzdem hatte sie etwas „gehört“! Ich war gerettet!

Blieb die Frage: Was hatte mich so zielsicher eine Kabine auswählen lassen ohne Innentürgriff? Dummheit, Unaufmerksamkeit oder der Schabernack gewisser Blockaden, die mir schon einige Kostproben gelieferten hatten, bevor ich überhaupt zu Viktor fahren konnte?

Auf jeden Fall hatten wir alle hinterher viel zu lachen und ich liebe es, wenn die Menschen lachen, auch wenn ich dabei den Kasper spielen muss!

5. Das hat mich glücklich gemacht

Eine gute Bekannte rief mich eines Tages völlig aufgelöst an und berichtete, dass sich die Steuerprüfung in ihrer Firma angekündigt habe. Das sei ja in gewissen Zeitabständen durchaus üblich. Was sie daran aber so erschütterte, war die Tatsache, dass man sie offensichtlich beim Finanzamt denunziert hatte. Das gab ihr einer der Prüfer durch die Blume zu verstehen. Sie vermutete, dass diese Anzeige durch eine ehemalige Mitarbeiterin initiiert worden war, von der sie sich getrennt hatte. Ich empfahl ihr, sofort eine Vergebungskerze anzuzünden und der Person, wer es auch immer es gewesen sein mochte, aufrichtig zu verzeihen. Darüber hinaus vereinbarten wir für den gleichen Abend eine Fernbehandlung und ich erwähnte vorsorglich, dass sie während der Sendung ein wenig müde werden könnte. Dann bat ich sie noch, mich irgendwann einmal anzurufen, um zu berichten, was sich zugetragen hatte.

Nach ca. zwei Wochen meldete sie sich wieder bei mir und erzählte diesmal vor Freude aufgeregt: „Stellen Sie sich mal vor, zwei Tage nach Ihrer Sendung waren die Prüfer ohne Beanstandung verschwunden! Wie haben Sie das nur gemacht?!" „Ich habe Ihnen nur die Bioenergie zugeleitet, alles andere haben Sie SELBST gemacht!", war meine Antwort. Dann berichtete sie noch, dass sie nach der Sitzung soviel Kraft und Energie in sich fühlte, um sogleich noch drei Maschinen Wäsche aufzustellen und diverse Arbeiten in ihrem Haushalt zu erledigen.

Ich war überglücklich, dass ich ihr helfen durfte!

Und mein Hinweis, dass sie sich ein wenig müde fühlen könnte nach der Behandlung, erwies sich als völlig überflüssig!

6. Was ist geblieben, was ist gegangen?

An seelischen Blockaden haben mich immer mal wieder auftauchende Existenzängste verlassen. Ich bin gelassener geworden, kann die Dinge, wie sie nun einmal sind, leichter annehmen. Auch meine Empfindlichkeit gegenüber Kränkungen von außen ist gewichen.

Allerdings knobele ich noch an der Lösung, wie ich mich aus der Mitarbeit in einem Portal zurückziehen kann, das Lebensberatung durch Astrologen, Kartenleger, Hellseher etc. anbietet. Dort berate ich zwar einen Kundenstamm von freundlichen netten Menschen, muss mich allerdings auch oft mit widerlichen Anrufern auseinandersetzen! Seit ich von dem 2. Seminarblock zurückgekehrt war, bemerkte ich, wie schwer es mir fiel, diese Tätigkeit wieder aufzunehmen. Es widerte mich geradezu an! Ekel stieg in mir auf und Übelkeit, wenn ich zum Hörer greifen wollte. Ich beobachtete mich dabei, dass ich immer andere Dinge vorschob, die ich dringend erledigen musste. Da ich selbständig bin, kann mich zwar niemand zu dieser Arbeit zwingen, aber leider ist das meine Haupteinnahmequelle!

Vor einigen Monaten erhielt ich das Angebot einer Schweizer Zeitung, dort in einem kleinen Team von Astrologen mitzuarbeiten. Ich hatte schon gehofft, das wäre die Chance für einen Wechsel. Leider ist das Projekt nach drei Monaten Probezeit wieder eingestellt worden.

Was also tun? Ich weiß es noch nicht. Natürlich habe ich mein eigenes Horoskop nach meinen beruflichen Möglichkeiten im kommenden Jahr untersucht. „Ich werde sehr erfolgreich neue Wege beschreiten und brauche mir langfristig um meine Einkünfte keine Sorgen zu machen“, versprechen die Planetenkonstellationen.

Aber wer glaubt schon einem Astrologen?! Allerdings musste ich mir öfter, als mir lieb war, eingestehen, dass die Astrologie Recht hatte! Ich warte ab und nehme alles dankbar an, egal, was es ist.

Im körperlichen Bereich sind meine Füße belastbarer geworden, insbesondere der rechte hat sich immer besser in Form gezogen. Ich kann schmerzfrei laufen und stehe „sicherer“ auf meinen Füßen. Durchblutungsstörungen, besonders im linken Bein (eine Erblast meiner verstorbenen Mutter), die großflächig blau-violette Flecken gebildet hatten, lösen sich langsam auf! Ich kann es kaum glauben!

Meine Absicht, nur für das kleine „h“ diese Ausbildung zu absolvieren, hat sich von selbst aufgelöst. Ich bin schon mitten drin, das große „H“ umzusetzen.

7. Was hat mir diese Ausbildung gebracht?

EINE NEUE LEBENSAUFGABE! In meinem Horoskop steht die Schütze-Sonne in einer Konjunktion (zwei Planeten stehen auf exakt demselben Punkt) mit Jupiter im Zeichen Schütze! Das bedeutet, dass man intensiv auf der Suche nach seinem Lebenssinn ist. Egal, was man tut, die wahre Selbstverwirklichung und Erfüllung im Leben erreicht man nur, wenn die Seele in Übereinstimmung mit der religiösen Überzeugung eine zutiefst sinnerfüllende Aufgabe gefunden hat.

Durch den Tod meines Mannes vor vier Jahren war mein Lebensmittelpunkt erloschen. Die ersten zwei Jahre nach seinem Tod hatte ich genug mit meiner Trauerarbeit zu tun, aber danach regte sich allmählich die Sehnsucht nach einem neuen „Lebenssinn“, nicht in Form einer neuen Partnerschaft, sondern nach einer Aufgabe, die ich mit meinen Möglichkeiten von ganzem Herzen erfüllen könnte. Ich habe mich bei Gott sozusagen um einen neuen „Job“ beworben und gebetet, er möge mich an einen Platz stellen, wo ich sein Licht und seine Liebe verherrlichen dürfte.

DIESE AUFGABE HABE ICH JETZT GEFUNDEN!

8. Was hat mir der Kurs für meine spirituelle Entwicklung gebracht?

Die Philosophie der Goldenen Pyramide ist für mich ein gigantischer spiritueller Entwicklungsschritt!

Dass alles mit allem verbunden ist, dass wir uns nicht als Einzelwesen betrachten dürfen, sondern jeder durch sein Denken, Reden und Handeln „Energien“ in Bewegung setzt, die ihre Folgen nach sich ziehen, im Guten wie im Bösen, und zwar nicht nur für sich selbst, sondern auch für andere, dieses Wissen hatte ich schon in den Kurs mitgebracht.

Dass sich diese Folgen aber unmittelbar auf unsere seelische und körperliche Gesundheit auswirken, habe ich nur schwach geahnt. Welch eine gewaltige Verantwortung trägt jeder Einzelne für sich selbst und andere in diesem Leben! Wie leicht ist es einerseits, Hass, Neid oder Missgunst durch Vergebung, Dankbarkeit und Annahme zu entwerten – und wie schwer ist es gleichzeitig. Aber allein darin liegt der Schlüssel zu unserer körperlichen und damit seelischen Gesundheit. Dass unsere Seele sich nur zu ihrer vollen Größe und Schönheit entwickeln kann, wenn wir das Prinzip der Goldenen Pyramide verstanden haben und anwenden, das habe ich nicht gewusst!

Der Volksmund sagt zwar: In einem gesunden Körper wohnt auch ein gesunder Geist! Nach diesem Seminar möchte ich sagen: In einem gesunden Körper wohnt auch eine gesunde SEELE.

9. Was hat mir (nicht) gefallen am Kurs?

AN DIESEM KURS HAT MIR EINFACH ALLES GEFALLEN! Ich bin dankbar, einen Kreis von Menschen gefunden zu haben, die tiefer nach den Geheimnissen dieses Daseins schürfen und mehr über die Kräfte und Gesetzmäßigkeiten erfahren wollen, denen unser Leben folgt. Das Schönste aber ist, dass diese Menschen so viel Liebe in sich tragen, dass sie anderen in Krankheit oder Verzweiflung die Kraft und die Liebe Gottes zuleiten möchten.

10. Danksagung

Lieber Viktor,

aus tiefster Seele danke ich Dir für alles, was Du mich gelehrt hast. Ich kann nur ahnen, wie gewaltig das Werk der Liebe ist, das Du an den Erdemenschen durch Deine Arbeit vollbringst. Es ist keine Arbeit im üblichen Sinne, es ist eine Berufung, die Du lebst durch Werk und Tat. Lichtvolle Helfer haben in Dir einen „Vermittler" gefunden, der kraft seiner persönlichen Befähigung und den Erfahrungen seines eigenen Lebens die Eignung mitbringt, um die Liebe und die Kraft Gottes den Menschen auf diesem Planeten erfahrbar zu machen.

Du hast bereits einen immensen Beitrag am Erlösungswerk dieser Erde geleistet und wirst es tun, solange Dein Erdenkleid es zulässt. Die Last ist unendlich schwer, aber hohe Hilfe ist Dir alle Zeit nahe!

Ich danke Dir von Herzen für das seelische Wachstum, das ich durch Dich erfahren durfte und ich danke Dir auch im Namen aller Menschen, denen Du durch die Liebe und Kraft Gottes geholfen hast und noch helfen wirst.

Der Herr möge Dich und Deine Familie segnen.

Danke, lieber Viktor.

Seminarteilnehmerin H.B.

Der Kurs ist eine Reise zum Selbst

Es ist mir bewusst geworden, dass ohne den Hauptlehrer „Schmerz" vieles nicht möglich wäre in der Entwicklung zum spirituellen Erwachen. Vorher war mein Leben ein Gang nach Golgatha. Annahme, Vergebung und Dankbarkeit sind die Erlösung. Der Kurs ist eine lange Reise zum Selbst und sie hat erst angefangen. Die Ausrüstung haben wir mitbekommen von Dir, jetzt gilt es, sehr achtsam mit dem Wissen umzugehen. Mögen uns die Engel unterstützen. Aller Anfang ist bekanntlich mit Stolpersteinen gepflastert, aber mit Disziplin und dem Überwinden von Bequemlichkeit will/muss ich diesen Weg gehen. Ehrlichkeit und Wahrhaftigkeit sind keine Floskeln, ich werde anders mit diesen Begriffen umgehen.

Meine Erfahrungen im Kurs, Bioenergien senden und empfangen

Annahme und Dankbarkeit und ein starker Glaube, dass es vorübergehen wird, halfen mir, die Symptome aufzulösen. Schulwochenende Nr. 4 mit sehr starken Kopfschmerzen und Erbrechen mit einer Fortsetzung am Montag - ich registrierte bereits früh am Morgen den starken Wunsch nach einer Schutzkerze für meine Familie.

Nach einem kurzen Morgengebet und Schutzkerze anzünden verließ ich das Haus. Zwei Stunden später erhielt ich vom Spital Zofingen einen Anruf. Ein Arzt informierte mich über den schweren Unfall meiner Mutter, einen Sturz im Parkhaus, Treppe aufwärts, mit Landung in einem Eisengitter. Die Ambulanz fuhr sie mit Blaulicht ins Spital. Großer Blutverlust, Prellungen am ganzen Körper und diverse Kopfverletzungen. Der Kopf wurde mit 17 Stichen zusammengeflickt.

Ich fuhr in das Notfallzentrum und stellte fest, dass meine Mutter ganz viele Schutzengel gehabt hat. Sie durfte anschließend nach zwei Stunden Überwachung nach Hause. Noch während ich im Spital saß, kam der zweite Anruf. Unser Sohn P. erzählte, dass er einen Autounfall hatte mit Totalschaden am Auto. Ein Off Roader Van hat ihn frontal gerammt mit 60 km/h. Es gehe ihm gut, er habe keinen Kratzer abbekommen und auch der andere Automobilist sei ohne Verletzung.

Zuhause angelangt, ging ich in die Dachkammer, wo die Kerze noch immer brannte! Ich war sehr ergriffen, erstaunt und verwirrt, dass sie immer noch brannte. Ich dankte Gott und den Schutzengeln. Ich arbeitete mit meiner Mutter während drei bis vier Tagen intensiv mit der Biomeditation und der CD Melodien der Sterne und nach ca. neun Tagen sah ihr Gesicht wieder völlig normal aus, die Hämatome waren alle weg, sie hatte nie Probleme nach dem Sturz. Die Kopfwunde heilte sauber, auch ohne Antibiotika.

Senden

Beim Senden sah ich häufig Farben, schaute im Buch „Der Weg zum Wunder" nach und ordnete sie jeweils den Chakren zu. Manchmal wurde ich sehr nervös und konnte kaum still liegen. Es gab auch Phasen, da musste ich mich bewegen und herumlaufen. Kalte Finger gab es am Anfang sehr oft, jetzt weniger. Ich habe auch festgestellt, dass beim Senden von Licht und Liebe sich die Personen daraufhin meistens meldeten. Szenen aus dem Mittelalter; Griechenland, Rom und eine Szene war aus Frankreich.

Empfangen

Am Anfang hatte ich starke Reaktionen in den Oberschenkeln. Die wurden regelrecht mit Hitze durchflutet. Dann kribbelte es über mein Gesicht sowie Druck auf dem 3. Auge. Stiche in den Rücken und an den Fußgelenken sowie in den Zehen. Manchmal hatte ich Zahnschmerzen, weil die Energie in die linke Wange eindrang. Ich fand heraus, dass es die Meridiane waren, die sich aktivierten. Der Körper des Menschen ist ein vollkommenes Kunstwerk, soviel wurde mir mit jeder Meditation bewusster.

Vieles nahm ich gelassener. Gelassenheit ist ein schöner und erstrebenswerter Zustand. Ein seltsames Abenteuer hatte ich mit dem Element Feuer. Als ich um 23 Uhr noch meditieren wollte, passierte folgendes: ich zündete drei Teelichter an und das noch knapp ausbrennende Streichholz legte ich in dieses leere Teelicht-Alu. Ich dachte, da ist es sicher und ich legte mich zum Meditieren hin. Ein Kontrollblick zurück zum Tisch, wo die Kerzen standen. Alles war da noch ruhig. Dann fing das leere Teelicht an zu brennen. Es hatte aber kein Wachs mehr in diesem ausgebrannten Teelicht, aber es fing an zu brennen. Die Flamme stieg bis zu 10-15 cm hoch und wieder zurück, dieses Spektakel wiederholte sich ca. sieben Mal. Das war sehr wundersam und eindrücklich.

Weitere Symbole: öfters weiße Tauben, weiße Rosen, weißes Pferd und Schwan, Elefant, Delphine. Einmal transformierte sich ein großer weißer Engels-Flügel zu ausfließenden Wellen, wie wenn man Elektrizität als Welle darstellt. Einmal hatte ich die Swastika, die sich drehte, und immer einen schönen leuchtenden Diamanten. Farben: Gold, Silber, Weiß, Türkis, Hellblau, Violett, Magenta. Qualität der Farben: unbeschreiblich schön und nicht von dieser Welt.

Schritt für Schritt schlüpfe ich in eine bewusstere Haltung. Ein Reifeprozess hat begonnen.

Erwähnenswertes:

Die Lektionen waren immer sehr lehrreich und spannend und sehr gut verständlich. Ein besonderer Dank gilt auch Frau Andrea Meurer, sie hat die Berufung einer wunderbaren Lehrerin, ihre Lektionen sind klar, herrlich, humor- und liebevoll. Das gleiche gilt auch für das liebe Ehepaar Comper. Sie sind sehr familiär mit uns umgegangen. Ich fühlte mich sehr wohl. Für die schöne Metamorphose bin ich sehr dankbar. Nie hätte ich geglaubt, dass man sich so lichtvoll verändern kann.

Lieber Viktor, Du hast uns im Zeitalter von Aquarius ein goldenes Tor aufgemacht. Dir gilt mein großer Dank – es ist wunderbar und nicht selbstverständlich, dass du Menschen ausbildest und Dein riesiges Heilerwissen mit uns teilst. Ich bete, dass die

Brücke zur Schulmedizin und zu der Wissenschaft gelingen wird zusammenmit der Theomedizin nach deinem Namen. Für deine Zukunft wünsche ich dir und deiner Familie Gottes Segen.

Mit einem Zitat von Dir möchte ich meine Arbeit schließen: „Die Bioenergie kennt keine Grenzen - Grenzen setzt sich der Mensch selbst.“

Danke für Dein Mitgefühl!

Seminarteilnehmerin M.B.

Alles braucht seine Zeit

Lieber Viktor,

ich habe deine Worte noch gut im Ohr, wie du sagtest: „Alles braucht seine Zeit..." und meine Zeit ist gekommen! Mein Weg führte nach Taubenheim. Aber warum gerade Taubenheim, wo es doch so viele Institutionen gab?

Es war an einem Sonntagmorgen im Mai, die Sonne schien und wir entschlossen uns mit unserer kleinen Tochter in den Tierpark zu fahren. An dem Kassenhäuschen angekommen, sah ich am Fenster eine kleine Postkarte mit der Aufschrift „Abend des Heilens" mit Viktor Philippi.

Ich kann dieses Gefühl nicht beschreiben, mir war die Postkarte in diesem Moment wichtiger als die Eintrittskarte. Ich wollte sie haben - unbedingt. Letztendlich hatte ich nur ein Ziel. Diesen Mann möchte ich kennenlernen. So lernte ich Viktor am Abend des Heilens kennen. Die Tage zuvor waren von Regen geprägt, doch an diesem Tag schien die Sonne – heiß! Ich hörte Worte wie bedingungslose Liebe, Dankbarkeit, Vergebung und Annahme. Wie oft habe ich diese Worte im Alltag schon gehört. Doch an diesem Abend entwickelten sich Zusammenhänge von völlig neuen Betrachtungsweisen. Für mich war es ein entspannter Abend. Meine innere Stimme sagte mir ständig: „Du bist angekommen." Ich habe endlich das gefunden, nach was ich schon immer gesucht habe. Vor lauter Freude hatte ich nur noch Tränen in den Augen.

Ich erzählte meiner Familie vom Abend des Heilens, denn schließlich wollte ich meine Freude teilen. Ich gab mir noch so große Mühe, meinem Mann von dem Abend zu berichten, doch ich stand mit meiner Selbsterkenntnis allein da. Mit einem Glücksgefühl und voller Entschlossenheit meldete ich mich in Taubenheim zum Seminar „Bioenergetische Meditation" an. So spürte ich von Stund` an, dass endlich etwas Neues mit mir beginnen wird. Ich fühlte mich umgeben von Liebe und Geborgenheit.

Lieber Viktor, ich möchte mich von ganzem Herzen bei dir bedanken - wir haben in vier Wochen Weihnachten. Ich selbst habe mir den größten Wunsch erfüllen können. In meinem Herzen wohnen wieder Ausgeglichenheit, innere Ruhe, Dankbarkeit, Vergebung, Annahme.

Ich erlebe wieder Augenblicke, wo seelische Bedürfnisse erfüllt werden. Die Quelle der Kraft und mein inneres Gleichgewicht lassen mich wieder bewusster am Leben teilnehmen. Ich fühle mich wieder als Mensch, toleriere meine Fehler und bedanke mich dafür, dass sie so sind und nicht schlimmer. Mein Streben nach Perfektion konnte ich endlich ablegen, denn meine inneren Belastungen quälten mich perfekt zur nächsten Erschöpfung. Ich erlebe in mir eine innere Freiheit und lasse keinen Druck von außen mehr zu. Das erfordert von mir auch eine gewisse Disziplin.

Nur so erhalte ich mir meine Gesundheit. Ich werde dieses Ziel nie aus den Augen verlieren, denn ich möchte als guter Biosens anderen Menschen eine Balance in ihrem Leben wiedergeben.

In meinem Beruf widme ich mich der Erhaltung, der Wiederherstellung und der Verbesserung der Schönheit des menschlichen Körpers. Meine Einstellung zu einem gesunden Aussehen waren nie die Produkte selbst. Eine gesunde Ernährung und ein seelischer Frieden waren mir dabei sehr wichtig. Für meine Kunden war ich gleichzeitig wie ein Freund mit Begleitung eines Seelsorgers. Verließ ein Kunde mein Geschäft, dann war er ausgeruht, fühlte sich gut aufgehoben, konnte seinem Herzen Luft machen, bedankte sich und ging glücklich nach Hause. Ich selbst fühlte mich abends ausgelaugt, begleitet von Müdigkeit und Unwohlsein.

Hinzu kam eine private Veränderung. Nach einem zweiten Kinderwunsch stellte sich eine Fehlgeburt ein. Nach drei Tagen Krankenhausaufenthalt war ich für meine Kunden wieder da. Mein Kummer saß tief, aber ich wollte mich ablenken und so stand ich wieder mit einem freundlichen Lächeln meinen Kunden gegenüber und ließ mir nichts anmerken. Das Ganze hielt ich zwei Jahre durch. Es kam zu einem Zusammenbruch meiner Gefühle.

Dieses ständig für andere da Sein brachte mich schnell an meine Grenzen. Begleitet von starken Herzrhythmusstörungen, Kreislaufbeschwerden und Schwindel bekam ich ein Ohnmachtsgefühl, das mir große Angst machte. Ich fühlte mich völlig ausgebrannt und war meinem Körper ausgeliefert. Ich ließ mit mir „machen“ und konnte nichts dagegen tun. Meine innere Unruhe entwickelte sich zu einer Angst vor der Angst. Das war ein Gefühl, das ich nie vergessen werde. Guten Freunden und Bekannten ging ich aus dem Weg. Mir fehlte die Kraft zu einem Gespräch.

Meine Gedanken suchten nach einem Weg der Erlösung. Wer sucht, der wird finden, wer anklopft, dem wird geöffnet werden...und Viktor stand vor mir.

Ein Mann mit einer warmherzigen Ausstrahlung stand vor mir. Ich war angekommen - am richtigen Ort zur richtigen Zeit. Es gab keine Erwartung in mir. Nachdem ich Viktor das erste Mal am Abend des Heilens kennenlernte, fühlte ich mich geborgen und aufgehoben. Ich fühlte, dass er ein Mensch ist, der seinen Mitmenschen von ganzem Herzen dient. Hier konnte ich mich fallenlassen und ich wurde getragen von Verständnis und Geduld.

Am ersten Seminartag wurden Fragebögen verteilt. Es war mir im ersten Moment unangenehm, über meine Ängste zu schreiben. Fast, möchte ich sagen, war es mir peinlich. Mit einem kleinen Blick zu meiner Nachbarin las ich, dass sie unter Todesängsten litt. Das gab mir wieder den Mut, mich zu öffnen. Obwohl ich keine Zweifel hatte, weiß ich heute, dass es meine Blockaden waren, die mich nicht verlassen wollten. Mein Vertrauen zu Viktor wurde bei jedem Zusammentreffen größer.

Nach dem ersten Seminarwochenende spürte ich einen inneren Frieden in meinem Herzen. Ich konnte mich selbst wieder annehmen und war befreit von jeglichem Druck. Ich konnte plötzlich meine Umwelt bewusster wahrnehmen. Dieses Bewusstsein möchte ich ganz diszipliniert erhalten. Die Voraussetzungen dafür habe ich kennengelernt: Dankbarkeit, Vergebung und Annahme. Es klingt alles so logisch, aber diese drei Worte täglich umzusetzen, bedeutet starke Eigendisziplin. Ich musste mich intensiv mit meinem „Ego" auseinandersetzen. So bemerkte ich täglich, dass mein Problem in der Annahme lag. Ich selbst muss noch ein strenger Lehrer mit mir selbst werden. Die ersten kleinen Erfolge habe ich schon selbst erleben dürfen. Dafür bin ich sehr dankbar. Mir steht noch ein ganzes Stück Arbeit bevor, aber mit der Liebe und Kraft Gottes bin ich zuversichtlich, diesen Weg zu gehen. Ich weiß, dass es ein langer Weg wird und ich erst am Anfang stehe.

Lieber Viktor, auf diesem Wege möchte ich mich aus tiefstem Herzen bei dir bedanken. Gottes Segen – und mach weiter so. Wenn alle Menschen den Menschen so dienen würden wie du, lieber Viktor, dann hätten wir den Idealzustand eines weltweiten Friedens – ein Ende von Feindseligkeiten und Kriegen. Was für ein Traum.

Seminarteilnehmerin

Verstehen mit dem Herzen

1. Was hat mir der Kurs gebracht?

Lieber Viktor, Deine Lehre und Philosophie sind für mich die Antwort auf alle meine Fragen, ein in sich völlig vollkommener Weg, um in dieser Welt klarzukommen, gesund zu werden und gesund zu bleiben, verbunden mit der - bisher für mich nicht für möglich erachteten – Möglichkeit, einen wahren Sinn im Leben zu erkennen, einen wahren Sinn im Leben zu verfolgen, der am Ende des Lebens das Leben nicht als sinnlos erscheinen lässt. Du hast mich zudem in unserer völlig materialistischen, chaotischen und rationalen Welt (wieder) näher zu Gott gebracht und Dinge aufgezeigt, die unsere tägliche (Konsum-) Hetze - worum auch immer - in Familie, Beruf und Freizeit als zweitrangig und völlig unbedeutend erscheinen lassen. Der Kurs bei Dir hat mich wieder näher an mein ursprüngliches „Ich" herangeführt, welches ich schon längst vergessen hatte und welches unter einem riesigen Berg von Blockaden verschüttet war. Verstanden habe ich wohl nun alles, nur die konsequente Umsetzung im täglichen Leben, z.B. allem und jedem mit (Nächsten-) Liebe zu begegnen - das von Dir als „Verstehen mit dem Herzen" bezeichnet wird - fällt mir noch nicht immer leicht.

2. Mit welchen Ängsten /
Blockaden bin ich in den Kurs gekommen?

Ich bin zu Dir in den Kurs gekommen mit dem tief in mir sitzenden Gefühl, dass alles in meinem Leben nicht mehr so weitergehen kann wie bisher. Ich empfand mein Leben irgendwie leer und gleichzeitig extrem anstrengend und ohne einen rechten Sinn darin zu sehen, stellte ich mir häufig die Frage: „Warum das Ganze überhaupt?"

Ich hatte das Gefühl, in mir brenne ein stetiges Feuer, das mich zerfrisst bzw. von innen aufzehrt und mir keine Ruhe geben wird, bis ich verbrenne bzw. kaputt sein werde, und ich konnte nichts dagegen machen. Mir machte nichts mehr richtig Spaß, auch nicht die alten Hobbys (Gartenarbeit, Kochen). Wir lachten zu Hause nicht mehr viel, obwohl wir doch zwei kleine Kinder haben. Ich trank jeden Tag wohl zu viel Wein und Bier, zwar in dem Bewusstsein, dass dies mir eigentlich langfristig auch nicht gut tun wird, aber ich brauchte es, um erst einmal „runter zu kommen“ und mich entspannen zu können.

Zudem hatte ich starke Todesangst in Bezug auf meine Eltern, da diese beide schon 80 Jahre alt sind, jede Nacht quälten mich die Gedanken dahingehend, was wohl sein wird, wenn sie nicht mehr da sind usw.

Ich war überdies sehr schnell reizbar, aggressiv und ungerecht zu meinen Liebsten (Frau, Kindern, Eltern), unausgeglichen, stark unzufrieden, voll Angst vor allem, obwohl es doch wirklich objektiv keinen Grund dafür gab, alles (Gesundheit, Ausbildung, Beruf, Karriere, liebe Frau und Kinder, Großeltern im eigenen Haus, usw.) verlief doch bisher wunschgemäß und in guten Bahnen.

3. Was gab mir der Kurs in menschlicher und spiritueller Entwicklung?

(Im Wesentlichen trifft auch hier das unter 1. Gesagte zu.) Ich bin geduldiger und manchmal schon etwas sanfter im Umgang mit meinen Liebsten und meinen Mitmenschen/Mitarbeitern geworden, habe mehr Verständnis, sende die Liebe, so oft es geht im Alltag (z.B. im Büro oder in Konferenzen) an alle, die es gerade benötigen, und weiß nun, dass wir letztlich alle eins sind, d.h. eine Seele haben, die von Gott kommt und die nur gut ist.

Ich gebe jetzt regelmäßig Sitzungen an meine Frau, meine Mutter einmal die Woche und meine beiden Kinder (meist nur Rückenmassage), um ihnen etwas Gutes zu tun und diese auch gesundheitlich zu stabilisieren. Ich hoffe zudem, ich kann auch bald mit meinem Vater arbeiten und ihm etwas mehr Ruhe und Ausgeglichenheit an seinem Lebensabend verschaffen. Der Kurs hat mich ruhiger, ausgeglichener und vor allem selbstsicherer gemacht. Ich hielt z.B. vor größerem Publikum zwei Referate (einmal drei Stunden in München vor ca. 50 Leuten und einmal zwei Stunden in Jena vor ca. 30 Leuten) ohne jegliche Angst bzw. Lampenfieber, wirkte dabei - wie mir später von Dritten gesagt wurde – äußerst kompetent und wurde sehr stark dafür gelobt - fühlte mich zudem sehr gut dabei.

Auch sonst merke ich im täglichen Umgang mit allen Menschen enorme Verbesserungen in der gegenseitigen Kommunikation, alle sind irgendwie auch freundlicher zu mir - obwohl ich doch dachte, zuvor auch niemals unfreundlich gewesen zu sein. Vieles klappt einfach viel leichter – nur manchmal, z.B. unter Stress, falle ich in die alten Denkmuster zurück. Das Beste ist, dass viele meiner bewussten Ängste, die mich so klein gehalten und in mir so schlechte Gefühle erzeugt haben (s.o. unter 2.), allesamt verschwunden sind.

Ich habe wieder mehr zu Gott und meinem Schutzengel gefunden. Jeden Tag zünde ich drei Kerzen an, bitte um Schutz für meine Familie und mich, bedanke mich für alles und bitte um Vergebung. Dabei merke ich, wie es mir ums Herz sehr leicht wird und – sobald ich die Gebete beginne - dort hinein Energie fließt (ein Energiefluss deutlich wird).

Ich habe letztlich zu mir gefunden, mein Leben macht jetzt endlich Sinn und langsam auch wieder Spaß.

4. Sind meine Erwartungen eingetreten?

Ja, voll und ganz!

Obwohl ich ehrlich gesagt zum Zeitpunkt meiner Kursanmeldung im Juni 2010 noch gar nicht recht wusste, was ich vom Kurs genau erwarte.

Ich wollte mir selbst zum bevorstehenden 40. Geburtstag etwas Besonderes und für mein weiteres Leben Richtungsweisendes schenken. Ganz egoistisch nur etwas für mich, das mich zu mir selbst führt und hoffentlich die nächsten 40 Jahre dazu beiträgt, dass ich mich in meinem Körper und Leben wohler, vielleicht sogar zu Hause fühlen kann.

Meine Überlegung war die, dass alles, was ich bisher durch die Erfahrungen mit der CD „Melodien der Sterne" (von Juni 2008 bis Juni 2010) und in den zwei besuchten Abenden des Heilens in Weimar bereits erlebt hatte, ggf. noch übertroffen werden könnte. Und so war es auch (s.u. Fragen 5. und 6.a.).

5. Erfahrungen, die ich während der Ausbildungszeit gemacht habe:

Anfahrt nach Taubenheim: Erstaunlicherweise habe ich, obwohl ich nicht gern Auto gefahren bin und es bisher vermieden habe, wenn es nicht unbedingt sein musste, jeweils eine sehr gut Fahrt (Hin- und Rückfahrt) gehabt. Ich fühlte mich immer wie auf einer unsichtbaren Wolke mit magnetischen Kräften nach Taubenheim getragen. Ich kam stets – trotz teils widriger Wetterbedingungen - immer pünktlich, sicher, gut gelaunt, in völliger Ruhe und total fit in Taubenheim an. Auch dass ich jeweils schon um 05.00 Uhr aufgestanden und dann drei Stunden Autobahn gefahren war, merke ich den ganzen Seminartag nicht. Im Gegenteil - ich hatte kein Hungergefühl und war bis abends 19.00 Uhr total aufnahmebereit und leistungsfähig. Zu keinem Zeitpunkt fühlte ich mich müde oder abgelenkt, wie dies sonst in dienstlichen Seminaren schon nach nur fünf Minuten bei mir der Fall ist. Ich habe mir dazu gleich am ersten Tag folgendes notiert: „Ich lass mich einfach treiben, fühlt sich gut an; ganz leicht, wie mit leichter Kleidung am Strand... Fühle mich leicht und relativ sorgenfrei - wie neugeboren - nichts aus meinem Vorleben scheint mich im Moment zu belasten..."

Bilder bzw. Erscheinungen von Personen hatte ich nur ganz wenige, ich sah ein- bis zweimal für kurze Zeit goldene Lichtwolken und ein- bis zweimal goldene Dreiecke, einmal eine Darstellung eines goldenen „tanzenden Engels".

6. Reaktionen des Körpers

a) Wie sind die eigenen Ängste gegangen?

Vor dem Kurs (von Juni 2008 bis Juli 2010):

Als ich im Juni 2008 zum ersten Mal die CD „Melodien der Sterne" gemeinsam mit meiner Frau zu Hause hörte, hatten wir beide dabei bereits heftige Reaktionen, obwohl wir nichts von der Bionergetischen Meditation wussten. Eine Kollegin, die schon längere Zeit Biosens ist, hatte mir die CD nur mit den nötigsten Informationen mitgegeben, nachdem ich ihr kurz zuvor einmal „mein Leid geklagte hatte" (Stress, Streit, anstrengende Kindererziehung usw.).

Wir sprachen - ohne etwas zu erwarten – brav und sorgfältig unsere Einleitungssätze und sofort nach Erklingen der ersten Töne bildete sich auf meinem Gesicht ein enorm breites Grinsen und ging einfach nicht mehr weg. Es hielt meines Erachtens mehrere Minuten (ca. fünf bis zehn) an. Mein ganzer Körper vibrierte, der Solarplexus und das Sakralchakra zuckten, die Arme kribbelten und fühlten sich ganz dick und schwer an (wie ein Sandsack).

Ich persönlich hätte es bis zu diesem Moment nicht für möglich gehalten, dass Musik bzw. Informationen, die mit Musik verknüpft sind, solche körperlichen Wirkungen erzielen können. Die Reaktionen waren nicht immer angenehm und trotzdem – ohne zu wissen warum –hörten wir von da an fast täglich die CD und spielten sie auch unserem Sohn als Einschlafmusik vor. Ich fühlte mich von da an schon irgendwie tief im Inneren erleichtert.

Ab Kursbeqinn (August 2010):

Am ersten Kursnachmittagtag, bereits während der Öffnung der Kanäle, obwohl dies völlig im Verborgenen und ohne Ankündigung erfolgte, habe ich starke Energieströme und starkes Herzvibrieren wahrgenommen. Obwohl schon meist die bloße Anwesenheit von Dir, Viktor, im Raum genügt, um bei mir alles zum Schwingen und Vibrieren zu bringen. Bei der allerersten Kontaktsitzung mit Dir lief mir ganz unvermittelt – ohne dass ich traurig war bzw. dies steuern oder beeinflussen konnte – eine dicke Träne ganz langsam aus dem rechten Auge über das ganze Gesicht.

Später, während der Kontaktsitzungen, hatte ich das Gefühl, an Hochspannung angeschlossen zu sein, der ganze Körper vibrierte sehr stark (aber angenehm) im Bereich Solarplexus und Sakralchakra und einmal im Bereich des Wurzelchakras. Aber auch die Hände und Beine haben wie immer stark gekribbelt und vibriert. Danach lag ich oft nachts wach bzw. wachte nachts auf und hatte Herzrasen, beschleunigten Herzschlag und enormen Energiefluss im ganzen Körper sowie Schmerzen im rechten Bein. Obwohl ich dann meist nicht richtig schlafen konnte, war ich zur nächsten Kurseinheit am jeweiligen darauffolgenden Sonntag fit und munter.

Bei der zweiten Kurseinheit in der ersten Kontaktsitzung mit Susanne bekam ich „ohne Grund" einen schlimmen Hustenanfall mit gefühlter enormer Trockenheit im Kehlkopfbereich, bei dem ich schon dachte, ich müsse aufstehen und die Kontaktsitzung abbrechen, aber nachdem ich mir mehrmals sagte: „Danke, dass es so ist und nicht schlimmer", ging er genauso schnell wieder weg, wie er gekommen war.

Der Stoffwechsel wurde bei mir sofort enorm angekurbelt, z.B. verschwand ein bereits seit geraumer Zeit vorhandener kleiner Bauchansatz wieder. Ich wurde zudem viel selbstbewusster und vor allem viel gelassener, jedenfalls in beruflichen und materiellen Dingen (in familiären Dingen braucht es wohl noch etwas - vielleicht klappt es ja nach der Einweihung).

Meine Reaktionsgeschwindigkeit ist besser geworden, ich kann z.B. (wieder) Sachen, die umkippen bzw. herunterfallen, noch in letzter Sekunde auffangen usw.

b) Wie sind die Ängste der Klienten gegangen?

Meine Frau fand die ersten beiden Kontaktsitzungen sehr entspannend und genoss diese sehr. Nach der dritten war sie plötzlich für drei Tage sehr schlapp und so sehr müde, dass sie zunächst weiter Sitzungen ablehnte, sich aber zum Glück mittlerweile wieder – zu Übungszwecken – Sitzungen geben lässt. Sie berichtete jeweils über starkes Kribbeln im Kopf, als ich bei ihr die Erdung an den Füßen sowie den Chakrenausgleich durchführte. Bei der Handposition „Engelsflügel“ waren oft auch deutliche Bauchgeräusche zu hören.

7. Was hat mir am Kurs nicht gefallen?

Bei dieser Frage fällt mir wirklich nichts ein, alles war wirklich perfekt! Ich fühle mich mit der Bioenergetischen Meditation, der Philosophie der Goldenen Pyramide sowie als zukünftiger Biosens rundherum wohl.

Taubenheim ist fast wie ein Zuhause für mich geworden. Es ist immer wieder schön, dort anzukommen.

Mein Entschluss steht fest: Ich lese oder höre die Bibel. Das Hörbuch habe ich schon gekauft.

Erkenntnis: Ich bin dankbar dafür, dass ich auch lernen durfte, dass mein persönliches Sorgenpäckchen im Vergleich zu den anderen Seminarteilnehmern wirklich sehr klein und unbedeutend ist. Ich habe erkannt, dass meine „anstrengenden“ Kinder und Mitarbeiter nur ein Mittel für mich sind, um endlich Geduld, Vergebung und Annahme zu lernen.

Ich bin froh, dass ich Dich, lieber Viktor, kennen lernen durfte und dass ich mich für den Kurs „H(h)eiler werden“ entschieden habe. Er hat mein Leben verändert und mich langfristig vor dem beruflichen „Burnout“, der Sinnlosigkeit eines rein materialistischen Lebens und vor allem einem Leben ohne Gott bewahrt.

Hab ganz herzlichen Dank dafür!

Seminarteilnehmer

Wie aus einem Ego so ein Lämmchen werden konnte

Lieber Viktor,

dieser Kurs ist mit Abstand das Größte und Wertvollste was ich in meinem Leben habe machen können.

Was hat mich zu diesem Kurs gebracht?

Die Biomeditation habe ich durch Peter Ritter kennengelernt. Als ich ihn das erste Mal traf, war ich körperlich und seelisch ein Wrack, übermüdet von meiner Arbeit und ziemlich ausgelaugt. Wir gingen auf die Dornbirner Messe und ein kleiner Mann im Anzug mit ziemlich warmen Augen stand da und gab uns Grander Wasser zu trinken. Irgendwann taten mir die Hüften weh und er fragte gleich, was ich denn hätte. Na ja, sagte ich, meine Hüfte schmerzt und ich will gehen. Da sagte Peter: "Komm mal her und stell dich vor mich hin."

Die Leute rings herum sahen irritiert herüber und er legte einfach beide Hände links und rechts auf meine Hüften. Ich spürte etwas, das ich zuvor nicht erlebt hatte und meine Beine waren in dem Moment wie verwurzelt und wie in Beton gegossen. Natürlich fragte ich gleich nach, woher er das denn kann und wie und was und wo... Er sagte, bei Viktor Philippi, und mein erster Gedanke war: Wow, das möchte ich auch ausüben! Meinem Schatz Christian erging es genau gleich und zu Hause wurde gleich im Internet nach dir gesucht.

Ich spürte sofort, dass es etwas Positives war, da ich eine spontan fühlende Frau bin und schickte Christian erst mal voraus, um mir das Ganze aus der Position des Betrachters anzusehen. Ich war sehr erstaunt, wie aus einem Ego so ein Lämmlein werden konnte (und manchmal auch ein Schafsbock).

Da spürte ich Energie, die ich nicht einordnen konnte, aus seinen Händen fließen und wusste instinktiv: Das ist es!!!

Welche Krankheiten waren da und welche sind gegangen?

Gegangen sind bei mir die negativen Gedanken und Gefühle gegenüber meiner Familie. Ich weiß, dass sie mit meiner Ausbildung bei dir nichts anfangen können und wollen. Das, was ich in meiner Familie nicht bekommen kann, erfahre ich umso mehr von meinen Mitarbeitern und den Eltern von Christian. Ich bin noch an der Vergebung am Arbeiten und weiß genau, dass ich ohne ihre lieblose Art nie so weit gekommen wäre. Und wie du es mal so treffend sagtest, war ich auch mal Täter.

Auf alle Fälle bin ich für jeden einzelnen Verwandten da, wenn sie mich brauchen. Immerhin habe ich ja meinen Schatz, Sohn und die kleine Nichte, die mich lieben und das ist ein Geschenk!

Die seelischen Ängste sind so gut wie nicht mehr vorhanden. Ich bin selbstbewusster und mein Kuddelmuddel im Kopf wird immer mehr zu einer ausgeprägten Vision, was ich Gutes bewirken kann mit Deiner mir beigebrachten Methode. Meine finanziellen Ängste sind manchmal noch da, wenn die nächste Rechnung ins Haus schneit. Jedoch vertraue ich darauf, wie du es sagst: Danke, dass es so ist und nicht schlimmer! Was mir aufgefallen ist: Ich bin ruhiger und gelassener mit meinem Partner, Kind, den Mitarbeitern und den manchmal nervigen Kunden. Ich erwarte mir nicht mehr, dass jeder so denkt und fühlt wie ich selbst, sondern im Gegenteil – ich unterstütze jetzt diejenigen, die noch ganz am Anfang stehen, um zu begreifen, dass es noch mehr gibt, als wir sehen können. Früher habe ich eine dicke Mauer aufgebaut, um mich vor Verletzungen und Kränkungen zu schützen, doch jetzt versuche ich jeden Tag mehr, mein Herz zu öffnen und jedem eine Chance zu geben.

Ich habe mich in der Vergangenheit für vieles verurteilt, weil ich den Gedanken anderer über mich Glauben schenkte. Ich nehme alle Verurteilungen meiner selbst und alle minderen Gedanken über mich mehr und mehr bewusst zurück und entscheide mich für ein neues Denken über mich. Einer dieser neuen Gedanken lautet: Ich habe es immer und zu jeder Zeit so gut gemacht, wie ich es konnte. Und dafür lobe ich mich heute und vergebe mir selbst und anderen all die Unliebe, die ich mir und sie mir antaten. Ich werde vom Leben täglich beschenkt, das ganze Leben ist ein großes Geschenk. Ich mache mir täglich bewusst, wie viele Geschenke ich vom Leben erhalte, von den kleinen bis zu den großen. Und ich danke dem Leben, dem Himmel, Gott für all diese Geschenke.

Ich begreife: Ich habe alles, was ich brauche, und weit mehr. Ich mache mein Denken mehr und mehr zum Danken, denn hierfür habe ich reichlich Anlass. Ich will ein Empfangender sein, denn Geben ist nicht seliger als Nehmen. Mein Empfangen erlaubt anderen zu geben. Ich will ein Gebender sein: Wer gibt, empfängt. Und ich habe viel zu geben, ich selbst bin ein Geschenk für die Welt, für meine Mitmenschen. Selbst mein Lächeln ist schon ein schönes Geschenk. Mein Zuhören, mein Dasein, mein Nicht-Urteilen, meine Aufmerksamkeit, mein Vorbild – all das sind Geschenke von mir an die Welt!

Menschlich gesehen ist es ein wunderschönes Gefühl, andere beim Selbstheilungsprozess unterstützen zu können. Ich habe im Kurs so viele liebe Menschen kennen und schätzen gelernt. Vor allem meine liebe Olga. Mit ihr hatte ich meine erste Fernübertragung und eine ganz tiefe, herzliche Verbundenheit.

Was habe ich mir erwartet?

Ich habe mir nichts erwartet, ganz ehrlich, ich wollte nur Deine Methode mit der Bioenergie erlernen und werde alles dafür tun, dass möglichst viele Menschen davon profitieren und sie mit deinem „Baby" erfolgreich genesen.

Erfahrungen als Klient:

Bei den Fernsitzungen habe ich sehr viel gespürt. Meistens war es ein Ziehen in den Händen und Fingern. Gefühle von Kälte hatte ich manchmal in den Beinen, jedoch wurden sie relativ schnell warm; Manchmal ein Gefühl von Schwerelosigkeit oder als würde mich etwas hochziehen; Gekribbelt hat es auch ziemlich, vor allem im Kopf. Am Anfang war es sehr schwer, liegen zu bleiben über die ganze Stunde, was sich jedoch schnell gelöst hat.

Erfahrung als Biosens:

Ich habe mit drei Personen gearbeitet – entweder Fern- oder Kontaktsitzungen. Die Erfahrungen mit den Klienten sind sehr gut. Mit meiner ersten Klientin, der ich Kontaktsitzungen gebe, hat sich schon nach der ersten Stunde so viel getan, dass ich das Gefühl, das ich hatte, als ich in ihre Augen sah, kaum beschreiben kann. In der linken Brust ist ein kleiner Knoten und im Halsbereich rechts hat sie laut Arzt einen Knoten, der schon vier Zentimeter groß ist, jedoch kein Krebs. Als ich mit ihr nach der Sitzung sprach, sagte sie mir, dass es in der Brust wie verrückt arbeite und während der Sitzung wurde es erst kalt, dann ganz warm, ja sogar heiß. Am Hals hatte sie ein Gefühl, als würde ich ihr Öl darüber gießen und sie konnte richtig spüren, wie sich etwas zusammenbog. Rückenprobleme hatte sie auch ziemlich stark. Nach der Sitzung „sprang" sie schon von meiner Liege, als wäre nie etwas da gewesen.

Was mir besonders auffiel: Bei ihr waren ziemlich negative Äußerungen und Gedanken über sich und andere; was mich nicht wunderte, denn sie litt auch unter starken Kopfschmerzen und nahm täglich drei bis vier Tabletten dagegen. Die Halswirbel sind laut Arzt verschoben. Die Kopfweh-Tabletten reduzierte sie nach der ersten Sitzung von sechs auf zwei und wie ich heute erfahren habe, nimmt sie seit zwei Tagen gar keine Tabletten mehr. Und die Worte, die sie jetzt von sich gibt, sind positiver denn je!

Morgens kommt sie ohne Rückenschmerzen aus dem Bett und laut ihrer Aussage spürt sie in der Brust kaum noch etwas und der Knoten im Hals hätte sich zurück gebildet. Ich zünde auch für sie jeden Tag eine Kerze an und sie strahlt jeden Tag noch mehr. (Da sie bei mir arbeitet, kann ich das gut verfolgen.) Ich kann dir, lieber Viktor, gar nicht genug danken, dafür, dass ich mit deiner Hilfe und deiner Methode jetzt schon so ein Erfolgserlebnis zu verkünden darf!

Seminarteilnehmerin S.B.

Ich habe einen enormen Zuwachs an Urvertrauen gewonnen

Meine Erwartungen

Ich wollte etwas Neues in meinem Leben, etwas Spannendes. Ich wollte wissen, wie ein Biosens arbeitet, woher die Energie kommt, wie sie arbeitet und wie das alles funktioniert. Genau das habe ich bekommen. Außerdem durfte ich Dich kennen lernen, lieber Viktor, dazu noch jede Menge neue Kontakte knüpfen, konnte Erlebtes und Erfahrungen austauschen. Habe viel über mich, die Menschen und das Universum erfahren. Mein Horizont hat sich erweitert. Habe einen komplett anderen Blickwinkel auf die Menschen mit all ihren Macken bekommen. Das zwischenmenschliche Klima bei mir auf Arbeit hat sich sehr zum Positiven entwickelt. Ich friere nicht mehr so stark. Ich habe fast keine Kopfschmerzen mehr und keine Augenringe. Ich glaube, ich bin auch ein bisschen geduldiger geworden (wobei das immer noch eine meiner schwersten Übungen ist). Und ich habe einen enormen Zuwachs an Urvertrauen gewonnen. Wahrscheinlich gibt es noch viel mehr, aber Du sagst ja selbst, dass der Mensch meist nur auf das reagiert, was ihn stört. Die vielen kleinen positiven Veränderungen nimmt man oft wie selbstverständlich hin. Auf jeden Fall danke ich aus tiefen Herzen für all das, was ich bekommen habe. Auch für die unangenehmen Reaktionen, von denen es auch jede Menge gab. Doch an die kann ich mich nur noch ganz schwach erinnern.

Reaktionen während der ersten Kontaktsitzungen

Ich hatte das Gefühl, als hätte ich noch nie etwas anderes getan; starker Energiesog in meinem Körper, besonders an den Füßen der Klienten; oft das Gefühl bei einer Handposition, dass ich meine Hand nicht wegnehmen darf; bei I. ist mir speiübel geworden und ihr auch; bei K. hatte ich mit einem Mal das Gefühl, er kippt mit der gesamten Liege unter mir weg;

Als K. mir eine Sitzung gegeben hat, hatte ich wieder Schluckbeschwerden. Es kratzte im Hals, ich bekam einen Hustenanfall. Beim Chakrenausgleich wurde es noch stärker, zusätzlich sah ich alle Chakrenfarben, die um einen Kreis herum als Scheiben rotierten. Plötzlich hatte ich das Gefühl, als würde in meinem Hals ein großer Drehschalter betätigt und es war alles in Ordnung.

Bei meinem Sohn bin ich richtig zurückgeworfen worden, als ich meine Hand zum Herzchakra in die Aura legen wollte. Ich habe meine Hände auf seine Schultern gelegt; als ich sie weg genommen habe, war ihm, als hätte ich ihm eine schwere Last genommen.

Eine junge Frau hatte eine schwere Geburt mit Kaiserschnitt. Ihr ging es sehr schlecht, sie hatte schlechte Leberwerte.Ich bin zu ihr ins Krankenhaus und habe kurz mit ihr gearbeitet und ihr von zu Hause aus noch einmal gesendet. Sie hat in dieser Nacht geschlafen wie ein Stein. Am nächsten Tag ging es ihr deutlich besser, sie ist aufgestanden, konnte ganz aufrecht laufen, war auf Toilette und ihr Kreislauf war o.k. Seit dem kommt sie regelmäßig zu mir und freut sich schon immer darauf.

Andere Erfahrungen:

Vor und nach den ersten beiden Seminarwochenenden ging es mir blendend. Ein paar Tage vor dem 3. Wochenende bekam ich starke Kopfschmerzen, dazu schmerzten mein Rücken und meine Schultern, als müsste ich schwere Lasten schleppen. Am Abend des Seminars habe ich dann noch jämmerlich gefroren. In der Nacht vor dem 4. Seminarwochenende bin ich psychisch in ein tiefes Loch gefallen. Zur Zeit, also eine Woche vor dem letzten Male, bin ich ganz unruhig. Ich habe das Gefühl, ich explodiere jeden Moment und in meinem Umfeld um mich herum geht alles den Bach hinunter, es löst sich auf. Irgendwie schreit alles nach einem Neubeginn.

Ich bin froh und dankbar, dass die Engel mich zu Dir geführt haben, lieber Viktor, obwohl ich noch am Beginn des Seminars stark an deren Existenz gezweifelt habe. Aber das, was Du vermittelst, Dein Wissen über die Dinge, Deine Philosophie, ist für mich sehr überzeugend. Sie ist in vielem identisch mit denen anderer Leute, deren Lehrer und Ansätze ich gleichermaßen gut finde und lohnenswert, danach zu leben.

Seminarteilnehmerin

Es hat sich vieles zum Guten gefügt

Ich kam mit der Biomeditation in Berührung, als ich sie wirklich brauchte. Ich hatte 2007 Brustkrebs, mir stand eine Operation und Chemo- sowie Strahlentherapie bevor. In meiner Not erinnerte ich mich an die letzte Weihnachtskarte meines Cousins, in der er halb stolz, halb zweifelnd darüber schrieb, dass seine damalige Frau wegen ihrer an Muskelrheuma erkrankten kleinen Tochter im gleichen Jahr eine Methode erlernt habe, mit der sie die Leiden der Tochter lindern könne.

Ich rief sie also an und bat um ihre Hilfe. Ich hatte zu der Zeit wohl schon begriffen, dass ich vor allem an meinem Seelenleben arbeiten müsste, um meine Krankheit loswerden zu können. Ich war deshalb bei einer Kinesiologin in Behandlung, die mir im Grunde nur bestätigte, was ich längst wusste: Ich hatte es mit Ängsten aller Art zu tun. Gleichzeitig fing ich an, Qigong zu betreiben und fand beides hilfreich und körperlich wohltuend.

Die Frau meines Cousins gab mir Biomeditationssitzungen, so oft es terminlich für uns möglich war. Sie machte mich vor allem darauf aufmerksam, dass ich nicht weiter käme, wenn ich nicht anfinge zu verzeihen – mir selbst und denen, die mit meinen seelischen Problemen zu tun hatten. Ich hörte fortan die CD „Melodien der Sterne" jeden Abend – und im Krankenhaus, wann immer ich konnte. Ich überstand sowohl meine Operation als auch die Chemotherapie und die anschließende Bestrahlung trotz dauernder sehr schlechter Blutwerte wesentlich problemloser als alle Patienten, die ich im Krankenhaus und in der für mich zuständigen Praxis erlebte. Ich hatte kaum körperliche Leiden auszuhalten. Auch seelisch fanden mich die mir nahestehenden Menschen und die mich beobachtenden Ärzte erstaunlich ausgeglichen. Entgegen allen anfänglichen Verlust- und Todesängsten ging es mir fast immer ziemlich gut. Ich werde heute als geheilt beurteilt, auch wenn die übliche Fünfjahresfrist noch nicht abgelaufen ist. Ich selbst sehe mich auch so.

Insgesamt bin ich einfach dankbar, dass ich den Kurs jetzt machen kann. Ich meine sehr viel inneren Halt gewonnen und auch einige Ängste schon gehen gesehen zu haben. Ich bin dem Widerspruch mir wichtiger Menschen gegenüber gelassener als früher und kann leichter zu meiner Wahrheit, zu mir selbst stehen. Ich bin in der Beurteilung anderer gleichzeitig milder geworden, wenngleich noch lange nicht unkritisch.

Ich habe seit einiger Zeit das Gefühl, über eine neue Kraft zu verfügen und gleichzeitig aufgehoben und beschützt zu sein. Meine Einstellung zu Glaubensfragen hat sich positiv verändert.

Ich habe auch nicht mehr den Drang jeden irgendwo angepriesenen Weg in die perfekte Gesundheit ausprobieren zu müssen, fühle mich auf dem richtigen Weg, für mich heiler zu werden. Ich gehe mit körperlichen Leiden jetzt anders um. Ich war lange ein ausgesprochener Hypochonder, nun immer weniger.

Für mich war jede bioenergetische Sitzung angenehm, da ich von Anfang an an ihre gute Wirkung glaubte. Ich hatte nach einigen Monaten für wenige Tage das Gefühl, die CD nicht mehr hören zu können. Das hat sich schnell wieder gegeben. Nur sehr selten beschlich mich Unruhe und das Gefühl, den CD Player ausmachen zu wollen. Meistens stehe ich nach Ablauf der CD gestärkt und gut gestimmt auf. Insgesamt glaube ich, körperlich sensibler geworden zu sein, fühle mich bestätigt in meinen Reaktionen durch den Austausch mit Klienten und mit mir arbeitenden Biosens. Ich freue mich sehr, dass es nun, da meine bisherige, oben genannte Biosens leider in die Schweiz gezogen ist, eine Kursteilnehmerin in unserer Stadt gibt und wir uns künftig gegenseitig Sitzungen geben und austauschen können.

Kontaktsitzungen sind für meine Begriffe wesentlich intensiver als Fernsitzungen, auch wenn in letzteren erstaunlich viele Reaktionen auftreten. Bis heute reagiere ich vor allem über Stiche in den Reflexzonen der Füße, die bei mir schon vor diesem Kurs besonders sensibel waren, manchmal auch in den betreffenden Körperregionen selbst. Ich sah lediglich einmal Farben bei einer Behandlung (Wurzelchakra), sehe aber durchaus häufiger irgendwelche Bilder. Sie machen mir schon lange keine Angst mehr, seit ich sie einfach in Frieden gehen lassen kann.

Seit ich den Kurs mache, hat sich für mich vieles einfach zum Guten gefügt, obwohl ich das nicht erwartet hatte / erwarten konnte. Ich höre womöglich auch besser zu, denn ich meine oft in Nebensätzen oder auch in Begegnungen mit anderen für mich die in dem Moment entscheidenden Hinweise zu bekommen, wie ich in meinem Leben weitermachen sollte und könnte.

Darüber hinaus: Abgesehen von den Sitzungen selbst, hat mir vor allem ein Ratschlag geholfen, der einfach klingt, meine Möglichkeiten, mit Schwierigkeiten fertig zu werden, aber wohl für immer verbessert hat: Es ist die Aufforderung, die Dinge anzunehmen, wie sie kommen und wirklich nachzudenken, die Ursachen von Schwierigkeiten und Widrigkeiten zu verstehen, ihnen auf den Grund zu gehen. Seit ich das versuche, ist das meiste für mich leichter geworden, kann ich auch besser unterscheiden, wie weit meine Verantwortung für irgendwelche Geschehnisse, Verhältnisse oder Entwicklungen im Leben geht und wo ihre Grenzen sein müssen.

Seminarteilnehmerin S.C.

Ich war mit meiner Ehe nicht mehr zufrieden

Was hat mich in den Kurs gebracht?

Zu Dir gebracht hat mich Frau Dr. Guhr, bei der ich gearbeitet habe, bevor ich meine beiden Kinder bekam. Sie schenkte mir im Frühjahr dieses Jahres die „Melodien der Sterne" und meinte, das würde mein Leben verändern, auch das meiner Familie. Nachdem ich mich etwas über die Biomeditation informiert hatte, habe ich mich sofort für den Kurs angemeldet. Trotzdem noch lange nicht ahnend, was da auf mich zukommt.

Mit welcher Krankheit bin ich hergekommen?

Ich habe Tinnitus und Hypothyreose, aber das ist nicht der eigentliche Grund, warum ich zu Dir gekommen bin. Ich war schon vorher bei Heilern, da ich einfach nur Antworten gesucht habe. Meine Eltern sind vor einigen Jahren verstorben, das hat mich ziemlich aus der Bahn geworfen. Lange bin ich damit nicht zurechtgekommen. Die Heiler/Hellseher erzählten mir die verschiedensten Dinge, wo meine Eltern sind, wie es ihnen geht etc. Aber ich war nie damit zufrieden, hatte immer noch Fragen und es war alles sehr belastend für mich.

Ein weiterer Grund dafür, dass ich nach Taubenheim kam, ist, dass ich mit meiner Ehe nicht mehr zufrieden war. Mit meinem Mann habe ich kaum noch gesprochen, ich war nur für die Kindererziehung und den Haushalt zuständig und mein Mann war die ganze Woche auf Montage arbeiten und am Wochenende im Büro. Ich war furchtbar wütend auf ihn, weil er sich nicht um uns gekümmert hat, sondern alles an mir hängen blieb. Und das hat sich eigentlich alles schon geändert. Ich verstehe mich mit meinem Mann wieder richtig gut, es könnte nicht besser sein.

Als ich mit dem Kurs anfing, wurde mein Mann übrigens sehr krank. Diagnose: Burnout. Es ging ihm wirklich Wochen lang sehr schlecht. Langsam begriff ich dann, dass dies genau der richtige Zeitpunkt für alles war. Ich begann die Ausbildung, er wurde krank! Das hieß für mich, meinen Mann mit Bioenergie zu versorgen. Ich schickte ihn zu Ines Neumann und es ging ihm tatsächlich bald besser. Seine Antidepressiva hat er nie angerührt! Mittlerweile gebe ich ihm auch Sitzungen und es hilft wirklich wunderbar. Ganz gesund ist er noch nicht, das dauert sicher länger. Aber sein Leben hat sich sehr verändert, er fährt kaum noch auf Montage, arbeitet viel zu Hause und nimmt sich Zeit für uns. Und es funktioniert.

Was hat mir der Kurs in menschlicher/spiritueller Hinsicht gegeben?

Ich bin auf alle Fälle offener gegenüber fremden Menschen geworden, urteile nicht mehr so schnell über andere und vor allem nicht mehr so negativ (obwohl das noch besser werden muss!).

Ich habe immer daran geglaubt, dass es da noch etwas anderes gibt als uns Menschen. Durch Dich verstehe ich das nun alles besser, die Sache mit Gott und der geistigen Welt. Und das ist das, wonach ich so lang schon gesucht habe. Ich danke Dir sehr dafür, dass Du Dein Wissen an mich weiter gibst und ich danke Gott dafür, dass er mich diesen Weg gehen lässt, dass er mir alles vergibt, was ich früher schlechtes über IHN gedacht und gesagt habe. Ich würde meinen, das habe ich nicht verdient. Aber es soll wohl doch so sein...

Was habe ich vom Kurs erwartet? Was habe ich bekommen?

Erwartet habe ich Hilfe für mein Leben. Mit dem Tod meiner Eltern klarzukommen, meine Ehe zu retten, meine Kinder nicht mehr so anzuschreien. Und natürlich auch meinen Tinnitus los zu werden.

Mein Leben hat sich sehr zum Positiven verändert. Ich bin meiner Familie gegenüber ruhiger geworden (leider kommt dieses Kinder Anschreien etc. manchmal noch tageweise durch, aber ich bin der Hoffnung, dass das irgendwann mal ganz weg geht). Ich habe Antworten auf Fragen bekommen, die mir sonst nie jemand zufriedenstellend beantworten konnte. Natürlich habe ich noch lange nicht alles verstanden, aber ich bin auf dem Weg dahin.

Erfahrungen

Schon bei der ersten Fernübertagung mit R. habe ich Farben gesehen, was mich daran erinnerte, dass ich so etwas schon oft als Kind hatte, wenn ich im Bett gelegen habe mit geschlossenen Augen. Damals dachte ich immer, das sieht sicher jeder so. Ich habe aber nie mit jemandem darüber geredet.

Bilder hatte ich viele während der Meditationen: fremde Menschen, Landschaften, alte Häuser, Lichtwesen. Die Bilder sind meist nicht mal eine Sekunde lang da. Manchmal kommen 1000 Bilder in einer so kurzen Zeit, dass mir das eigentlich zu viel wird.

Wie reagieren Verwandte/Klienten?

Mein erster „Klient" war mein Mann. Seit Sommer 2010 hat er Depressionen. Am Anfang hat er über die Biomeditation eher gelacht, mittlerweile ist er aber voll davon überzeugt. Er geht zu Ines zu Sitzungen und seit ich die Handpositionen kenne, arbeite ich auch mit ihm. Ihm tut es sehr gut. Ich arbeite immer mit den Chakrenkarten. Wenn ich sie bei meinem Mann auflege, hat er oft das Gefühl, ich lege einen schweren Stein auf Herz und Solarplexus. Seit ca. vier Wochen geht es ihm richtig gut. Ich hoffe, dass jetzt nicht noch mal ein starkes Tief kommt.

Bei meinen Kindern mache ich das auch, diese sind bis jetzt ohne starke Erkältungen oder Ähnliches durch den Herbst gekommen (denke ich da an die letzten Jahre: Bronchitis und Angina waren bei uns an der Tagesordnung). Mit einer Freundin arbeite ich, mit deren Mann und ihrer kleinen Tochter. Meine Freundin macht es wegen ihrer Blähungen, diese sind jetzt schon besser geworden.

Die kleine Stella hat trockene Haut und eine rote Hautstelle im Gesicht und sie ist ständig erkältet. Die Haut ist schon wesentlich besser. Zur Zeit ist sie wieder erkältet, aber es ist nicht so schlimm wie sonst. Sie braucht keine Medizin. Der Ehemann hatte seit vier Wochen Rückenschmerzen, ich habe ihm einmal eine Sitzung gegeben und die Schmerzen waren weg.

Eine andere Freundin hatte eine Entzündung am Fuß. Ich habe ihr immer gesendet, da ging zuerst die Schwellung weg. Dann habe ich einmal Hand aufgelegt und am nächsten Tag war alles wieder gesund!

Was hat mir an dem Kurs nicht gefallen?

Alles in allem fand ich den Kurs wunderbar. Darum gibt es eigentlich nichts zu bemängeln. Nur eins vielleicht: Die Zeit war viel zu schnell vorbei!

Drei Dinge noch zum Schluss

Ich danke Dir sehr, lieber Viktor, dass ich Dich kennen lernen durfte. Noch nie habe ich so einen herzensguten Menschen getroffen. Ich danke Dir sehr für alles, was Du für meine Familie und mich getan hast. Ich danke Dir sehr, dass Du mich so akzeptierst, wie ich bin und Du überhaupt gar keine Vorurteile hast. Fühle Dich ganz herzlich gedrückt von mir! Alles Liebe

Seminarteilnehmerin P.R.

Ups, hab ich gedacht, woher weiß sie von deiner Blase?

Lieber Viktor,

als ich mich zum Kurs angemeldet habe, wusste ich nicht, was mich erwartet! Nach anfänglicher Euphorie war ich voller Zweifel, ob ich Deine Methode erlernen und verstehen kann. Schön, dass Du das gespürt hast, mit Deinen liebevollen Worten und Deiner Geduld hast du mich in die richtige Richtung „geschubst“. Seit drei Jahren gehe Ich zu meiner Cousine zur Biomeditation. Die erste Sitzung werde ich nie vergessen, ich war sehr skeptisch und bin wegen meiner Rückenschmerzen hin. Sie hat mir alles gut erklärt (begriffen hab ich zu dem Zeitpunkt nichts). Dann hat sie mich „abgescannt“ und sagte nur: „Na, an deiner Blase müssen wir arbeiten, komme mal lieber regelmäßig.“ Ups, hab ich gedacht, woher weiß sie von deiner Blase???

Ich hatte zu dieser Zeit ständig Blasenentzündungen, nach der ersten Bioenergetischen Meditation, in der ich starke Schmerzen hatte, war ich es los. Mittlerwelle bin ich für diese Blasenentzündungen richtig dankbar, denn sonst wäre ich nicht so überzeugt. Durch diese Sitzungen sind wir uns wieder sehr nah gekommen, mittlerweile sage ich zu ihr „mein siamesischer Zwilling“. Wir waren uns schon immer nah, aber durch Deine Methode und die sich daraus ergebenden Gespräche sind wir zusammengerückt und haben gemerkt, dass es noch mehr Leute gibt, die anders denken.

H. hat auch schon sehr früh zu mir gesagt: „Dich sehe ich auch beim Viktor, ich arbeite mit den Menschen und du mit den Tieren“. Da konnte ich damals nur drüber schmunzeln.

Mittlerweile arbeiten wir am Lottogewinn, damit wir unseren gemeinsamen Traum verwirklichen können. Einen Dreiseitenhof mit altersgerechten Wohnungen, einem, Gnadenhof für Tiere und ein BioMeZ für Menschen und Tiere.

Ich habe - nein hatte - seit meiner Jugend, besonders nach der Scheidung meiner Eltern, immer wieder nervöse Magen-Darm-Beschwerden. Durch eine neue berufliche Herausforderung, in der ich viel mit unzufriedenen und falsch beratenen und belogenen Kunden zu tun habe, verschlimmerten sich diese Symptome wieder.

Ich war ausgelaugt, nicht belastbar, hatte innere Unruhe, Ängste... Mein Mann musste in dieser Zeit ganz schön viele Macken ertragen. Er musste sich alles anhören und meine schlechte Laune ertragen.

Irgendwann war ich an dem Punkt, wo ich gesagt habe, wenn du jetzt nicht die Leine ziehst, gehst du und vielleicht auch deine Ehe kaputt. Also anmelden zum Kurs. Meine Cousine hat nur gesagt: Na, das wird Zeit. Mein Mann hat mich sehr unterstützt - zwar mehr, weil er die Bioenergetische Massage so genießt, aber gut so. Ich habe ihm erst später gesagt, dass es erst die Arbeit und dann das Vergnügen gibt. Erst Meditation, dann Massage.

Ich bin sehr dankbar für diese Erfahrungen, denn wer weiß, ob ich sonst den Weg nach Taubenheim gefunden hätte....

Die Woche vor Beginn des 1. Seminarwochendenes war sehr intensiv, ich hatte so starke Bauchkrämpfe und Durchfall, dass ich manchmal gezweifelt habe...

Gott sei Dank kannte ich diese Reaktionen schon von den Abenden des Heilens.

Obwohl ich Taubenheim ja schon kannte, habe ich seit Beginn des Seminars richtig das Gefühl, nach Hause zu kommen. Schön. Da ich ja richtig gerne zu Hause bin, ist es super, wenn ich mich woanders auch so fühle!

Das Wochenende war sehr intensiv, bei den Sitzungen habe ich Farben gesehen (meist Rot und Gelb), meine Augenlider haben geflackert, ich war voller innerer Unruhe und mich hat es auf der Liege „verdreht".

Auf der Heimfahrt wurde ich natürlich geblitzt (wie meine liebe H. auch), wurde gleich angehalten und habe freudestrahlend meinen Strafzettel bezahlt. Vor Beginn des Seminars hätte ich mich mit den Polizisten auf Grundsatzdiskussionen eingelassen. Als ich das meinem Mann erzählt habe, hat er nur gesagt: „So, wie du strahlst, hätte ich mich nicht gewundert, wenn die noch einen Drogentest gemacht hätten."

Am nächsten Morgen war auf meinem Katzenkalender ein Bild einer Katze, die versucht, an einer Haustür an die Klingel zu kommen und der Spruch: „Wo der Glaube ist, da ist auch Gelingen". Da sind gleich wieder die Freudentränchen gekullert.

Ich hatte an diesem Tag meinen ersten Arbeitstag nach drei Wochen Urlaub.

Normalerweise hätte ich nachts nicht geschlafen, hätte nur gegrübelt, was mich an Arbeit erwartet und wäre früh, weit vor dem eigentlichen Arbeitsbeginn, im. Büro gewesen und hätte bis spät abends durchgearbeitet.

So habe Ich vollkommen ausgeschlafen, um Punkt Acht an meinem Schreibtisch gesessen, meine Mittagspause an der frischen Luft genossen und Punkt Fünf meinen Kuli fallen lassen.

Als Ich meinem erstaunten Mann abends gesagt habe, das ich in Zukunft pünktlich Feierabend mache und mich nicht mehr selbst so unter Druck setzen werde, war sein Kommentar: „Das versuche ich dir seit Jahren klar zu machen, und der Viktor schafft das in zwei Tagen..."

Bei den Fingerübungen hatte Ich immer wieder das Gefühl von richtig tiefer Dankbarkeit. Bei den Fernübertragungen kamen verschiedene Wahrnehmungen: Kälte, Wärme, Farben, Druck auf Magen, Kopf, Rücken und Schultern..., Übelkeit, linke Körperseite warm, rechte Seite kalt.

Schön war, dass sich die Empfindungen mit denen der Sendepartner geähnelt haben. Bei der ersten Fernübertragung hatte Ich das Gefühl, ich habe eine Haube auf dem Kopf und die Hände sind in dicke Handschuhe eingepackt. Ich habe das als meinen persönlichen Schutz empfunden und bin sehr froh darüber.

Ich habe auch nachts immer wieder von Leuten geträumt, mit denen ich schon länger keinen Kontakt hatte, sie haben im Traum, meine Hilfe gesucht. Ich habe dann immer deren Schutzengelchen gebeten, ihnen viel Liebe zu schenken und das Immunsystem zu stärken. Beim Empfangen bin ich meistens eingeschlafen.

Dann kam das Seminarwochenende mit Susanne. Anfangs hatte ich mit ihr so meine „Schwierigkeiten". Schon bei den Abenden des Heilens kam sie mir so unnahbar vor. Nach einer halben Stunde im Seminar habe ich sie plötzlich mit ganz anderen Augen gesehen und die Seminarzeit mit ihr genossen.

Bei den Sitzungen von ihr hat es mich von der Liege „abgehoben", ich hatte starke Blasenschmerzen, Herzrasen und innere Unruhe. Aber mit Dankbarkeit, Vergebung und Annahme und ein paar Seelchentränen waren diese Erfahrungen sehr schön!

Durch die Fernübertragungen mit I. konnte ich endlich die Trauer um meinen vor acht Jahren verstorbenen Vati verarbeiten. Ich konnte ihn endlich loslassen. Die lange Zeit seiner Krankheit, die Beerdigung habe ich noch mal erlebt. Dann kam er vor meinem „geistigen Auge" auf mich zu, hat mir einen Kuss auf die Stirn gegeben und gesagt: „Tschüss, meine Schöneaugentochter." (Das waren immer seine Worte gewesen.) Er hat sich umgedreht und ist gegangen.

Bis dahin hatte ich immer seine traurigen, hilflosen Augen gesehen. Ich hatte mir Vorwürfe gemacht, dass ich den Halbgöttern in Weiß so blind vertraut habe, dass alles gut wird. Erst vier Wochen vor seinem Tod haben sein zweite Frau und ich ihn in eine andere, „menschlichere" Klinik verlegen lassen. Wenn er über den Tod geredet hat, habe ich es immer abgewimmelt, ich hielt ihn für unsterblich.

Wenn ich auch wusste, dass wir uns irgendwann wiedersehen, konnte ich diesen Verlust nicht richtig verarbeiten.

Erst mit der Vergebung, auch zu mir selbst, konnte ich diesen großen Schritt machen. Danke, Viktor.

Auch Bilder habe ich gesehen. I. tanzend als Prinzessin in einem großen Saal (sie erzählte mir später, dass ihre Vorfahren aus einem russischen Adelsgeschlecht kommen - mein Uropa war auch aus Russland). Es kamen auch Bilder aus einer mittelalterlichen Schlacht, Reiter wie bei Dschingis Khan, Nazis, die Menschen erschossen haben. Die schönste Bildererinnerung war, als ich Dich gemeinsam mit Susanne und einem kleinen Mädchen in Pompej gesehen habe (im Hintergrund war der Feuer spuckende Vesuv). Da war so viel Liebe und Frieden.

Die Woche vor dem Seminar mit Vlady habe ich sehr intensiv reagiert. Es hat mich richtig ausgeräumt, Durchfall ohne Ende. Als ich dann so meine Schwierigkeiten mit der Dankbarkeit bekam, standest Du vor mir mit Deinem schmunzelnden Lächeln: „Je schlimmer, umso besser." Dann ging es mir wieder besser. Das Wochenende mit Vlady war auch sehr schön, er ist ein super Lehrer!

Bei den Kontaktsitzungen unserer Gruppe habe ich immer sehr viel Wärme und Energie gespürt. Anders als bei den Fernübertragungen hatte ich keine körperlichen Empfindungen. Mit den Kontaktsitzungen habe ich mich (oder wurde?) zurückgehalten. Für mich ist und bleibt das I-Tüpfelchen die Einweihung. Ich habe soviel Demut vor Deiner Methode, dass ich es als anmaßend empfunden habe, vor der Einweihung mich jetzt schon auf die Menschheit loszulassen.

Mein lieber Mann und meine Katzen waren meine „Übungsobjekte". Auch da habe ich immer sehr viel Wärme gespürt. Da mein Mann spätestens beim zweiten Lied eingeschlafen ist und schnarcht, konnte er mir nicht sagen, ob er etwas spürt.

Ich konnte allerdings seine Entwicklung beobachten. Unsere Beziehung ist viel harmonischer geworden. Sonst musste er meine Macken ertragen, wenn ich von der Arbeit nach Hause kam und auf 180 war. Da ich selbst viel ausgeglichener bin, hat sich das auch auf ihn übertragen.

Er hat auch einen großen „Quantensprung" gemacht. Wenn er Sorgen hat, zündet er eine Kerze an! Diese Entwicklung ist toll, auch wenn mein Mann schon immer was ganz Besonderes für mich war.

Durch das Seminar habe ich so viel für`s Leben gelernt. Durch die Philosophie der Goldenen Pyramide ist vieles leichter (und manches schwerer). Man muss immer an der Umsetzung arbeiten und viele Dinge wird man erst später verstehen – wenn die Zeit reif ist.

Ach so, du wolltest noch wissen, was nicht gefallen hat:

Diese schöne, intensive Zeit war einfach viel zu schnell vorbei!!

Ob ich mal „Heiler" werde, weiß ich noch nicht, aber ich bin Dir unendlich dankbar, das ich „heiler" werden durfte.

Seminarteilnehmerin R.K.

Meine neue Selbstsicherheit und Ausgeglichenheit macht meine Schwäche zur Stärke

Was hat sich verändert, was nicht?

Verändert hat sich für mich sehr viel. Auf dem Fragebogen hatte ich am Anfang geschrieben, dass ich mir mehr Ruhe und Ausgeglichenheit wünsche. Dieser Wunsch hat sich erfüllt, sogar mehr, als ich es für möglich gehalten hätte. Ich will Dir nicht meine Lebenssituation schildern, es trägt ja jeder seine eigenen Aufgaben. Aber wahrscheinlich hätte ich die meinen ohne die Bioenergie zumindest sehr viel schlechter gemeistert. So habe ich als gegeben hingenommen, was ich früher immer grundsätzlich ändern wollte, und lerne emotionale Kontinuität im Alltag. Ob das immer alles richtig ist, weiß ich nicht, aber wir sollen ja lernen.

Aber jetzt konkret: Welche Ängste, Krankheiten usw. sind gegangen? Gegangen zu sein scheinen meine Neigung zu Depressionen, Herpes, vielleicht die periodischen Rückenschmerzen, das wird sich in den kommenden Jahren zeigen. Geblieben sind die Pickel im Gesicht, aber das liegt an mir selbst, ich halte sie aus Angewohnheit fest. Sie waren lange Jahre ein „Quell der Beruhigung", so blöde das auch klingen mag.

Welche Entwicklung hat sich für mich ergeben, was habe ich erwartet und was bekommen?

Verändert hat sich in meinem Leben und meinem Umfeld hingegen sehr viel. Vielleicht kann ich es an einem Beispiel erklären. Ich habe mich immer für einen schwachen Charakter gehalten, weil ich mich von der Meinung anderer leicht überzeugen lasse und so irgendwie keine eigene feste Meinung zu haben scheine. Ich kann mich gut in die Gefühle und Gedanken anderer reinfinden und sehe die Dinge dann auch aus deren Sicht. Daher fällt es mir schwer, mich zu streiten oder mich lange an Kränkungen zu erinnern.

Beruflich rutsche ich nun mehr und mehr in die Rolle der Vermittlerin. Mein Büro plant Gewässerrenaturierungen und setzt diese auch um. Dabei ist die Abwägung und Lösungsfindung in Bezug auf die verschiedenen Nutzungsinteressen am Gewässer sehr wichtig. Die Landwirte haben Angst, dass ihre Flächen nicht mehr nutzbar sind, die Anwohner haben Angst vor Hochwasser, der Naturschutz will hingegen „wilde" Flüsse, der Bürgermeister Tourismus usw. Es liegt oft an uns, Kompromisslösungen zu finden, ohne dass sich jemand unverstanden fühlt und aus diesem Grunde blockiert. Meine Arbeit macht mir großen Spaß und meine neue Selbstsicherheit und Ausgeglichenheit macht meine Schwäche zur Stärke, ich komme authentisch rüber (weil ich es bin) und die Menschen lassen sich von meiner Begeisterung anstecken.

Ich hatte an den Kurs eigentlich keine konkreten Erwartungen, aber ich habe viel bekommen.

Erfahrungen im Kurs, Reaktionen

An interessanten Dingen o.ä., die ich während der Sitzungen gesehen habe, gibt es nichts zu berichten. Ich sehe keine Bilder/ Farben, habe selten Stiche, Schmerzen, egal, ob ich eine Sitzung bekomme oder selber eine gebe. Allerdings habe ich auch noch mit keinen richtig kranken Menschen gearbeitet. Es passiert aber, dass die Intuition (ich kann nicht beschreiben, wie sie sich bemerkbar macht) mir sagt, wo ich die Hand noch zusätzlich hinlegen soll. Neulich hatte ich bei einer Klientin das Gefühl, dass ihr Enkel, den sie sehr liebt, neben ihr steht. Sie hatte wohl auch an ihn gedacht. Ich habe beiden Liebe geschickt. Aber das ist weder spektakulär noch häufig.

In der Familie ist auch einiges passiert, ohne dass ich mit jemandem systematisch gearbeitet hätte. Meine beiden Jungs (15 und 13 Jahre) sind fast von heute auf morgen ruhiger und offener geworden, vielleicht auch einfach nur ein Spiegel von mir selbst. Sie drücken mich oft. Mein jüngster Sohn ist ein Zappel-Phillip mit einem starken Schutzengel und ständigen kleinen Unfällen. Auch ist er sprachbehindert, ruht aber in sich und leidet darum nicht so stark darunter (was ihn aber auch an einer Entwicklung etwas hindert). Er ist nun in der Schule konzentrierter und macht seit diesem Schuljahr regelmäßig und ohne Aufforderung seine Hausaufgaben. Er lernt sogar auch mal von sich aus Vokabeln.

Mein Vater hat die CD Melodien der Sterne und hört sie regelmäßig, eine OP hat er abgesagt und seine langjährigen Beschwerden in der Schulter sind nun von alleine weggegangen. Der Diabetes meiner Mutter hat sich auf sehr niedrigem Niveau stabilisiert. Es geht beiden prima.

Seminarteilnehmerin

Es wurde immer herzlicher und sympathischer zwischen uns

Ich habe den Kurs vordergründig begonnen, um meine Gesundheit, die Gesundheit meiner Kinder und meiner Familie zu stärken.

Zum ersten Mal habe ich im November 2009 von der Biomeditation nach Viktor Philippi gehört, als eine Kundin einen Flyer in meinem Geschäft über einen „Abend des Heilens" in Dresden auslegen wollte. Bis dahin hatte ich weder den Namen noch von der Biomeditation gehört. Ich war sofort neugierig und habe ihr viele Fragen gestellt.

Ich besuchte mit meiner Mitarbeiterin und einer Freundin den Abend des Heilens in Dresden. Es war ein sehr schöner Abend. Ich kaufte mir danach gleich eine CD. Meine Freundin hielt mich von dem Kauf der CD „Melodien der Sterne" ab: 20 Euro sei so teuer, da gäbe es andere. Ich ließ mich von ihr beeinflussen. Aber ohne CD wollte ich das Hotel nicht verlassen. Es war ein inniger Wunsch in mir. Ich griff nach einer CD, ohne zu wissen, was ich kaufte. Nach meinem Kauf las ich erst einmal das Thema auf der Rückseite: Abend des Heilens - Das Thema Liebe. Darauf sagte ich zu meiner Freundin: Das passt ja wieder wie die Faust auf's Auge – die Liebe...

Die CD lief gleich bei mir zu Hause und ein paar Tage später kaufte ich mir die „Melodien der Sterne" bei meiner Biosens Karin. Von dem Tag an lief und läuft die CD jeden Tag bei uns. Von da an wusste ich, dass ich Biosens werden möchte. Ich wollte mehr über dieses Thema der Bioenergie und der Biomeditation nach Viktor Philippi wissen.

Nach meiner Anmeldung zum Kurs „H(h)eiler werden" war ich in heller Vorfreude. Ich war gespannt, wer, wie, was mich erwartet. Da ich im Vorfeld schon mit Biosens über die Seminare gesprochen hatte, hatte ich schon die eine oder andere Information, die Spannung stieg und jeder sagte: „Du bekommst deine

Gruppe, das muss alles so sein.“ Jetzt kam das erste Seminarwochenende.

Davor und auf meiner Hinfahrt nach Taubenheim war ich sehr gespannt, was mich erwartet und noch größer war die Frage, welche Leute mit im Kurs sitzen würden. Ich freute mich auf Viktor, ihn ganz nah und persönlich kennen zu lernen.

Als ich in den Seminarraum kam, schweiften meine Blicke durch den Raum, um zu Sehen, welche Teilnehmer da schon saßen. Schon bei den ersten Blickkontakten merkte ich, es soll so sein und fragte mich, warum ist sie/er hier. Einige waren mir sofort sympathisch, als ob man sich schon immer kennt, andere weniger sympathisch und einige habe ich erst nach einer ganzen Weile wahrgenommen. Ich suchte mir meinen Platz aus, wo ich im Seminar saß.

Ich habe 15 Seiten geschrieben an diesem ersten Seminarwochenende. Mir wurde nach diesem Wochenende klar, dass alles seinen tieferen Sinn hat und dass es viele Lernaufgaben sind, die ich lernen sollte. Ich danke meinen Schutzengeln, dass sie mich nach Taubenheim geführt haben. Ich danke ihnen jeden Tag dafür. Ich weiß, hier bin ich richtig. Das ist mein Weg.

Meine erste Übungspartnerin B. war mir am Anfang unseres Seminarbeginns weniger sympathisch. Ich wusste, dass es da was aufzulösen gab. Wir haben bei unseren Hausaufgaben regelmäßig und lange telefoniert. Es gab so viel zu erzählen von unseren Erlebnissen und Erfahrungen mit der Biomeditation. Es wurde immer herzlicher und sympathischer zwischen uns. Ich bin dafür sehr dankbar.

Bei unserem Senden und Empfangen gab es die verschiedensten Reaktionen mit all meinen Übungspartnern; kalte/warme Hände und Füße, Schwere in den Gliedern am ganzen Körper, an verschiedenen Körperstellen Kribbeln, Stechen, Brennen, Ziehen, Blubbern, oft auch eingeschlafen, weißes und blaues Licht gesehen, Engel gesehen, Kopfschmerzen, Druck drittes Auge, Herzschmerzen, in meinem Kopf, als ob sich die Gehirnhälften sortieren und verschieben, kalte Schauer, Zahnschmerzen, dabei ein Gefühl, als ob von meinem Herzen eine Direktverbindung zu meinen Zähnen besteht, wo ich stark meinen Herzschlag zwischen meinen Zähnen spüren konnte (Herz zwischen Zähne gerutscht), im Sakralchakra, als ob was nach oben steigt, in meiner Brust eine Spirale gespürt, die was rausdreht, meine Arme wurden heftig nach oben gezogen, so dass sich der Oberkörper kurz anhob.

Bei meinen Fingerübungen konnte ich die Energiebahnen und -kreise zwischen den Fingern sehen und habe Magnetfelder gespürt, wie die Fingerkuppen sich abstoßen. Meine Arme haben stark geknirscht, als ob ich „alte Gelenke" habe.

Durch das Öffnen unserer Kanäle können wir jetzt Fernenergie senden, es ist ein tolles Gefühl, ein Kanal Gottes zu sein.

Mir ist beim Lesen des Buches, beim Anhören der verschiedenen CDs, DVDs und beim Nachdenken bewusst geworden, dass ich in der Vergangenheit schon viele Dinge erlebt hatte und auch Signale von Körper, Geist und Seele bekommen habe, sie wahrgenommen, aber nur ganz wenig richtig zuordnen konnte. Mit dem Wissen, das wir im Kurs übermittelt bekamen, kann ich heute mit Signalen anders umgehen. Dafür bin ich hier.

Ich kann an mir ein Um- und Neudenken erkennen. Ich habe für mich gelernt, viele Dinge anders zu sehen, zu reagieren und anzunehmen. Es kommen ab und an Zweifel, ob das alles so richtig ist, aber ich vertraue der Bioenergie.

Ich könnte mich jeden Tag mehrmals zur Biomeditation hinlegen. Es ist ein tiefes inneres Bedürfnis. Seit ich den Kurs begonnen habe, hat sich mein täglicher Arbeitsbeginn sehr nach hinten verschoben, da ich morgens gern meditiere, im Buch lese, DVDs anschaue oder Fingerübungen mache.

Ich habe festgestellt, dass ich in meinem Berufsalltag mit den Kunden und den Mitarbeitern anders umgehe. Ich bin dankbar für alles und gehe mit mir und den anderen in die Vergebung und nehme Situationen anders an als vor dem Kurs.

Ich bin ruhiger und gelassener geworden und bitte die göttliche Kraft, mir den Weg zu zeigen, für alles zu bitten und zu danken. Ich habe schon immer danke gesagt, aber seit dem Kurs mache ich es noch mehr und bewusster bei vielen Dingen und Situationen, bei denen ich vorher nicht danke gesagt habe. Ich weiß, dass ich mich erst am Anfang des Weges befinde und ich noch viel lernen und alte Denkmuster ablegen muss. Aber wie sagt Viktor immer so schön: „Alles braucht seine Zeit, es geht nicht sofort." und „Alles zu seiner Zeit."

Ich bin von zu Hause aus religiös erzogen worden, ganz besonders meine Omi hat mich viel mit Gottvertrauen und Gottverbundenheit in Verbindung mit der Kirche gelehrt, aber als junger Mensch sah ich vieles anders als sie. Mir sind einige Anekdoten aus meinem bisherigen Leben eingefallen, wo ich heute in die Vergebung, Dankbarkeit und Annahme gehe.

Der Kurs hat mich der göttlichen Kraft, mit der ich in meiner Kindheit durch meine Omi aufgewachsen bin, wieder sehr nah an mein Herz gebracht. Es ist mir bei der Meditation bewusst geworden, da jede Meditation mit den Worten „Dein Wille geschehe" und „Ich begebe mich in Deine Hände" beginnt. Ich habe meiner Omi dafür jetzt danke gesagt und sie fing an zu weinen. Ich erklärte Ihr, was der Auslöser dafür ist. Ich bin allen dafür sehr dankbar.

Ich bin von Natur aus ein sehr ungeduldiger Mensch. Alles sollte immer gleich und sofort sein, am besten schon gestern. In Geduld übe ich mich jeden Tag immer ein kleines Stück mehr. Meine Hoffnung und mein Glaube sind von Natur aus sehr stark positiv geprägt. Ich bin ein sehr optimistischer Mensch und sehe nicht gleich immer das Negative. Aber auch hier kann ich Veränderungen und Wandlungen bei mir seit dem Kurs erkennen.

Es ist einfach so schön, obwohl der alltägliche Stress mich ganz schön fordert, aber darin liegen die Aufgaben. Das ist mir seit meinem Kursbeginn sehr bewusst geworden. Es ist nicht immer leicht, im Alltag alles zu meistern; da ist der Beruf, die Familie, der Haushalt, alle anderen Aufgaben und Verpflichtungen und dann noch die Reaktionen durch die Biomeditation, die auf körperlicher, seelischer und geistiger Ebene arbeiten und wirken. Ich komme mir manchmal ziemlich ausgepowert vor, aber alles wird gut.

Bei meinen weiteren Übungspartnern waren auch immer viele schöne Reaktionen der unterschiedlichsten Art da. Einmal beim Empfangen hatte ich für mich eine wunderschöne Reaktion, welche ich nicht vergessen kann. Aus meinem Kronenchakra schoss eine weiße Fontäne empor und ich konnte die Energiebahnen sehen und ein anderes Mal hatte ich ein Schwebegefühl.

Bei meinen ersten Kontaksitzungen war ich sehr aufgeregt. Es ist ein unbeschreibliches Gefühl, die Hände aufzulegen und ein Kanal Gottes zu sein. Ich spüre sehr stark die Energie, die aus meinen Fingern kommt und ich sehe fast immer die Energiebahnen beim Chakrenausgleich.

Ich habe bis jetzt Kontaktsitzungen mit meinen Kindern, meiner Biosens, deren Mann und Freunden gehabt. Ich danke meinen Engeln, dass sie zu mir geführt wurden. Sie hatten alle verschiedene Reaktionen.

Eine Kontaktsitzung mit meiner Tochter F. ist mir in besonderer Erinnerung geblieben, was die Reaktionen betrifft. Sie bekam nach einem Tag auf dem Rücken viele Pusteln. Sie sagte mir, sie hätte eine Mücke in ihrem Zimmer, die sie ganz doll gestochen hätte. Es sah wirklich schlimm aus, ca. 20 „Stiche“. Mir fiel sofort ein, dass sie vor sechs Jahren sehr stark die Windpocken gehabt hatte und was ich auf dem Rücken sah, waren Reaktionen der Kontaktsitzung. Ich sagte ihr nichts davon, machte ihr Kühlgel drauf, beruhigte sie, dass alles gut wird und schickte sie in die Schule.

Als sie am Nachmittag nach Hause kam, sagte sie mir, ich solle mit ihr zum Arzt gehen, hat die Lehrerin im Sportunterricht zu ihr gesagt und die anderen Kinder hatten es auch gesehen. Mein Gedanke dabei war, wir gehen erst mal nicht zum Arzt. Ich sagte ihr, ich mache dir jetzt ein Energiepflaster auf die betroffene Stelle, das tut dir gut und morgen schauen wir nach, wie dein

Rücken ausschaut. Wenn es schlimmer wird, gehe ich mit dir zum Arzt. Am nächsten Morgen sah ich mir ihren Rücken an und die „Stiche" waren schon viel schwächer geworden. Ich war sehr dankbar. Ich beobachtete es noch die nächsten Tage. Es wurde immer weniger und ich wusste, die Ursache ist gegangen. (Alles, was in den Körper rein gegangen ist, muss auch wieder heraus.) Für mich eine wundervolle und im wahrsten Sinne des Wortes leibhaftige Reaktion. Danke.

Das Gefühl, dass ich mehr über die Biomeditation wissen möchte, ist während des Kurses nicht weniger geworden, sondern kräftigt und stärkt sich immer mehr, noch viel tiefer dieses Gebiet kennen zu lernen. Ich habe für mich entschieden, dass das große „H" auf meinem weiteren Weg eine Rolle spielen wird (alles zu seiner Zeit), da ich von der Bioenergie und Biomeditation voll überzeugt bin und dabei eigentlich alles ganz einfach ist, den Menschen die Liebe und das Gute und Positive weiterzugeben. Ich hatte in meiner Vergangenheit noch keine Erfahrungen und Kontakte mit Reiki, Yoga, Geistheilung und wie sie alle heißen, gemacht. In Gesprächen mit unseren Kursteilnehmern, welche in ihrer Vergangenheit mit anderen Methoden in Berührung gekommen sind, sagen alle, dass es nichts Vergleichbares gibt mit der Biomeditation nach Viktor Philippi.

Der Kurs hat mir gezeigt, dass in allem eine Aufgabe für mein Leben steckt. Dass ich immer auf meine Intuition hören sollte. Sie war schon immer da und ich habe sie auch gehört, aber trotzdem bin ich einen anderen Weg gegangen und am Ende war es immer das Gleiche: Hättest du bloß am Anfang auf dein Bauchgefühl gehört. Es hat dir das Richtige gesagt. So musste ich in meinem Leben schon viel Lehrgeld zahlen.

Der Kurs hat mir menschlich soviel gegeben, dass es mir schwer fällt, die Gedanken in Worten niederzuschreiben, da es so überwältigend ist. Meine Blickwinkel, Einstellungen und Vorstellungen haben sich verändert und werden geprägt von dem Wissen und Erfahrungen aus dem Kurs. Sie streben nach dem Guten und Positiven.

Es sind die Kleinigkeiten im Alltag, an denen ich mich erfreue. Es sind so viele kleine Dinge passiert, für die ich sehr dankbar bin, wo einfach nur die Liebe in Gedanke, Wort oder Tat zum Einsatz gekommen ist und die Dinge haben einen positiven Verlauf genommen. Ich kann sie an dieser Stelle nicht alle aufzählen, das würde den Rahmen des Berichtes sprengen. Ich kann nur sagen: Es ist viel passiert. Danke.

Das hat mir wieder einmal mehr gezeigt, dass alles so einfach ist, aber dennoch in unserem stressigen, gehetzten Alltag manchmal so schwer umzusetzen ist. Es ist für mich auch eine wunderbare Sache, Menschen einfach Liebe zu senden, ohne dass sie wissen, dass ich es tue. Es gibt mir ein tiefes, warmherziges Gefühl. Ich werde die Engelseminare besuchen. Da freue ich mich jetzt schon drauf. Was mir durch den Kurs in die Hand gegeben wurde, kann ich nicht beschreiben. Es ist unbeschreiblich. Es ist göttlich.

Lieber Viktor, liebe Susanne, lieber Vladislav,

ich möchte mich hiermit bei Euch aus tiefstem Herzen für die hochinteressanten, lebendigen, schönen, herzlichen Seminareinheiten bedanken. Ich wünsche Euch persönlich alles Gute und Liebe, beste Gesundheit und noch viele Seminare für angehende Biosens.

DANKE.

Seminarteilnehmerin K.K.

Dinge zwischen Himmel und Erde

1. Was hat mich zu der Ausbildung gebracht?

Eine meiner Reiki-Schülerinnen, mit deren gesamter Familie ich seit vielen Jahren befreundet bin, wurde plötzlich Biosens. Sie erzählte mir im Nachhinein von dieser Ausbildung, aber leider so, dass ich die Zusammenhänge nicht richtig verstand. Vieles war für mich missverständlich bzw. nicht nachvollziehbar. Sie erzählte mir dauernd von „Schutz", ohne einen für mich sinnvollen Zusammenhang herstellen zu können.

Der Grund dafür war teilweise die mangelnde Präzision der Aussagen, die auf mich banal wirkten oder die ich als Binsenweisheiten wahrnahm. Ich beschäftige mich seit fast vierzig Jahren (seit dem Abitur) mit spirituellen Fragen und Inhalten und habe mir viele genaue Definitionen (soweit das bei diesem Thema möglich ist) von Begriffen und Zusammenhängen erarbeitet. Da ich fast alle sogenannten „esoterischen" Bereiche, alternative Heilmethoden und auch die meisten Religionen und Sekten kenne, bin ich ebenfalls in der Lage, deren verschiedene Terminologie und Begriffe zu „übersetzen", um sie zu begreifen, gegebenenfalls ineinander überführen zu können und um bei Gesprächen nicht am Partner vorbeizureden. Aber die Bioenergie war für mich damals völlig neu und ich konnte trotz Nachfragen mit den Erklärungen der Freundin wenig damit anfangen.

Die Haupttriebfeder meines Interesses an den „Dingen zwischen Himmel und Erde" liegt in dem Bestreben, die Schöpfung und damit den Schöpfer so gut wie möglich zu begreifen, soweit mir dieses als Mensch überhaupt möglich ist. (Die institutionalisierten Religionen und deren Dogmen halte ich für dieses Anliegen nicht unbedingt geeignet.). Deshalb habe ich auch u.a. Religionsphilosophie studiert.

Das ist mein intellektueller Hintergrund, abgesehen davon, dass ich als Heilpraktiker immer nach neuen, bzw. weiteren Wegen zur Heilung suchte, sehr wohl wissend, dass nicht ich heile, sondern der Körper sich selbst heilt. Und dass letztendlich nur Gott bzw. dessen Kraft wirklich heilen kann! Mir ist der vorangestellte Text wichtig, obgleich ich erst jetzt zum Eigentlichen komme.

Als ich im Herbst 2009 bei einer günstigen Gelegenheit und neugierigerweise mit der oben erwähnten Familie zu einem „Abend des Heilens" nach Taubenheim fuhr, bekam ich auf der Fahrt plötzlich ein eigenartiges Gefühl im Solarplexus, ähnlich, wie ich es oft bei tiefem Gebet verspüre. Im Schloss Taubenheim und im Haus Oberlausitz hatte ich dann eine Empfindung, als sei ich nach langer Abwesenheit endlich wieder nach Hause gekommen. Die Umgebung hat mich regelrecht beglückt!

„Da bin ich ja gespannt", dachte ich und fieberte der Veranstaltung ungeduldig entgegen.

Als ich dann noch selbst durch die Meditationen an diesem Abend eine Heilung erfuhr, war für mich klar, bei Herrn Philippi die Ausbildung zum Biosens zu machen.

Meine Heilung bestand darin, dass ein (gutartiges) Gewächs an der Haut, das ich schon einmal an anderer Stelle hatte und nach Aussage des dermatologischen Facharztes ein (vorzeitiger) Alterungsprozess sei, einige Tage nach dem „Abend des Heilens" plötzlich kleiner wurde und innerhalb drei Wochen völlig verschwand. Beim ersten Mal wurde das Gewächs (Cornu cutaneum) mit Hilfe von Laser entfernt.

Die Logik sagte mir, dass es sich dabei nicht nur um das Verschwinden einer Hauterscheinung handeln konnte, sondern dass ein tiefer greifender Heilungsprozess in Gang gekommen sein musste. Außer meiner Freude und Begeisterung sah ich hier einen weiteren Hinweis Gottes bzw. des Universums, mich mit der Bioenergie zu beschäftigen.

2. Welche spirituelle Entwicklung ist währenddessen bei mir geschehen? Was verstehe ich unter spiritueller Entwicklung?

Während der Seminarzeit fand eine Zunahme der Fähigkeit zur Intuition, von verfeinerter Wahrnehmung und von tieferen Einsichten statt. Manche unpassenden persönlichen Verhaltensweisen bäumten sich bei mir noch einmal auf, um im Erkennen als falsch abgelegt zu werden. Körperlich und nervlich fühle ich mich heute weitaus besser als zuvor.

Sehr wichtig ist für mich außerdem, dass ich den grundsätzlichen Unterschied zwischen Reiki und Biomeditation erkennen konnte. Reiki ist noch relativ stofflich und die Bioenergie kommt aus viel „höheren“ Ebenen, dem Schöpfer wohl näheren Bereichen. Bioenergie ist deshalb spürbar stärker und effizienter als Reiki und qualitativ umfassender. (Eine nähere Begründung dafür erscheint mir in diesem Zusammenhang überflüssig.) Dabei empfinde ich auch eine Stärkung meiner Persönlichkeit, ohne das detailliert benennen zu können, außer dass ich für meine Mitmenschen eine noch größere Geduld als zuvor aufbringe und selbstsicherer geworden bin, gewissermaßen „energischer“.

Weiter kann ich tiefere Einsichten in Zusammenhänge der Schöpfung und des menschlichen Lebens und ein Anwachsen der Liebe zu Gott, der Schöpfung und den Menschen bemerken.

Unter spiritueller Entwicklung verstehe ich die (im „Laufe der Zeit“ sich steigernde) Fähigkeit der Intuition, der Wahrnehmung der „Inneren Stimme“ und damit auch des Gewissens, des Erlangens höherer Einsichten und der Gotterkenntnis, der bedingungslosen Hingebung zu Gott (dem Urlicht) und des bewussteren Wirkens in dessen Kraft. Ich habe mich in meinem Beruf schon immer als „Werkzeug Gottes“ gesehen und deshalb aus Heilerfolgen nie eine Selbstbeweihräucherung gemacht, sondern war immer nur dafür dankbar, manchmal mehr als der Patient. Falls möglich, hat sich diese Einstellung jetzt noch verstärkt.

3. Was habe ich vom Kurs erwartet und was habe ich dabei bekommen?

Ich habe schlichtweg neues Wissen und erweiterte Erkenntnisse erwartet, dazu neue Fähigkeiten, die mir helfen könnten, Menschen (auch Tieren und der Natur) umfassender und besser zur Heilung zu verhelfen.

Bekommen habe ich erstens das Erwartete und zusätzlich die unter Punkt 2. aufgeführten Veränderungen.

Darüberhinaus bekam ich zweitens die Erfahrung und Erkenntnis, dass diese Energie, die jetzt durch mich hindurchfließen darf, alle anderen Praktiken, die ich je gelernt hatte, überflüssig macht.

Drittens merkte ich sehr schnell, dass ich diese Kraft erst einmal zu meiner eigenen Heilung benötigte. Aus dem großen „H", unter dem ich hier verständlicherweise antrat, wurde plötzlich ein kleines „h", und das hat mich noch mehr Bescheidenheit gelehrt.

Zusätzlich bekam ich viertens noch Anwendungen der Biomeditation (während der Seminar-Tage und zu Hause bei der befreundeten Biosens), die mir gesundheitlich sehr halfen, auch wenn dadurch zusätzlich Beschwerden durch Entgiftung und Schmerzen alter Verletzungen etc. entstanden. Aber das ist mir aus Erfahrungen und auch theoretischer Einsicht nichts Neues und sehr verständlich.

4. Welche Erfahrungen habe ich während des Kurses gemacht? Wie habe ich die Meditation als Sender und als Empfänger empfunden?

Die Biomeditation empfinde ich beim Senden wie ein Gebet, eine Andacht. Dabei empfinde ich eine dankbare Glückseligkeit, weil ich das machen kann und darf. Ich will es nicht weiter ausschmücken, ich bin einfach glücklich und dankbar, wenn ich spüre, dass diese Energie mich als Kanal, als Medium annimmt und durchfließt!

Beim Empfang der Kraft verspüre ich außerdem eine Art Trost, weil ich spüre, wie ich dadurch gesunden und mich weiterentwickeln kann. Stagnationen, die in den letzten Monaten und Jahren aufgetreten waren, wurden und werden aufgebrochen und allmählich beiseite geschoben.

Eine weitere, sehr schöne Erfahrung ist für mich die Harmonie, die sich unter allen Teilnehmern ausgebildet hat, und dass wir uns persönlich oft näher kamen, als es bei langjährigen Freunden und Bekannten der Fall ist. Wir sind jetzt nicht nur „Kollegen", sondern auch Freunde, bei denen jeder für den anderen im Bedarfsfall da ist.

Seminarteilnehmer H.S., Heilpraktiker

Ich war von der Einfachheit dieser Methode fasziniert

Meiner Ausbildung zum Heiler mit kleinem oder großem „H“ ging eine 2-jährige Verhaltenstherapie aufgrund langjähriger psychosomatischer Beschwerden und Ängste voraus. Dort wurde mir zum ersten Mal der Zusammenhang zwischen der Kettenreaktion von Gedanken, Empfindungen/Gefühle, Verhalten und körperlichen Reaktionen bewusst. Dennoch blieb ich voller Selbstzweifel. Obwohl ich eher ein extrovertiert gestrickter Mensch bin, wollte es mir nicht gelingen, ohne Verkrampfungen im Schulter-, Nackenbereich und Spannungskopfschmerzen selbst mit Menschen, die ich mag, zusammen zu sein. Mir war bewusst, dass die Ursache nur in mir selbst lag. Was war jedoch der genaue Auslöser hierfür? Woher kamen die ständig negativen Gedanken über oftmals rein fiktive Situationen und Auseinandersetzungen mit Personen, die mir nicht sympathisch sind. Woher kam die ständige Angst vor Krankheiten, obwohl ich sie gar nicht hatte? Wenn es mir gut ging, war alles so leicht und voller Lebensfreude. Der kleinste Anlass brachte mich jedoch wieder aus dem Gleichgewicht. Ich fühlte mich ewig zurückgeworfen auf einen Platz hinter der Startlinie.

Ein tragischer Familienfall mit der Diagnose „Wahnhafte Depression“ brachte das Fass zum überlaufen. Ich sah leibhaftig einen Menschen vor mir, der alleindurch Ängste so in sich selbst gefangen war und darunter litt, dass er ein Pflegefall wurde. Meine Phantasie, dass es mir ähnlich ergehen könnte, ging fast mit mir durch. Eine Freundin, die sich gerade in der Ausbildung zum Biosens befand, erzählte mir daraufhin von Deiner Bioenergetischen Meditation und brachte mir die DVDs „Erlösung“ und „Läuterung“ mit.

Ich war von der Einfachheit Deiner Betrachtungsweise über das positive Denken fasziniert. Mein Körper reagierte ebenfalls sehr stark auf die Kraft, die durch Deine Hände floss. Dort, wo in mir alles sehr fest ist, z.B. in den Kniegelenken,

Schultergelenken und im Schulternackenbereich, begann es sehr stark zu vibrieren. Ich wurde regelrecht von einer starken inneren Kraft durchgeschüttelt und gelockert. Ich war so glücklich über diese Erfahrung, dass ich mich sofort zur Ausbildung „H(h)eiler werden“ entschied. Ich sah in der Ausbildung eine Chance, dass sich mein Leben vom Grund auf ändern könnte und endlich bleibender Frieden, Leichtigkeit und Lebensfreude in mir einzieht.

Von Dir erfuhr ich erstmalig etwas über die Zusammenhänge der materiellen und feinstofflichen Welt, was Blockaden sind und woher sie kämen.

Meine Phantasie (Blockaden), was für eine negative intelligente Kraft in mir steckt, ging mit mir durch und setzte mich regelrecht zwanghaft unter Druck. Ich dachte nur, worauf hast Du Dich da bloß eingelassen? Gleichzeitig spürte ich, dass ein Aussteigen nicht mehr möglich ist, denn der Zahn, der mir gezogen werden sollte, hat noch immer eine sehr starke Wurzel.

Mit der Philosophie der Goldenen Pyramide hast Du mir den Weg gezeigt, wie jeder aus einer vermeintlich aussichtslosen Situation wieder herauskommen kann. Hab Dank! Du hast mir auch ein Gottverständnis gegeben , dass ich als atheistisch erzogener Mensch bislang schmerzlich vermisste, da ich schon immer fest davon überzeugt war, dass unsere Seele nicht aus der materiellen Welt stammt. Hab Dank! Es ist schön zu wissen, dass jede Seele bedingungslose Liebe ist, weil sie von Gott stammt und Gott heilig ist. Es ist schön zu wissen, dass auch in mir diese Liebe von Gott steckt und ich wünsche mir nichts sehnlicher, als dass ich von dieser Liebe getragen werde in großer Freude und Dankbarkeit, dass es mich gibt. Ich wünsche mir, dass diese Liebe mich in die Lage versetzt, für andere Menschen da zu sein, ohne etwas dafür zu erwarten.

Die Philosophie der goldenen Pyramide ist für jeden einfach zu verstehen und doch schwer zu leben.

Ich erkannte sehr schnell, dass das „Annehmen“ für mich die größte Hürde ist, die ich zu bewältigen habe, dass hier der

Nährboden für meine Unzufriedenheit und meine Ängste liegt. Täglich vergebe ich meinem Mann, dass er so ist, wie er ist und nicht so, wie ich ihn gerne hätte. Täglich vergebe ich mir auch selbst, dass ich so bin wie ich bin, jedoch bereit, mein Bewusstsein zu ändern.

Mir wurde klar, dass meine Gelenk- und Nackenbeschwerden sinnbildlich für etwas „Festgefahrenes" stehen, das es vom Geist her zu lockern gilt. Dass Gott und die Schutzengel dabei an meiner Seite stehen, spüre ich bei jeder Meditation. Die Bitte an sie, mich zur tiefen Herzensliebe mir selbst, den mich umgebenden Menschen und dem Leben gegenüber zu führen, lösen in mir immer noch Traurigkeit und Tränen aus. Es ist so, als würde meine Seele den ganzen Druck, den ich ihr jahrelang aufgebürdet habe, auf diese Weise ablassen.

Wie schwer es ist, die Goldene Pyramide im täglichen Leben umzusetzen, erfuhr ich auch in Taubenheim während der 4. Schulungseinheit durch folgende Situation:

Nach dem ersten Seminartag sollten wir unsere Kontaktpartner für die Kontaktmeditation am darauffolgenden Tag wechseln. Ich suchte mir eine Kontaktpartnerin aus, die mir am Abend des Heilens im Oktober in Berlin von ihren Erfolgen bei der meditativen „Behandlung" von Kniegelenken berichtete. Ihre Kontaktpartnerin vom 1. Seminartag wollte sie zunächst nicht „freigeben", da sich während der Kontaktsitzung auch bei ihr vieles gelöst hätte. Wir einigten uns dennoch, der Bitte von Ines, den Partner zu wechseln, nachzukommen. Minuten vor der Kontaktsitzung am 2. Seminartag wurde jedoch alles wieder umgeworfen. Die Kontaktpartner vom Vortag wollten nun doch weiterhin zusammenbleiben und mir wurde eine Seminarteilnehmerin zugewiesen, die ich mir selbst nicht ausgesucht hätte. Ich spürte ihr gegenüber eine nicht zu begründende Antipathie. Diese von mir ausgesendeten Gedanken und Empfindungen kamen natürlich bei ihr an und brachten sie zum Weinen. Sekunden vorher hatte ich mich noch als Opfer gefühlt und wurde nunmehr ungewollt zum Täter. Meine gerade noch empfundene Antipathie gegen sie war plötzlich wie vom Erdboden verschwunden. Ich nahm sie in den Arm und bat sie um Vergebung.

Noch heute stehen wir telefonisch in Verbindung und senden uns Energie, wann immer der andere sie nötig hat.

Die Vergebung gegenüber der Seminarpartnerin, die diesen Konflikt ausgelöst hatte, war für mich weit schwieriger. Obwohl ich ihre Handlungsweise nachvollziehen konnte, denn schließlich hatte ich mir aus dem gleichen (Ego-)Grund ihre Vortagspartnerin ausgesucht, war ich so verletzt, dass ich ihr nicht in die Augen sehen konnte. Ich stand wie unter Strom, mein Nacken verkrampfte sich und mein Kopf fühlte sich an, als wollte er platzen. Ich wusste, dass nur durch die Annahme unserer egoistischen Handlungen und eine vom Herzen gefühlte Vergebung diese Spannung in mir auflösen konnte. Der Wille war da, jedoch mein Geist ließ mich nicht zu meinem Herzen vordringen.

Wir fuhren nach Hause, ohne das Problem geklärt zu haben. Erst am dritten Tag nach dem Seminar waren wir beide telefonisch in der Lage, über die Situation zu sprechen und mir fiel ein Stein vom Herzen. Dabei erfuhr ich von ihr, dass das Schicksal es so wollte, dass auch sie die Kontaktmeditation mit ihrem Wunschpartner nicht hatte durchführen können, weil ein Ehepaar noch ohne Tauschpartner gewesen wäre und die Sitzung schon begonnen hatte. Spontan habe sich jeder von den beiden einen der Eheleute vorgenommen und die Kontaktsitzung durchgeführt.

Ich empfand bei dieser Information nicht einmal ansatzweise ein Gefühl von Schadenfreude. Vielmehr war ich für diese Erfahrung dankbar, denn wie sagst Du immer so schön: Der Mensch denkt und Gott lenkt.

Zwei Tage nach dem Telefonat rief mich meine neue Sendepartnerin an und teilte mir mit, dass ich ihr unsympathisch sei und sie mich nie als Sendepartnerin ausgesucht hätte. Bei der Energiefernübertragung werde sie mit sehr starken und beängstigenden Reaktionen konfrontiert, denen sie noch nicht gewachsen sei.

Obwohl mich ihre Offenheit erst einmal schockierte, hatte ich sofort Schuldgefühle, was ich ihr mit dem Herausholen, der in mir sitzenden Ängsten zumuten würde. Nach längerem Überlegen wurde mir jedoch klar, dass in uns ähnliche Blockaden sitzen, die uns gegeneinander ausspielen wollen. Ich sendete ihr sofort noch einmal Energie und bat darum, dass besonders die Liebe zu sich selbst und zu den anderen Menschen gestärkt werden möge, ebenso den Glauben an sich selbst und an Gott sowie die Hoffnung auf ein harmonisches Leben im Einklang mit sich selbst, den Menschen und dem Leben gegenüber, mithin alles das, was ich mir selbst sehnlich für mein eigenes Leben wünsche. Bei der gesamten Sendung musste ich weinen. Danach fühlte ich mich jedoch nicht mehr als Opfer und war auch frei von Schuldgefühlen.

Ja, lieber Viktor, es sind nur klitzekleine Gegebenheiten, die auf einen zaghaften Beginn einer Bewusstseinsänderung in mir hinweisen, doch der Zahn hat noch immer eine sehr starke Wurzel.

Im Hinblick auf meine spirituelle Entwicklung sehe ich mich daher noch ganz am Anfang. Vor Beginn der Seminare habe ich zwar schon durch das Dritte Auge die Farbe Lila gesehen, doch der Zusammenhang mit der spirituellen Welt wurde mir erst während der Seminare bewusst.

Meine fast schon 81-jährige Mutter ist mir, was ihre spirituelle Entwicklung betrifft, ein großes Vorbild. Sie hat immer ihr wahrhaftig nicht einfaches Leben in Dankbarkeit und Liebe angenommen und lebt auch heute, nunmehr sieben Jahre nach dem Tod meines Vaters, im Einklang mit sich selbst, mit ihren vier Kindern und der Seele meines verstorbenen Vaters. Nach einer etwa drei Zentimeter großen Gehirnblutung im Juli dieses Jahres mit einer einhergehenden Verschlechterung der Sehfähigkeit bat ich meine Mutter, nach Deiner CD „Melodien der Sterne“ zu meditieren, um die Selbstheilungskräfte zu aktivieren.

Meine Mutter hat einen ausgeprägten Rundrücken und ihre Körperreaktionen, besonders die Arm- und Handbewegungen beim Meditieren weisen auf einen karmischen Ursprung hin.

Gleichzeitig erhält sie beim Meditieren Informationen von ihren Schutzengeln wie Blütenduft, weiße Farben und ihre eigenen Hände streicheln zärtlich durch eine innere Kraft geführt, ihr Gesicht. Es ist für mich faszinierend mitzuerleben, wie die Liebe Gottes und der Schutzengel mit ihr in Verbindung stehen. Die gesamte Meditation empfindet sie durch die von Gott geführten Bewegungsabläufe zwar als körperlich anstrengend, jedoch gleichzeitig befreiend.

Innerhalb weniger Monate gingen die Blutungen im Gehirn völlig zurück und die Sehfähigkeit wurde wieder normal. Darüber hinaus verbesserte sich ihre Körperhaltung.

Meine Mutter hatte auch die wunderbare Erfahrung gemacht, dass fünf Stunden nach dem Tod meines Vaters seine Seele noch auf sie wartete, um sich von ihr zu verabschieden. Sie spürte die Anwesenheit meines Vaters so stark, als würde er noch am Leben sein. Ich sehe meine Mutter als eine in ihrer spirituellen Entwicklung schon sehr weit geläuterte Seele und eine Bestätigung für die Richtigkeit des Weges, auf dem auch ich mich befinde. Ich habe auch nicht mehr das Gefühl der Ohnmacht in mir, wenn der Tag kommt, und ihre Seele ihren Körper verlässt, weil ich durch Dich erfahren habe, dass sie dort, wohin sie geht gut aufgehoben ist und wir uns dort treffen werden. Hab Dank! Doch bis dahin hoffe ich, dass ihr Leben durch die Biomeditation ein wenig verlängert wird und es ihr vergönnt sei, weiterhin ein selbstbestimmtes Leben mit einer dem Alter entsprechend angemessenen Gesundheit zu führen.

Lieber Viktor, ich danke Dir für alles, was Du uns mit auf den Weg gegeben hast, um zur eigenen inneren Harmonie zu finden. Ich danke Dir auch, dass ich durch Dich zum Kanal Gottes wurde und ihm dienen darf, indem ich den Menschen, die seine Hilfe benötigen, diene.

Seminarteilnehmerin M.P.

Die Polarität

Was hat der Kurs gebracht?

Ich war auf der Suche und habe viel meditiert und mich mit spirituellen Büchern, Yoga usw. beschäftigt. In mir war immer so eine gewisse Unruhe gewesen, Existenzangst, das Gefühl, viel falsch zu machen und meinen Kindern als alleinerziehende Mutter nicht alles geboten zu haben - Versagensängste. In gewissem Sinne hatten mir diese Dinge auch schon etwas geholfen, aber - ich kann das Gefühl nicht beschreiben - irgendwie war das alles nicht „rund“, war unvollständig...da musste noch etwas anderes sein...

Im Juni dieses Jahres schlug ich eine Zeitung auf und mein Blick fiel auf die Anzeige vom Abend des Heilens. Neugierig geworden, nahm ich teil. Vorher hatten mich starke Zweifel geplagt und der Tag war stressig bis zur letzten Minute, so dass ich mit mir rang, lieber zu Hause zu bleiben, statt da hin zu gehen. Heute weiß ich, es waren schon meine Blockaden, die bleiben wollten.

Nach dem Abend des Heilens war ich glücklich, ruhig, zufrieden und in den nächsten Tagen stellte ich fest, dass die jahrelangen Schmerzen im Brustwirbelbereich weg waren. Ich wollte mehr wissen und ging ins Schloss zweimal zur Sitzung und entschied mich nach dem 2. Abend des Heilens und nach dem Studium der Broschüren zur Ausbildung bei Dir. Ich wollte erst einmal selber gesünder werden, um dann auch anderen Menschen helfen zu können.

Was hat der Kurs gegeben für die spirituelle und menschliche Entwicklung? Welche Erwartungen hatte ich an den Kurs und was habe ich bekommen?

Ich bin geduldiger mit meinen Mitmenschen geworden und auch mit mir selbst. Sehr helfen mir die Kerzen für den Schutz, die Vergebung und die Dankbarkeit. Vergebung ist das Schwierigste, aber auch das gelingt schon manchmal.

Beispiel: Umzug von meinem Sohn nach Dresden, wo sein Vater nicht weiter helfen wollte. Du hast meine Verzweiflung im Kurs gespürt und mir mit der ganzen Gruppe soviel Kraft und Zuversicht gegeben, so dass ich in den nächsten Wochen wirklich vergeben konnte. Ich habe jeden Tag meine Kerzen angezündet und gebetet. Der Umzug ging ohne Probleme von statten, das Wetter war gut; als ich mit dem 2. Transporter kam, hatten mein Sohn und sein Vater schon ein Auto beladen und alles lief gut. Auch die Wohnung hat er nach einigen Diskussionen für seinen Sohn streichen lassen und ich konnte die Wohnung dann abgeben. Nur mein Lebenspartner fing dann an zu spinnen - wegen der Wochenenden beim Kurs und Umzug - aber ich denke jetzt, das ist Polarität. Das wäre mir vorher nie gelungen so zu denken...

Wichtig für mich war auch die stimmige Erklärung, was die Einheit von Körper, Seele und Geist ist. Vor allem den Unterschied Seele und Geist. Danach habe ich die ganzen Jahre gesucht. Weder Yogalehrer noch Pfarrer konnten es erklären. Danke dafür!

Ich war am Anfang sehr skeptisch und voller Zweifel, aber meine Erwartungen haben sich erfüllt. Ich denke, dass ich schon eine Menge Blockaden gelassen habe und sich auch mein Denken verändert hat. Vorher kamen viele negative Gedanken, jetzt bin ich schon geübter im positiven Denken.

Erfahrungen (Bilder, Erscheinungen, Farben usw.), Reaktionen meines Körpers

Mit meiner ersten Sendepartnerin C.hatte ich sehr deutliche Bilder, welche sie auch gesehen hat: Licht weiß/hellblau, goldene Krone - sah für mich aus wie zum Schutzkreuz passend, weiße Pferde oder Einhörner, dunkelgraue Katze (habe ich später aus dem Tierheim geholt). Bei mir kam dann in späteren Übertragungen mit anderen Partnern wieder diese goldene Krone, ein Auge, Farben Violett, später Grün, Rot, goldenes Licht oder wie beim Feuerwerk Funken. Einmal auch ein Madonnengesicht ganz kurz und andere Gestalten, Fratzen - habe daraufhin Kerzen zur Vergebung angezündet. Gefühlsmäßig war von Wärme, kalten Händen, Füßen und Frieren bis hin zu Tränen und leichter Übelkeit alles vertreten. Bei Kontaktsitzungen habe ich einmal bei Dir richtig starke Stiche im Magen verspürt und einmal Rückenschmerzen.

Bei Sitzung mit K. habe ich ganz viel Licht gesehen und Wärme gespürt und meine Adern von innen, wie sich dunkle Punkte lösen und sich auflösen.

Zwischen den Kursen hatte ich oft das Gefühl, dass sich alles so phasenweise verschlimmert - das körperliche Befinden und das allgemeine Leben. Damit kamen immer mal wieder Zweifel und trotzdem freute ich mich wieder auf das Schulungswochenende und schöpfte neue Kraft und Hoffnung.

An dieser Stelle möchte ich mich bei Dir, Viktor, bei Vladislav und Susanne ganz herzlich bedanken für Eure Geduld und Liebe und die liebevolle Atmosphäre des Hauses.

Seminarteilnehmerin M.T.

Ich konnte meinen Rhythmus nicht mehr finden

Was hat mich in den Kurs gebracht?

Ich bin im Jahre 2008 an einer schweren Depression erkrankt. Im Grunde war ich mindestens seit einem Jahr krank, bevor ich endlich im September 2008 den Weg zum Arzt gefunden habe. Ausschlag für die akute Situation war eine Überprüfung meiner Arbeit im Sommer 2007 – eine Art Revision, in deren Endergebnis mir sämtliche Kompetenzen gestrichen und unehrliches, oberflächliches Arbeiten unterstellt wurde. Mein Aufgabengebiet in der Bank war die Finanzierung privater Bauvorhaben. Ich habe meine Arbeit mit sehr viel Leidenschaft und Engagement verrichtet, hatte sehr gute Erfolge zu verbuchen, einen sehr guten Kontakt zu meinen Kunden und Kollegen. Überstunden waren kein Thema. Ich hatte Spaß an meiner Arbeit.

Nach der Revision war eine/meine Welt zusammengebrochen. Ich konnte meinen Rhythmus nicht mehr finden, hatte keine Vertriebserfolge mehr, weil mir ständig auf die Finger geschaut wurde, weil jeder Handgriff und jede Vorentscheidung kontrolliert wurde. Vertrieb um jeden Preis war nicht ‚mein Ding'. Ich konnte meinen Kunden keine Produkte ‚überhelfen', die sie nicht benötigen. Der Druck seitens der Leitung wurde immer stärker, die Worte und Verletzungen immer heftiger. Endlich hatte ich begriffen, dass ich mich schützen muss. Ich ging zum Arzt und ließ mich krankschreiben.

Wochen später riet mir eine gute Bekannte, Reiki als Entspannungstechnik zu erlernen. Durch das tägliche Praktizieren gelang es mir mit der Zeit, von den Psychopharmaka weg zu kommen. Ich machte sehr schöne Erfahrungen durch diese Entspannungstechnik und gelang zu der Erkenntnis, dass da mehr ist zwischen Himmel und Erde, als ich sehen, wissen und wahrnehmen kann. Da für mich feststand, dass ich nie wieder in einer Bank arbeiten werde, suchte ich nach neuen Alternativen. Was kann es sein, was mich fesselt, interessiert und wo ich Gutes tun kann? Ich dachte über die Ausbildung als Heilpraktiker nach, ließ sie aber aus zwei Gründen fallen: zum Einen konnte ich mich derzeit nicht auf so ein langes, intensives Studium konzentrieren, zum Zweiten erschien mir die starke Anlehnung an die Schulmedizin nicht das zu sein, was ich wollte.

Im Frühjahr 2010 besuchte ich ein Seminar bei Eric Pearl ‚The Reconnection', im Wesentlichen Quantenheilung. Bei diesem Seminar erlernte ich vordergründig die Technik, Energie zu leiten, aber nicht, mit Klienten und ihren Sorgen, Befindlichkeiten, Krankheiten umzugehen. Ein zweiter vorrangiger Schwerpunkt bei diesem Seminar war die ‚wichtige Frage' der Honorierung, wobei die Stundensätze bei mindestens 60 Euro (jahrelange Praktizierende nehmen das Doppelte) liegen sollen. Für mich war es insgesamt unbefriedigend, da ich mir dachte, du kannst doch nicht behandeln, viel Geld dafür nehmen und keine Ahnung vom Menschen haben.

Die gleiche gute Bekannte erzählte mir Anfang Juni 2010 von Viktor Philippi und der Biomedizinischen Meditation, von der Ausbildung in Taubenheim, vom Erlernen wichtiger Zusammenhänge, z.B Körper-Seele-Geist, Stoffwechsel-Immunsystem-Nervensystem usw. und gab mir die Telefonnummer von Gesa Götz, einer von Viktors Schülerinnen. Ich rief an und hinterließ auf ihrem Anrufbeantworter mein Anliegen und einen Rückrufwunsch. Zeitgleich recherchierte ich im Internet nach Viktor Philippi, Theomedizin usw. und sah dabei die vielen roten Punkte aus der WOT-List. Ich rief in Taubenheim an und bekam zu erfahren, dass es noch zwei Plätze für den Kurs in diesem Jahr gab. Immer noch auf den Rückruf wartend, rief ich nach 5 Tagen wieder in Taubenheim an. Nun gab es keine freien Plätze mehr. Na gut, dachte ich, dann soll es so sei, dann lernst du Viktor Philippi mal auf dem Abend des Heilens in Berlin im Oktober kennen, schaust dir das mal an und beginnst vielleicht im neuen Jahr mit der Ausbildung.

In der dritten Juniwoche erhielt ich Post vom Gesundheitszentrum Philippi aus Taubenheim mit der Einladung zum Seminar. Das Schreiben war datiert auf den 14.06.2010 und abgestempelt am gleichen Tag – den Tag meines 53. Geburtstages. Und ich sagte mir: Ja, das ist es. Das ist was Gutes. Das machst du. – Ein paar Tage später kam der Rückruf von Frau Götz, da hatte ich mich längst entschieden.

Um ehrlich zu sein, habe ich nach einer Ausbildung gesucht, meine Kenntnisse auf dem Gebiet des alternativen Heilens zu erweitern. Somit bin ich wegen des großen ‚H‘ nach Taubenheim gefahren.

Welche Krankheiten hatte ich? Was ist gegangen? Was ist geblieben

Als ich den Erfassungsbogen am ersten Seminartag ausgefüllt habe, sind mir nur wenig Erkrankungen eingefallen, hatte eigentlich nur in Erinnerung, dass meine Hausärztin mal gesagt hatte, ich sei meistens wegen Erschöpfungszuständen bei ihr gewesen. Nach und nach fielen mir Sachen ein, die während der Meditationen aufgetaucht sind und ich mir sagte: Ja, da war mal was...

Depression

Wie oben erwähnt, litt ich in den letzten beiden Jahren unter Depressionen. Obwohl ich der Meinung war, schon sehr viel für mich getan zu haben, stellte sich doch öfter die Frage nach den Ursachen und der Auflösung der Ursachen. Es war ja nicht damit abgetan, dass ich mein Arbeitsverhältnis beendet habe - obwohl das eine große Erleichterung war. Immer wieder kam ich in Situationen, wo ich dachte, warum tritt das jetzt gerade auf, was behagt dir nicht, warum reagierst du jetzt so und nicht anders, warum verfällst du wieder in das gleiche Muster? Dass die Ursachen Blockaden und Ängste sind, ist mir gleich in den ersten Stunden des Kurses bewusst geworden (dazu später in meinen Erkenntnissen zum Kurs). Während der Biomeditationen, beim gegenseitigen Senden und beim Sehen/Hören der DVD Läuterung und Erlösung sind oft Ängste gegangen (auch dazu später), ich fühlte mich zusehends leichter und beschwingter, hatte zunehmend mehr Energie. Was ich immer noch als ‚unzureichend‘ gelöst empfinde, ist die Konzentrationsschwäche.

Blasenschwäche

Seit Jahren hatte ich eine schwache Blase. Besonders in der kalten Jahreszeit machte mir das sehr viel zu schaffen, war unangenehm und meine Lebensqualität litt darunter. Ich dachte, ich bin doch noch keine alte Frau! Gleich in der ersten Handanwendung durch Viktor empfand ich in der Blase mehrfach einen stechenden Schmerz. Wie ich erfuhr, war das eine „geistige Operation". Danke. Ich habe seither keine Beschwerden diesbezüglich mehr, kann ohne Vorlagen gehen, muss nicht laufend auf die Toilette, kriege keine Panik, wenn ich keine Toilette in meiner Nähe weiß. Das ist schon eine tolle Verbesserung der Lebensqualität.

Rückenschmerzen/Schultern

Vor etlichen Jahren musste ich einen Orthopäden aufsuchen, weil ich mich kaum noch allein anziehen und den Oberkörper schlecht bewegen konnte. Verspannungen der Halswirbelsäule und ein Bandscheibenvorfall zwischen dem 6. und 7. Halswirbel wurden diagnostiziert. Aktuell hatte ich keine Schmerzen - oder sie waren mir nicht bewusst. Während der Biomeditationen sprach sehr oft der Schulter und Halswirbel-Bereich an.

Rückenschmerzen/Kreuzbein-Bereich

Im letzten Herbst stellte eine Heilpraktikerin bei mir unterschiedliche Beinlängen fest, weil ich sehr starke Schmerzen in diesem Kreuzbein-Bereich hatte. Sie renkte durch bestimmte Griffe das linke Bein in die korrekte Position. Meine Aufgabe war es, zur Beibehaltung dieses Zustandes tägliche Beingymnastik zu machen. Im Frühjahr hatte ich es mal ein paar Tage hintereinander vergessen, diese Übungen zu machen, so dass die Schmerzen wieder kamen und ich erneut behandelt werden musste. Mehrfach hatten ich und auch meine Sendepartner während der Meditationen das Gefühl, dass sich gerade in diesem Bereich sehr viel getan hat. Ich habe manchmal noch ein leichtes Druckgefühl, aber keine Schmerzen. Die Übungen habe ich (zunächst nachlässigerweise einfach vergessen!) eingestellt. Ich brauche sie nicht mehr.

Hämorrhoiden

Ich weiß nicht mehr, seit wann ich damit zu tun habe. Die Beschwerden traten einige Mal pro Jahr auf. Manchmal kam es zu Krämpfen, manchmal ging es glimpflicher ab. Ich hatte dazu Zäpfchen und eine Salbe parat. Meine Hausärztin empfahl weitergehende Untersuchungen, die ich dankend ablehnte aus Angst vor weiteren Unannehmlichkeiten. Ich mied bestimmte Lebensmittel wie z.B. Schokolade. Die Beschwerden traten in der Regel nur dann auf, wenn ich zu viel davon gegessen hatte, wobei das Zuviel an Schokolade selten mehr als ein paar Stückchen waren. Zeitweise stellte ich die Ernährung (z.B. morgens Haferflocken) um, nicht konsequent genug, um mich selbst dauerhaft vor den Schmerzen zu bewahren. Jetzt verspüre ich, dass ich weniger Krämpfe habe, wenn sich eine Hämorrhoide löst. Während der Meditationen habe ich oft Reaktionen in diesem Bereich gespürt.

Schwerhörigkeit

Ich bin seit Jahren schwerhörig und sollte eigentlich ein Hörgerät tragen. Während der Depression erlitt ich auf dem linken Ohr einen Hörsturz, auf dem rechten Ohr ein Hörtrauma. Zurück blieb ein Tinnitus. Ich wünsche mir sehr, dass sich dieser Zustand bessert und die Schwerhörigkeit zurück geht. Hier kann ich noch keine Fortschritte verzeichnen. Während der Meditationen habe ich sehr oft Reaktionen an den Ohren: Geräusche, Stimmen, Klänge. Ich habe auch oft das Gefühl, dass ich manchmal wie ein Radioapparat auf ‚Sendersuche' funktioniere, weil sich bestimmte Frequenzen überlagern. C. führte bei einer Kontaktsitzung auch eine „Behandlung" des linken Ohres durch (Seidentuch), die ich als sehr angenehm empfand, wobei ich auch einen Tag später ein leichtes angenehmes Rauschen im anderen Ohr hatte.

Handgelenk

Seit Mitte Januar 2010 hatte ich Schmerzen am linken Handgelenk, die sich im Laufe der Zeit zu einem Karpaltunnelsyndrom entwickelten. Ich konnte kaum noch zupacken und schwere

Lasten tragen. Nachts beim Schlafen wachte ich mit Schmerzen auf, wenn ich aus Versehen auf der Hand gelegen hatte. Mehrfach hatte ich versucht, durch Reiki Energie zuzuführen. Nach kurzer Linderung waren die Schmerzen wieder aufgetreten. In der ersten Juniwoche, als ich das erste Mal von Viktor und seinem Kurs erfahren und mich ziemlich spontan dafür entschieden hatte, gingen die Schmerzen weg. Der Weggang muss spontan gewesen sein, ich bemerkte ihn erst, als nach ein paar Tagen die Schmerzen weg waren. Irre!

Kopfschmerzen

Im 14. Lebensjahr musste ich eine psychiatrische Klinik aufsuchen, da ich unter sehr starken Kopfschmerzen litt, nicht mehr schlafen konnte und nicht mehr zur Schule gehen konnte. Organisch konnte nichts Außergewöhnliches festgestellt werden. Zu diesem Zeitpunkt bekam ich meine erste Brille. Psychologen fanden allerdings heraus, dass ich für mein Alter sehr mit häuslichen Pflichten überlastet war, obwohl ich das so selbst nie empfand. Ich habe seither hin und wieder Kopfschmerzen, solange ich meine Regel hatte immer kurz vorher. Ich habe auch jetzt hin und wieder Kopfschmerzen, die mich aber nicht übermäßig belasten.

Schilddrüse

Vor einigen Jahren wurde ein so genannter 'kalter Knoten' diagnostiziert, der in Abständen von zwei bis drei Jahren ärztlich beobachtet wird. Ich nehme schon seit Jahrzehnten keine Medikamente mehr. Als Jugendliche nahm ich Tabletten. Ich habe keine Beschwerden. Ich hatte bei einer Meditation mit D. ein starkes Brennen im Hals, ich nehme an (weil ich es mir wünsche), dass sich dieser Knoten aufgelöst hat. Ich werde es überprüfen lassen.

Ängste

Ich war der irrigen Annahme, ich habe meine Ängste weitestgehend abgelegt. Schon am ersten Seminartag zählte mir Viktor eine Vielzahl von Ängsten auf, die mich immer noch plagen.

Denn: Nichts lahmt die Flügel der Seele so sehr wie Angst. Bei Kontaktsitzungen in Taubenheim oder beim Senden und Empfangen im Rahmen der Fernübertragung habe ich oft gespürt, wie sich Ängste lösten und meinen Körper verließen. Nach den Meditationen bzw. nach dem Sehen der Videos Läuterung und Erlösung hatte ich auch zwei Begebenheiten, die mich doch sehr stark mit dem Thema konfrontierten. Die Reaktionen sind weiter unten erläutert.

Schuldgefühle

Schuldgefühle plagten mich oft in meiner Ehe; wenn etwas schiefgelaufen war, dachte ich immer, es läge an mir. Auch gegenüber meinen Kindern hatte ich oft das Gefühl, nicht genug für sie da gewesen zu sein. Ich war voll beschäftigt und die Kinder wurden in der Kita betreut. Als meine Tochter klein war, hatte ich nicht so ein stressiges Arbeitsverhältnis. Ich hatte nach der Arbeit genügend Zeit und Ruhe für sie. Mein Sohn wurde genau ein Jahr vor der Wende geboren. Mit der Wende kam der neue Arbeitgeber, eine zweijährige intensive Ausbildung mit vielen Seminaren außerhalb und später eine verantwortungs- und anspruchsvolle Tätigkeit auch mit Spätdiensten. Mein Sohn hat eine leichte Sprachhemmung. Das habe ich oft auf meine ungenügende Zeit und Zuwendung zurückgeführt. Er war als Kind sehr pflegeleicht, selten krank, hat sich viel mit sich allein beschäftigt, kam mir also durch sein Verhalten ‚entgegen'. Ich brauchte mich nicht viel um ihn kümmern. Diese Schuld konnte ich mir lange nicht verzeihen. Heute denke ich, dass ich trotzdem mein Bestes gegeben habe, aber hin und wieder....

Was hat mich in die spirituelle Entwicklung gebracht?

Als mir das erste Mal jemand sagte, ich wäre spirituell veranlagt, glaubte ich nicht daran. Vielleicht deutete einiges darauf hin, was mir selbst nicht so bewusst war. Unter Spiritualität verstand ich ein geistliches Leben führen, sein seelisches Inneres erforschen und nach außen leben, Kontakt zu Geistwesen, Außersinnliches wahrnehmen, Existenz anderer Wesenheiten anerkennen. Aber das lebte ich ja nicht so. Nicht zuletzt bedeutete es für mich auch ein Verzicht auf ‚irdische' Annehmlichkeiten.

Jeder hat gern seine Schutzengel um sich, so auch ich. Daran glaubte ich gerne. Aber mehr? Ich bin getauft und konfirmiert, war aber nie besonders religiös, obwohl ich mich bemühe, nach christlichen Regeln und Grundsätzen zu leben und zu handeln.

Irgendwann merkte ich, da ist mehr zwischen Himmel und Erde, als wir sehen und mit den üblich ausgestatteten Sinnesorganen allgemein auch wahrnehmen können. Das geschah in erster Linie durch den Kontakt mit Reiki. Ich spürte, wie Energie durch meinen Körper floss, wie mich diese Energie belebte, wie ich diese Energie über meine Hände an andere weiterleiten konnte, ich sah Farben und manchmal auch Bilder/Szenen.

Wie verstehe ich Spiritualität heute?

Auf der Suche nach einer Begriffserklärung über Spiritualität, so wie ich sie heute für mich definiere, stieß ich im Internet in einem Aufsatz von Andreas Tenzer auf das Zitat von de Saint-Exupery aus seinem Buch ‚Der kleine Prinz': „Man sieht nur mit dem Herzen gut. Das Wesentliche ist für die Augen unsichtbar."

Es besagt, dass wir ein Organ besitzen, mit dem wir weit mehr als mit unseren Augen wahrnehmen können. Es bedeutet, sich nicht auf Äußerlichkeiten zu beschränken, sondern auch das unsichtbare Band zu sehen, was alles und alle verbindet, es bedeutet auch, sein Leben und Handeln danach auszurichten. Und das ist nur mit weit geöffnetem Herzen möglich. Das heißt auch: Dinge anders zu sehen, wie Viktor sagt.

Voraussetzung dafür ist Eigenliebe und Selbstannahme. Ich denke, dass ich in der Vergangenheit viel unternommen habe, um den Mangel an Eigenliebe zu kompensieren; Mich nach außen anders dargestellt habe als ich bin; mich so dargestellt habe, wie ich gesehen sein wollte, was mir nicht gut bekommen ist. Vielmehr habe ich mich dadurch immer weiter von meinem Selbst entfernt. Und so in der Art verstehe ich Spiritualität neu: als große Aufgabe, die Liebe in mir selbst und zu mir selbst zu finden und zu leben, mir meines eigenen Selbst bewusst zu werden, meine Seele von ihren Lasten zu befreien, Dankbarkeit, Vergebung und Annahme täglich zu leben. Und nicht zuletzt diese Liebe in Form von Nächstenliebe weiterzugeben.

Spiritualität bedeutet jetzt nicht mehr unbedingt ein Verzicht auf materielle Annehmlichkeiten, aber doch eine Vereinfachung auf das Wesentliche. Das bedeutet für mich, eine bodenständige Lebensweise zu führen, das Konsumverhalten zu ändern und nicht materielle Güter um mich herum anzuhäufen, die mich beengen; gesunde Nahrung aufzunehmen, mich nicht mit Terminen und Aktivitäten zu überplanen, mehr Gelassenheit und Urvertrauen in alltägliche Dinge, ‚Vorsorge'- und ‚Absicherungsmentalität' für alle nur denkbaren Lebenssituationen aufzugeben, denn es kommt eh erstens immer anders und zweitens als man denkt = also mehr Urvertrauen an den Tag legen. Alles wichtige Schritte auf dem spirituellen Weg, denn es geht ums Loslassen. Es sind also mehrere Dinge, die da ineinander greifen.

Was habe ich erwartet? Was habe ich bekommen?

Wie eingangs erwähnt, wollte ich im Kurs mehr über die grundlegenden Zusammenhänge und Ursachen von Krankheiten abseits der Schulmedizin erfahren. Ich wollte viel lernen über die Zusammenhänge Körper-Seele-Geist, über den Umgang mit Klienten, einfach handbare Techniken erlernen. Wollte Hinweise, Wegweiser, Erfolgsrezepte, wollte vielleicht auch was ‚serviert' bekommen. Nicht zuletzt wollte ich wieder viele neue Menschen kennenlernen, und das nach zwei Jahren Abstinenz' von Kunden und Kollegen. Ein mulmiges Gefühl.... Alles in allem ein Strauß voller Gefühle von froher Erwartung, Spannung, Scheu und Angst, Skepsis, Druck, alles zu schaffen, aufzunehmen, mich lange zu konzentrieren.

Als erstes musste ich mich - wie wir alle - mit Viktors Aussage auseinandersetzen: Bevor ihr mit dem großen 'H' beginnt, werdet erst mal selber heil/gesund, also das kleine 'h'. Und in der

Auseinandersetzung damit habe ich erkannt, dass ich bislang immer nur oberflächlich ‚meine Themen' angekratzt habe; ich kam zur Erkenntnis: Vielleicht wollte ich mich im Vorfeld gar nicht richtig mit mir auseinandersetzen? Wollte immer eingemummelt sein und bleiben in meinem vermeintlichen Schutz, der keiner war sondern eine Schein-Illusion? Ich habe mich oft gefragt: Was hast du denn gemacht in den letzten beiden Jahren?

Ich habe begonnen, mich mit den Fragen auseinanderzusetzen: Wer bin ich? Was ist meine Rolle/Aufgabe in diesem Leben? Welchen vermeintlichen Schutz habe ich um mich herum aufgebaut? Welche Fassade habe ich errichtet? Bin ich ein Schauspieler = Schau/Show + Spieler/Game? Allein in diesem Wort steckt so viel Nach-denkens-wertes. Ich habe begonnen, Dinge anders zu sehen und zu beurteilen. Ein lärmender Straßenbauarbeiter stört mich nicht mehr: Er macht seine Arbeit, er hat Arbeit; und ich kann ihn hören, obwohl ich schwerhörig bin...

Fallende Blätter im Herbst verursachen nicht nur Rutschgefahr. Ein welkendes Blatt zeigt nur zu deutlich den Weg des Lebens und Vergehens, den Kreislauf allen Lebens...

Ein Schnarcher nervt nicht nur, er lässt mich auch Geduld erlernen.

Der frühe Tod einer Schulkameradin lässt mich darüber nachdenken, weshalb ihre Seele so früh abberufen wurde, warum wollte sie gehen? Vorher hätte ich gesagt: Warum muss ein so frommer Mensch so zeitig sterben? Wie ungerecht! Heute danke ich ihren Schutzengeln, dass sie sie noch an die Ostsee, die sie so liebte, in die Reha geführt haben. Heute frage ich mich: Warum wollte sie meine angebotene Hilfe erst nach der Reha, aus der sie nun nicht wieder nach Hause zurückkehrt, in Anspruch nehmen? Warum nicht gleich? Konnte ich sie trotzdem ein Stück begleiten, indem ich Liebe gesendet habe?

Ich habe in Taubenheim eine wunderbare Atmosphäre und Gemeinschaft erlebt. Angefangen bei Viktor, Susanne, Vladislav - unseren Lehrern -, bei den Kursteilnehmern untereinander bis hin zum technischen Personal. Sowohl das Schloss als auch das Haus Oberlausitz bieten ein angenehmes Ambiente. Unser Kurs ist in den fünf Monaten sehr gewachsen. Ich glaube, dass auch einige Freundschaften entstanden sind und die Zeit des Seminars überdauern.

Ich hatte in jedem Seminarblock neben dem vielen neu erworbenem Wissen ‚AHA'-Effekte.

Im ersten: Gesundheit ist die Liebe in mir; alles besteht aus Kleinigkeiten; lerne, neu zu denken, zu lernen und zu handeln; Frage des Schutzes hat oberste Priorität; über allem steht: Dein Wille geschehe!

Im zweiten: Blockaden sind nicht nur in diesem Leben entstanden; nur das eigene Denken führt zur Heilung, es können nur Impulse gegeben werden;

im dritten: 'geistige OP' bei Kontaktsitzungen; vibrierende Hände, Informationen/Wünsche, Bilder/Affirmationen = die Goldene Pyramide praxisnah;

im vierten: Was kann ich an mir ändern, um selbst weiter zu kommen? Vertrauen! Selbst-Vertrauen! Wichtig für Selbstverständnis = Kanal Gottes zu sein und seinen Willen geschehen zu lassen;

im fünften: Ich lasse mich überraschen.

Beim gegenseitigen Senden konnte ich im Austausch mit meinen Sendepartnern erkennen, dass es mir durchaus gut gelingt, mit der Reflexzonen-Tafel sowohl der Hände als auch der Füße zu arbeiten, dass ich Kribbeln, Ziehen, Stechen und andere Reaktionen im Körper wahrnehme, die dann meistens auch den anderen Sendepartner oder mich oder uns beide betreffen. Und das über Raum und Zeit hinweg.

Die Masse an Hausaufgaben hat mir zunächst nicht behagt. Aber ich konnte alles gut in meinen Alltag integrieren, hatte auch immer Glück mit meinen Sendepartnern, die, ähnlich wie ich, ihre Zeit frei einteilen konnten. Niemand stand unter Zeitdruck. Aber wie heißt es so schön: Übung macht den Meister. Und so bin ich froh und dankbar über jede Reaktion bei mir und meinen Sendepartnern, über jede neue Erfahrung.

Ich bin sehr überrascht von der Einfachheit, die allen Dingen zu Grunde liegt. Ich arbeite daran, meine Fertigkeiten entsprechend den Regeln zu verbessern, das Einfache richtig zu machen, die Frage des Schutzes ernstzunehmen, Wahrnehmungen und mein Körperempfinden zu registrieren, wieder auf das Bauchgefühl zu achten, oft an meine Schutzengel zu denken und ihnen zu danken und dankbar gegenüber dem Göttlichen zu sein. Ich lerne, Dankbarkeit, Vergebung und Annahme zu leben.

Ich merke, wie sich mein Leben verändert, wie ich vieles nicht mehr so ernst und verbissen sehe, mehr Leichtigkeit und Vertrauen in mein Leben kommen, wie ich mich auch zurücknehme. Aber ich merke auch, dass das Einfache ganz schön schwer ist, Disziplin und Übung erfordert. Ich stehe unter göttlichem Schutz. Welch ein Vertrauensfaktor und Glücksgefühl! Viktor hat die Kanäle geöffnet, ich darf Kanal Gottes sein. Nicht mehr und nicht weniger. Ich glaube, ich kann das ganze Ausmaß all dessen noch nicht richtig ermessen. Es bleibt auch die große, spannende Frage: Was kommt noch auf mich zu? Mit dieser Fülle habe ich zu Beginn des Kurses überhaupt nicht gerechnet. Danke.

Meine Erfahrungen im Kurs

Während der Zeit des Seminars hatte ich vier Sendepartner. Dazu muss ich feststellen, dass sich mit jedem Sendepartner andere Themen aufgezeigt haben. Mit C. K. waren es vor allen Dingen emotionale Themen wie Angst, Traurigkeit, Schwere, Kälte. Ich habe sehr viel von C. gelernt, sie hat durch ihren bisherigen Lebensweg schon tiefere Einblicke in diesen Bereich gehabt. Wir haben sowohl mit der Handreflexzonen-Tafel als auch mit der Fußreflexzonen-Tafel gearbeitet, da wir gemerkt haben, dass auch die Akkupunkturpunkte an den Füßen deutlich ansprechen. Und auch der Verlauf der Meridiane gibt Auskunft über bestimmte Krankheiten und Befindlichkeiten.

Mit C. S. habe ich intensiv über das Thema Schutz nachgedacht. Wir haben viel darüber gesprochen, wie wichtig die Einhaltung der Regeln - Bitten, Kerzen, Ableiten, die vier Elemente - sind. Mit ihr ist mir erstmalig aufgefallen, dass auch meine inneren Organe ‚befallen' sind.

Der verbale Austausch mit S. war nach den Sendungen zunächst nicht gegeben, da S. eine Dienstreise ins Ausland hatte. Beim Senden mit ihr habe ich festgestellt, dass unser gemeinsames Thema wohl die Gelenke sind.

Zurzeit sende ich mit D. Während D. wenig spürt, sowohl beim Senden als auch beim Empfangen, spüre ich sehr deutlich die Reaktionen. Wie wahrscheinlich jeder von uns, habe auch ich häufig Reaktionen im Unterleib gespürt, Farben gesehen - Farbgewitter mit viel Rot, dunkle Wolken, viel und oft Lila -, Bilder gesehen, ein Ziehen und Stechen an den Organen und entlang der Wirbelsäule verspürt, schwere Schultern gehabt, bin manchmal eingeschlafen, hatte kalte Hände oder Füße, ein Kribbeln in den Händen und Beinen, fühlte mich manchmal wie an einer Steckdose angeschlossen, hatte oft restless legs (unruhige Beine). Einige der Reaktionen mit sehr positivem Ausgang habe ich bereits im Punkt Krankheiten wiedergegeben.

Seminarteilnehmerin A.J.

Ich wollte selbst heiler werden

Was hat mich zum Kurs gebracht?

Primär das kleine „h", ich wollte selbst heiler werden, meine Ängste verlieren und an mir arbeiten. Ich war unzufrieden mit dem Pessimismus in mir und wollte meine Seele anders polen. Die eifersüchtigen Gedanken in der Partnerschaft wollte ich loswerden und den Ärger über Menschen, auch innerhalb der Großfamilie, verlieren. Ich neigte stets dazu, alle Situationen managen zu wollen und wollte andere Menschen ändern. Ich hätte nie gedacht, dass ich selbst einmal einen derartigen Kurs, in welchem man mit der göttlichen Kraft und den Engeln arbeitet, belegen würde. Ich hatte zuvor schon seit meiner frühen Kindheit, ab acht Jahren ungefähr, einige Begegnungen mit Heilern gehabt, die Gedanken lesen und in die Zukunft schauen können. Sie rief ich öfters an, sobald ich Ängste in meinen Lebenssituationen bekam, um Ratschläge und gutes Zureden zu bekommen oder auch als ich körperliche Probleme hatte, und erbat mir Fernbehandlungen.

Dies tat mir gut, aber sobald meine körperliche oder seelische Verfassung wieder gut war, zweifelte ich sehr oft an dem Können dieser Heiler. Zu der Biomeditation fand ich, nachdem ich über mehrere Monate, beinahe ein Jahr lang, immer wieder erkältet war, oft im Bett lag und sehr schwach und natürlich gereizt und genervt über die lange Krankheit war. Ich hatte stark abgenommen, stets Durchfall und oft Gelenkentzündungen. Ich hatte alle möglichen Fachärzte konsultiert aus der HNO, Kardiologie und Gastrologie. Keiner fand eine Ursache, nur mein Blutwert verwies auf Entzündungswerte; am Ende wollte mir mein Hausarzt Antidepressiva verschreiben, die ich dann in Form von Johanniskraut zu mir nahm.

Meine Muskeln waren verspannt, natürlich hatte ich nicht viel Bewegung und innerlich war ich sehr angespannt, da ich endlich mal wieder fit sein wollte. So empfahl mir eine Freundin, mich von ihrem Bekannten, einem Physiotherapeuten, doch einmal durchmassieren zu lassen. Als ich zu ihm kam, erzählte ich ihm über meine längere Krankheit und dieser Physiotherapeut, ein Biosens, gab mir statt einer Massage eine Biomeditation. Zuerst dachte ich, schon wieder so etwas Esoterisches wie Reiki oder Prana, von dessen Methoden ich nie ganz überzeugt gewesen war... aber während der Biomeditation spürte ich deutlich die Kräfte. Ich geriet in einen ganz anderen Zustand, war völlig entspannt, wie in Trance. Und meine Hände und Beine zuckten immer wieder unwillkürlich. Durch die Hände des Biosens spürte ich deutlich die Wärme fließen und ab und an spürte ich auch Kälteschauer.

So ließ ich mich in der Folge wöchentlich von dem Biosens behandeln. Während der Sitzungen empfand ich oft Glücks- aber auch Angstgefühle, manchmal schwebte mein Körper, einige Male vibrierte er auch. Danach war ich immer sehr müde, weil entspannt. Dieser Biosens hat viele Blockaden in mir gelöst, wofür ich ihm sehr dankbar bin. Täglich hörte ich mir zu Hause auch die Melodien der Sterne an, weil ich spürte, wie viel Energie ich dadurch bekam. Und nach ein, zwei Monaten waren meine langen Erkältungen und Gelenkschmerzen auch verschwunden.

Im Februar hatte mein Vater einen schweren Unfall beim Holzmachen. Ein Ast schlug ihm in den Rücken und zerschmetterte ihm zwei Wirbel, brach fast alle seiner Rippen und eines seiner Schulterblätter; das Schlimmste war, dass die Rippen ihm die Lunge aufgestochen hatten. Er hatte nur geringe Überlebenschancen laut der sehr guten ihn behandelnden Ärzte. Er wurde in ein künstliches Koma gelegt. Am selben Tag mailte ich Ihnen, Viktor Philippi, in der Hoffnung, Sie könnten meinem Vater Fernenergie schicken. Und Sie legten gleich zu, ich erhielt am nächsten Morgen einen Rückruf; ich freute mich so sehr über Ihre schnelle Reaktion und war sicher, Sie würden meinen Vater so weit bringen, dass er überlebt.

Er hat überlebt und dafür bin ich sehr dankbar. Wir spielten ihm auf der Intensivstation mehrere Male am Tag die „Melodien der Sterne" vor. Auch im Falle meines Vaters durfte ich erfahren, wie mächtig doch die Biomeditation ist. Ich nahm dann ab Herbst desselben Jahres in Taubenheim am Kurs „H(h)eiler werden" teil, auch in der Hoffnung, ich könnte meinem Vater und meiner Mutter, die nervlich oft angespannt ist, helfen. Aber richtig daran geglaubt hatte ich anfangs nicht. Wie sollte ich denn, die noch niemals irgendwelche Visionen oder Bilder empfangen hatte, jemals so tief mit Gott verbunden sein, dass meine Hände als Kanäle Gottes dienen könnten?

Bereits während des ersten Seminars durfte ich aber an meinem Sendepartner sehen, dass ich auch etwas bewirken kann. Nun, am Ende des Kurses, habe ich oft erfahren dürfen, dass ich Mitmenschen doch helfen kann. Ich habe meinen beiden Neffen, sechs Monate und dreieinhalb Jahre alt, beiden die Einnahme von Antibiotika ersparen dürfen und der ältere der beiden stand nach der zweiten Fernsitzung von jeweils nur zehn Minuten strahlend am nächsten Morgen auf und sagte zu seiner Mutter: „Ich habe heute zum ersten Mal nachts keine Angst gehabt". Dabei hatte ich Gott nur in einem kleinen Wunschsatz gebeten, meinen Neffen von seinen Ängsten zu befreien. Seine Mutter war ganz verwundert, eigentlich glaubt sie an solche Fernenergieübertragungen gar nicht.

Meiner anderen Schwester, die Sie in München bei einem Abend des Heilens gesehen hatten, ist Spirituellem gegenüber sehr offen. Ihr durfte ich zwei oder drei Mal senden. Es kribbelte bei ihr stets im Kronenchakra und sie hörte auf der CD das Wasser rauschen, das ich selber erst ein, zwei Mal gehört habe. Meiner Mutter sende ich in letzter Zeit täglich um die Mittagszeit; sie hat allerlei Bilder, sieht Lichter, mal zuckt ihr Körper da, mal sticht er hier, mal dort. Mein Vater empfindet gar nichts, legt sich aber auch täglich mittags zu meinem Senden hin (auch abends ab neun zu Ihnen, Herr Philippi), aber sein Mathematikerkopf kann es nicht so recht glauben, dass solche Fernenergieübertragung möglich ist, oder er spürt nichts, weil er stets noch stark Schmerzmittel und nun auch Psychopharmaka einnimmt.

Die meisten Reaktionen kommen beim Empfänger, wenn ich meinen Kopf beim Senden ausschalte und naiv das Beste für die Empfänger wünsche, der Seele Ruhe und Frieden, aber auch Hüpfen und Tanzen und Lachen wünsche und nicht an die Krankheiten denke. Die göttliche Kraft findet ja selbst ihren Weg zu den Blockaden. Nur fällt es mit nicht immer leicht, den Kopf auszuschalten...

Mein Durchfall ist seit einigen Wochen nach einigen weißschleimigen Ausscheidungen ganz gegangen, danke. Seitdem habe ich auch wieder zugenommen.

Ich träume viel, auch einige Alpträume. Danach liege ich meistens ein wenig wach, aber ich komme zu genügend Schlaf insgesamt. Es kommen leider oft keine sehr schönen Gedanken auf Mitglieder der Großfamilie in meinen Träumen auf, denen ich immer noch nicht vergeben konnte. Aber ich werde an der Vergebung weiterhin arbeiten. Gleichzeitig ist es seltsam, ich träume oft, ich gehe fremd oder mein Freund betrügt mich. Dies sind wohl meine Ängste, die ich in jeder vorherigen Beziehung auch hatte, welche auch wegen dieser negativen Gedanken, so denke ich, stets platzten.

Aber ich denke, in diesen Träumen wird nur meine Angst projiziert und wahrscheinlich löst sie sich so in meinem Schlaf. Denn in meine Beziehung ist mehr Ruhe eingetreten und keiner von uns beiden möchte fremdgehen. Obwohl ich meinen Freund gerade sehr selten sehe, da er fast jeden zweiten Tag 24 Stunden Dienst als Arzt hat und er eine lange Anfahrt zum Krankenhaus hat, habe ich weniger die Verlustängste und weniger eifersüchtige Gedanken als früher. Und er nimmt mehr Rücksicht auf mich, das darf ich trotz seines Zeitmankos erfahren.

Auf meinem Weg, die negativen Gedanken umzupolen, bin ich noch nicht am Ende, aber ich bemühe mich darum. Ich muss noch viel an mir arbeiten, der Wille ist da, ich brauche nur noch viel Geduld, mit mir selber auch.

Bezüglich des Schlafens schlafe ich nun viel mehr als früher, über Jahre hinweg schlief ich sechs Stunden in der Nacht, nun sind es in der Regel acht. Beim Empfangen und als Klient schlafe ich auch sehr oft sofort ein. Oder aber ich werde unruhig, will mich von einer Seite zur anderen drehen, winkle die Beine an etc... Meistens bin ich aber halb da, halb weg, wie in einem Trancezustand.

Seit ich den Kurs belege und viel meditiere, kann ich auch konzentrierter am PC arbeiten und länger konzentriert lesen. Anfangs dachte ich, die Biomeditation nehme zu viel Zeit, aber ich glaube, sie gibt einem viel Zeit, da man viel schneller und effektiver danach arbeitet, auch schon beim Putzen und Haushalt Erledigen. Ich habe mehr Ruhe, meinen Freunden und Mitmenschen zuzuhören; der innere Drang, wieder nur an meine Arbeit zu wollen, ist geringer geworden.

Ich versuche, mich weniger in die Dinge anderer einzuschalten und meinen Dickkopf durchzusetzen, aber das gelingt noch nicht immer... Doch im Großen und Ganzen nehme ich Schwierigkeiten des Alltags und diejenigen anderer nun an, wie sie sind, bete zwar für das Beste, aber denke mir, Gott und seine Engel werden schon alles regeln. Ich habe mehr Glauben an die göttliche Kraft entwickelt.

In letzter Zeit wache ich oft mit geschwollenen Augen auf, vielleicht setze ich mir noch eine rosa Brille auf beim Schlaf und meinen Träumen, weil ich noch nicht alles verstehen will oder kann. Die letzten Tage taten mir wieder meine Knie wie früher oft weh und auch die Gelenke, die früher entzündet waren. Aber ich weiß, dass dabei die Blockaden gehen und ich während des Kurses ja viel von Ihnen behandelt werde. Danke.

Ich habe wieder mehr Zuversicht, dass ich meine Doktorarbeit doch noch einmal zu Ende schreiben werde; ich zweifelte oft vor dem Kursbeginn, ob ich das jemals auf die Reihe kriegen werde, diese niederzuschreiben.

Was das Umfeld angeht, so fällt mir auf, dass ich ein Glückskind geworden bin, viel fällt mir einfach so in die Hände, ohne dass ich es erwartet hätte. Verkäufer oder Beamte gehen freundlicher auf mich zu und ich auch auf sie. Meistens macht man sogar einen kleinen Witz und lacht mit Unbekannten.

Was hat mir die spirituelle Entwicklung gebracht? Wie verstehe ich sie jetzt?

Verstehen tue ich nicht viel, aber ich fühle Wärme und Geborgenheit, fühle mich wohl auf diesem Weg und habe Zukunftsängste und Unsicherheit abgebaut. Als spirituell hoch entwickelt kann ich mich nicht bezeichnen, ich bin ein normaler Mensch wie jeder andere, „normal“ in Anführungszeichen, denn wer ist schon normal oder was ist schon normal? Ich weiß, dass ich dank Ihnen sehr viel Kraft bekommen habe und durch meine Hände göttliche Energie fließen kann, aber zu dieser Kraft kommt dank Ihnen jeder „normale“ Mensch. Das ist für mich ein Wunder.

Erwartungen und deren Erfüllungen

Mit vielen Bedenken und Zweifeln meldete ich mich zum Biosenskurs an. Mein Freund drohte mir damit, mich zu verlassen, falls ich jemals solch einen Humbug machen würde. Als ich dann dennoch mit dem Kurs anfing mit den Gedanken, wenn er deswegen mich nicht mehr will, ist es auch keine wahre Liebe, wollte er dann nur noch eine Pause, die er dann aber nur circa zwei Tage aushielt. Ich hoffe immer noch, dass er einmal eine Erfahrung mit Gott und seinen Schutzengeln machen darf und seinen engen Blick als klassischer Schulmediziner weiten wird. Ich wünschte mir das kleine „h“, das ich auch in etlichem schon bekommen durfte, und das große „H“, um meiner Familie zu helfen.

Erfahrungen innerhalb des Kurses

Ich habe nie Bilder gesehen, nur manchmal Farben, eine weiße Aura um Sie, Herr Philippi, beim letzten Abend des Heilens in Dresden; öfters habe ich zwei Kreise wie in Ihren Spiralen bei geschlossenen Augenlidern vor meinen Augen. Vielleicht bilde ich mir diese auch ein, da das Teelicht, auf welches ich zuvor stets schaue, auch solche Kreise mit dem Licht bildet. Diese sind meist gelb, grün oder rot. Wenn ich meiner Mutter sende, sehe ich manchmal hell- und dunkelgrün leuchtende Buchstaben vor mir, wie ein M für Mama und ein A für ihren Vornamen. Oder ein hell- und dunkelgrünes Viereck. Aber auch hier bin ich mir nicht sicher, ob ich mir das einbilde. Oft spüre ich mein Stirnchakra, meistens, wenn ich mich während des Sendens dafür bedanke, ein Kanal Gottes sein zu dürfen.

Während der ersten Wochen des Kurses hatte ich oft Kopfweh auf der Stirnseite, wohl weil gerade mein drittes Auge dank Ihnen, Viktor Philippi, das Sehen lernen anfängt. Als Klient spürte ich bei zwei Biomeditationen mehrere warme Hände auf mir, die aber nicht diejenigen des mit mir arbeitenden Biosens waren. Bei meiner ersten Biomeditation als Biosens in Taubenheim klopfte mir einer auf den Oberarm, wie um zu sagen: Komm, trau dich.

Was hat mir am Kurs nicht gefallen

Ich habe am Kurs keinerlei Kritik. Es herrscht eine wunderbare Atmosphäre im Haus Oberlausitz, die Küche ist sehr gut und vor allem die Spaziergänge im Ort und ein wenig drum herum taten meiner Seele gut. Der Vulkan hat einen wunderbaren Kratersee. Auch der Schlosspark ist so schön angelegt und ruhig. Man kommt zur Ruhe in der Natur, zusätzlich zu der Ruhe, die der Kurs und die vielen Biomeditationen bewirken.

Anfangs hegte ich so manche Antipathie gegenüber den anderen Teilnehmern des Kurses, die ich um Vergebung dafür bitte. Denn nun am Ende ist es sehr schön für mich, jeden Einzelnen zu kennen.

Danke, Viktor Philippi, dass Sie mir den Weg zur Biomeditation eröffnet und gezeigt haben! Danke auch für die vielen Hausreinigungen und die täglichen Fernsendungen und danke, dass wir Sie gedanklich stets um Hilfe bitten dürfen und Sie uns stets helfen und begleiten.

Seminarteilnehmerin

Das Verblüffende: nach der ersten Sitzung wieder Hoffnung!

Lieber Viktor,

die letzten vier Monate sind sehr schnell vergangen. Ich habe in diesen Monaten mehr über das Leben, mein Leben und mich selbst gelernt als je zuvor. Ich möchte Dir dafür von ganzem Herzen danken. Noch stehe ich am Anfang und bin überzeugt, nur ein Bruchteil wirklich verstanden zu haben, allein dieser Bruchteil hat schon so viel bewirkt. Es ist einfach nur toll.

Hier nun meine Erfahrungen:

Noch am Anfang des Jahres war ich auf dem absoluten Tiefpunkt meines Lebens. Für mich schien es zu Ende zu sein. Diffuse Angst-Panikzustände, Todesängste hielten dauerhaft Tag und Nacht, seit einem Jahr, an. Meine gesamte Muskulatur war in ständiger Alarmbereitschaft und war im Dauerkrampf (oder -kampf?). In meinem Körper schien nichts mehr zusammenzupassen, es hatte den Anschein, als funktionierte in ihm nichts mehr. Die Ängste und Panik saßen im Solarplexusbereich. Hier hatte ich auch das ständige Gefühl, die Atmung würde versagen. Ich selbst war mir fremd, alles an mir fühlte sich fremd an. Es war, als verliere ich den Verstand. Ehrlich gesagt hatte ich das Gefühl, diese Zustände seien nicht von dieser Welt. Manchmal habe ich mich gefragt: „Was läuft hier für ein Film?" Hilfe von Ärzten konnte ich nicht bekommen, denn organisch sei nichts und das, was ich beschreibe, könne es nicht geben. Es sei alles psychosomatisch bzw. Somatisierungsstörungen. Offen gestanden hatte ich auch kein Vertrauen mehr zu den Ärzten. Verabreichte Medikamente machten alles nur noch schlimmer, somit bekam ich auch schon Panik, wenn ich eine Tablette sah.

Tja, und nun? Keine Orientierung in dieser Welt mehr, vollkommenes Durcheinander in Kopf und Körper und kein Vertrauen.

Ich fühlte mich nur noch allein und verlassen, nein, ich fühlte mich nicht nur so, ich war es!

Dann wurde ich durch eine Bekannte mit meiner Biosens in Berlin zusammengeführt. Meine Bekannte sagte mir, sie kenne jemanden und dort könnte ich Hilfe bekommen. Naja, habe ich gedacht, diesen Strohhalm nehme ich.

Im Grunde konnte ich mir weder die Sitzung noch die Fahrt dahin wirklich leisten, aber das war mir egal.

Das Verblüffende war, dass nach der ersten Kontaktsitzung wieder Hoffnung in mir war, Hoffnung auf eine positive Veränderung. Nach einer weiteren Sitzung stand mein Entschluss fest, den Ausbildungskurs zu belegen. Mir war nicht klar, wie, mir war nur klar, dass ich es tun werde.Diese Klarheit und Entschlossenheit war neu!

So hat mich in erster Linie das kleine „h" in Deinen Kurs gebracht.

Schon beim ersten Seminarwochenende wusste ich zum ersten Mal in meinem Leben, dass ich am richtigen Platz bin. Ich hatte schon viel gemacht und ausprobiert, hatte aber noch nie wirklich dieses Gefühl gehabt, genau richtig zu sein.

Ich erinnere mich an Gespräche mit meinem Psychotherapeuten auf der Suche nach dem Sinn meines Lebens. Damals habe ich zu ihm gesagt: „Ich glaube, es ist alles ganz einfach." Auf seine Frage was ich damit meine, konnte ich nur sagen: „Ich weiß es nicht, es ist ein Gefühl."

Die Antwort habe ich von Dir bekommen, lieber Viktor. Es ist die „Goldene Pyramide". Dankbarkeit – Vergebung – Annahme. Das Wissen darüber, wie alles miteinander verbunden ist und dass das wichtigste im Leben die Liebe ist.

Ich habe in den vergangenen Jahren viel gelesen über Spiritualität, Quantenphysik, 2012 usw. und war der Meinung, dass ich viel weiß. Mir ist bewusst geworden, dass ich gar nichts weiß und dass mir einfach die Basis fehlte.

Jeden Tag versuche ich bewusst, nach und mit der Goldenen Pyramide zu leben und obwohl es sich einfach anhört, so ist es nicht! Es ist jedoch spannend, immer etwas Neues zu erfahren. Das Verstehen geht immer ein Stückchen tiefer.

Ein Beispiel: Mein Vater war ein Alkoholiker, jähzornig usw. Wirkliche Nestwärme und Unterstützung haben wir Kinder (ich habe noch zwei Brüder) nie kennen gelernt. Wir lernten rechtzeitig eine Fassade nach außen aufzubauen, weil wir uns geschämt hatten. Ständige Streitereien meiner Eltern standen auf der Tagesordnung. Ich habe auch wenig Erinnerung an meine Kindheit. Die letzten 15 Jahre hatte ich keinen Kontakt zu meinem Vater (meine Eltern ließen sich 1981 scheiden), ich versuchte zwischendurch mal Kontakt mit ihm aufzunehmen, musste aber feststellen, dass er kein Interesse hat. Irgendwann im Februar dieses Jahres ist er verstorben. Jetzt im Nachgang stellte sich heraus, dass er die letzten 15 Jahre damit verbracht hat, seine Kinder zu enterben und kein gutes Haar an uns zu lassen. Eine Zeit lang hatte ich Schuldgefühle und Traurigkeit, auch Wut, denn es gab keine Möglichkeit des Gespräches mehr. Die Verletzungen waren auch immer noch präsent.

Durch die Dankbarkeit, Vergebung und Annahme habe ich eine ganz neue Sicht auf die Situation und meinen Vater bekommen und weiß, dass ich damit viel auflösen kann.

Ich erfahre so viel über mich selbst, über meine eigenen Verhaltensmuster, meine Denkmuster, mir wird bewusst, wie sehr ich auch die Vergangenheit und alte Verletzungen festhalte, bewusst oder unbewusst (oder sie halten mich fest, hm?). Nicht eine Stunde beim Psychotherapeuten konnte eine so tief greifende Veränderung herbeiführen.

Erfahrungen mit Reaktionen

Meine erste „Sendung" werde ich wohl nie vergessen. Wir haben viel über Reaktionen gehört und gelesen, sie aber zu erfahren ist etwas anderes. Angst und Kontrolle waren immer große Themen in der Vergangenheit bei mir. Ich war schon ein bisschen gespannt, was passieren würde. Voller Elan und mit „Fahrplan“, was zu tun ist, habe ich mich an meine erste Fernübertragung gesetzt. Es floss sehr viel Energie über die Hände und über die Füße ist sehr viel abgeflossen. OK, habe ich gedacht, alles klar, das geht ja gut. Dann plötzlich kam mir in meinem wohlig warmen Zimmer eine eiskalte Wand entgegen, meine Hände waren kalt, als hielten sie einen Eisblock. Ich habe nur noch gerufen: „Viktor, bitte hilf mir!“ und gesendet und gesendet, dann war ich voller Vertrauen. Ah ja, so geht das also. Meine großen staunenden Augen blieben noch eine Weile.

Erfahrung mit Spiralen

Ich selbst habe bei Meditationen auch die Spiralen aufgelegt, so auch die lilafarbene. Während der Meditation habe ich bemerkt, wie die Spirale auf der Stirn anfing, sich zu bewegen. Sofort habe ich die Augen aufgemacht, um zu sehen, ob irgendwas die Spirale bewegt, aber nein. Dann habe ich bemerkt wie ein kreisen begann. Es war toll zu spüren, wie diese wunderbare Energie arbeitet.

Welche Erwartungen hatte ich an den Kurs?

Ich weiß nicht, ob ich überhaupt irgendeine Erwartung hatte. Es war eher der Wunsch, einen Weg zu finden, mich in dieser Welt wieder zurechtzufinden und etwas zu lernen, um mir und auch anderen zu helfen. Wenn ich ehrlich bin: Der Wunsch wurde erfüllt.

Ich denke, wenn ich wirklich verstehe, was mir in diesem Kurs gegeben wurde, ist es mehr, als ich jemals erwarten könnte. Es ist schwer für mich, in Worten auszudrücken, was ich meine, es ist eher ein tiefes Gefühl (so geht es mir häufiger).

Es wird noch ein langer Weg sein, bestimmt auch nicht immer einfach, aber ich glaube, er wird sehr schön sein. Das Gefühl der Erfüllung wird das schönste und größte Geschenk sein.

Was hat sich während des Kurses verändert?

Grundlegend hat sich sehr viel verändert. Mein Blickwinkel wird weiter und größer. All das, was ich am Anfang beschrieben habe, wird blasser. Ich fange an, mich wieder zu spüren, bin wieder klarer, kann lachen und finde meinen Humor wieder, ich kann auch schon mal wieder Leichtigkeit spüren, kann auch wieder weinen. In meinem Körper ordnet es sich wieder. Nach manch einer Meditation oder Sendung, die ich erhalten habe, hatte ich enormen Muskelkater, selbst in der Wirbelsäule und den Rippen, demnach hat die Bioenergie wohl mächtig zurechtgerückt.

Was ganz auffällig ist: Ich bin sehr viel leistungsfähiger. Alltagsstress hat nicht mehr so zehrende Wirkung auch Konfliktsituationen haben nicht mehr diese niederschmetternde Wirkung auf mich. Ich weiß heute, dass ich mit der Vergebung, Dankbarkeit und Annahme ein Vielfaches mehr erreichen kann als gefrustet zu sein und sich nach dem Warum zu fragen.

Mein Glaube, meine Hoffnung und vor allem mein Vertrauen wachsen jeden Tag ein Stück mehr (während ich das schreibe, muss ich übrigens weinen). Die Offenheit, Warmherzigkeit und Liebe, die ich mit Dir, Ines und all den lieben Menschen erleben durfte, ist so ein großes Geschenk.

Fast hätte ich noch einen ganz wichtigen Punkt vergessen. Irgendetwas stand immer zwischen mir und meiner Tochter wie eine unsichtbare Wand. Ich habe alles für sie getan, habe ihr alles gegeben, was sie brauchte, sie unterstützt, war ihr eine Freundin usw., aber irgendetwas fehlte...

Es war diese tiefe, warme Liebe aus meinem Herzen. Die wirkliche Mutterliebe. Ich habe mich immer geschämt dafür, umso dankbarer bin ich, dass ich dieses Gefühl jetzt habe. In den letzten Monaten sind wir so viel näher zusammengewachsen, es ist einfach nur schön.

Was ist geblieben?

Ich kann noch nicht sagen: „Juhu, ich bin beschwerdefrei.“ Wenn ich jedoch darüber nachdenke, was wirklich noch geblieben ist,

ist es glaube ich die Angst vor der Angst. Mein tiefer Herzenswunsch ist es, ein guter Biosens zu sein und ein Meister zu werden. Vielleicht kann ich es einmal zu meiner hauptberuflichen Tätigkeit machen, das wäre die Vollendung meiner Träume. Menschen helfen, gesünder zu werden oder zu bleiben.

An dieser Stelle möchte ich einfach nur danke sagen. Danke an alle und alles, was mir diese Ausbildung möglich gemacht hat. Einen ganz lieben Dank auch an meinen Lebenspartner, der in den letzten Jahren alles mit mir getragen hat und das war eine ganze Menge.

Ich wünsche Dir und Deiner Familie Gesundheit und alles Liebe.

Seminarteilnehmerin P.H.

Was die Bioenergie alles bewirken kann

Lieber Viktor,

als Du uns im August gebeten hast, am Ende des Kurses unsere Erfahrungen aufzuschreiben, dachte ich: Bis dahin ist ja noch viel Zeit. Nun kann ich es kaum glauben, dass diese Zeit schon vorbei ist und ich hier sitze und versuchen werde, meine Eindrücke in Worte zu fassen:

Zu dir gekommen bin ich vor allem wegen des kleinen „h". Eine im Februar '09 diagnostizierte Krankheit brachte mein Leben und das meiner Familie ziemlich durcheinander. Aufgrund einer Blutbildungsstörung entwickelte sich in der Leber eine Lebervenenthrombose, die sich bereits im fortgeschrittenen Stadium befand. Teile der Leber sind zirrhotisch, Lebervenen zum Teil verschlossen. Voller Dankbarkeit bin ich für meine Biosens Gabi, die mich in dieser Situation aufgefangen hat und mir mit der Bioenergetischen Meditation einen Funken Hoffnung gab.

So habe ich schon eine Zeit vor Kursbeginn gespürt, was Bioenergie alles bewirken kann. Auch wenn es eine ganz schöne Zeit verging, ehe mir klar wurde, dass auch ich Denken und Handeln in meinem Leben umstellen werden muss. Mein Gesundheitszustand stabilisierte sich während der Zeit mit Kontaktsitzungen mit verschiedenen Biosens. Die Diagnose blieb unverändert bestehen. Ärzte versuchten mir immer klar zu machen, dass es keine Heilung gäbe – außer durch Transplantation einer neuen Leber. So stehe ich auf einer Transplantationsliste, begann aber schon vor dem Kurs, mich als nicht transplantabel zu melden (bin zwar auf der Liste, bekomme aber erst ein Organ zugewiesen, wenn ich mich transplantabel melde). Für meine Familie war dieser Entschluss anfangs schwer zu akzeptieren, für Bekannte noch heute unvorstellbar, was ich da tue.

Diese Krankheit brachte viele Ängste mit sich. Die schlimmste Angst war die Vorstellung, meine Kinder allein zu lassen – die schlimmsten Gedanken, die ich gar nicht aufschreiben mag, kamen mir in den Sinn. Ich hatte Angst vor dieser Krankheit, keine Ahnung zu haben, was da noch alles kommt. Angst, zu enttäuschen: mich, meine Familie. Angst vor eigener Kraftlosigkeit, einfachen Anforderungen im Alltag, in Familie und Beruf, nicht mehr gerecht zu werden.

Dass Ängste ein großes Thema während des Kurses sein werden, habe ich mir gar nicht vorgestellt, nicht erwartet. Im Fragebogen vor Beginn des Kurses habe ich einige Ängste angekreuzt, bei anderen war ich mir sicher: Die hast du nicht. Dass dies nicht so ist, wurde mir im Laufe der Monate bewusster. Viele Ängste wurden mir im Kurs erst bewusst. Nun würde ich diesen Fragebogen sicherlich anders ausfüllen. Heute bin ich dankbar, dass ich mehr davon weiß. Ich bemühe mich, Ängste anzunehmen und bitte darum, dass diese Ängste mir keine Angst machen.

Aber nicht nur das kleine „h" allein spielte eine Rolle, mich zum Kurs anzumelden. Einige Monate zuvor entwickelte sich ein sicheres Gefühl: Was mir gut tut, kann auch anderen hilfreich sein. Besonders meine Familie war mir bei diesem Gedanken wichtig. Aber auch Patienten mit ähnlichen Diagnosen, die mir in der Leipziger Uniklinik begegneten, wollte ich am liebsten sagen: Gebt die Hoffnung nicht auf, es gibt da eine Methode...

Der Beginn des Kurses kam näher, circa anderthalb Monate zuvor verschlechterte sich mein Gesundheitszustand plötzlich. So kam ich eine reichliche Woche vor Kursbeginn ins Krankenhaus. Die Angst, den Kurs nicht beginnen zu können, war groß. Schon seit der Anmeldung hatte ich das Gefühl: Hoffentlich kommt mir nichts dazwischen. Und dann sah es schon fast so aus, als ob es wirklich so werden sollte. Ich bekam viele Fernübertragungen - danke, liebe Gabi und lieber Viktor - und mir ging es bald besser, so dass ich pünktlich zum Kurs aus dem Krankenhaus kam.

Was habe ich vom Kurs erwartet? Ich kann meine Erwartungen gar nicht benennen, aber ich war - und bin - voller Hoffnung. Hoffnung, dass es mir durch den Kurs irgendwie besser geht, ohne genaue Vorstellungen zu haben. Irgendwie wollte ich auch den vielen „schwarz malenden" Ärzten zeigen: Seht her, es geht auch anders. Obwohl meine größte Hoffnung war, gesundheitliche Fortschritte zu erreichen, berichte ich erstmal über Veränderungen in der Familie. Da hat sich so viel getan, was wirklich beeindruckend ist und ich mir in keiner Weise vorgestellt habe. Meine Erwartungen an mein Leben mit Mann und Kindern, Haus und Garten und einen tollen Beruf waren wahrscheinlich sehr hoch. Alles sollte perfekt erledigt werden und damit das so ist, wie ich mir das vorgestellt habe, wollte alles ICH erledigen. Vor anderen gut da zu stehen, Selbstzufriedenheit, glückliche Kinder - alles war eigentlich nur Stress.

Heute geht es bei uns viel entspannter zu (na ja, nicht immer). Ich gebe mir Mühe alle so anzunehmen, wie sie sind. Die Philosophie der Goldenen Pyramide ist dabei mein Begleiter. Jeden Tag ist es wieder eine kleine Herausforderung, Mann und Kinder so anzunehmen, wie sie sind. Dies gilt natürlich auch für die anderen Familienmitglieder. Ich bin dankbar für diese Familie, in Vergebung mit ihnen zu gehen fällt mir leichter als gedacht. Mal seh'n, was da noch kommt...? Ich bin ruhiger und entspannter geworden und mit mir meine Familie. Bei uns zu Hause sind alle liebevoller und zufriedener geworden, jeder so auf seine Art.

Ich kann es auch schaffen, einfach mal das nicht auszusprechen, was mir auf der Zunge liegt, versuche nicht durch Worte zu verletzen. Das ist alles im täglichen Leben nicht leicht umzusetzen. Schnell ist man im alten „Strickmuster", das habe ich auch schon erfahren. Dann versuche ich mir die Wichtigkeit von Dankbarkeit - Vergebung - Annahme wieder klar zu machen.

Alle in meiner Familie akzeptieren mittlerweile, was ich tue. Mein Mann hält mir dafür immer den Rücken frei, wofür ich ihn sehr dankbar bin. Auch meine Kinder spüren die Wirkung der Bioenergie. Sie sind neugierig, was ich da mache. Mit dem Großen gab es die ersten drei Monate der Ausbildung starke Konflikte. Er war mir gegenüber sehr aggressiv, provozierte mich, ignorierte mich. Aber mit Liebe und Geduld – und manchmal auch kleinen Ausrastern – haben wir diese Phase erst mal hinter uns gelassen. Die Kinder haben sich geöffnet, wollen Gespräche, Zuwendung und genießen den liebevolleren Umgang.

Alle drei lassen sich auch von mir Biomeditationssitzungen geben. Mal haben sie keine Lust, aber das kann sich schon am nächsten Tag ändern. Meine Eltern und meine Schwester sind nicht so offen. Gespräche über Bioenergetische Meditation finden kaum statt, wenn, dann von mir initiiert. Aber ich warte, irgendwann werden sie sich öffnen. Fast jeden Tag staunen sie, wie der Hund der Familie meine Nähe sucht. Lege ich meine Hand auf, ist er zufrieden. Neulich stupste er so lange an meiner Hand, bis ich sie aufgelegt habe.

Mein Gesundheitszustand hat sich wunderbar stabilisiert. Die Blutwerte sind gut und zufriedenstellend. Ein Blutwert (Bilirubin = Gelbfarbstoff) hat sich deutlich gebessert. Über ein Jahr lang war er dreifach erhöht, jetzt ist er schon bei ein paar Blutabnahmen nur knapp über normal. Darüber bin ich sehr glücklich, da dieser Wert eine wichtige Rolle für eine vermeidbare Transplantation spielt.

Ich bin auch über den Tag viel belastbarer geworden. Kleine Ruhepausen sind nötig, aber meine Aufgaben in Familie und Haushalt sind gut zu bewältigen. Auch mein Immunsystem ist stabil. Erkältungen oder andere Infekte hatte ich lange Zeit keine und mich auch nicht an den schniefenden Nasen meiner Kinder angesteckt. Dies entgegen aller ärztlichen Prognosen. Die gehen von einem labilen Immunsystem aus, wobei ich mir jeden Infekt einfange. Mit dieser stabilen Gesundheit habe ich sehr viel erreicht.

Dass ich mich menschlich verändert oder weiterentwickelt habe, hat mir noch keiner gesagt (doch, meine Kinder) – aber ich fühle es. In meinem Leben hat die Philosophie der Goldenen Pyramide einen Platz gefunden. Auch wenn ich nur in kleinen Schritten vorwärts komme, sie wird mir bleiben und mich begleiten. Durch Liebe, Hoffnung, Glaube und Geduld kann man so viel erreichen und bei uns ist da schon viel in Bewegung gekommen. Aber mir ist auch klar, dass es ein schwerer Weg ist, diesen Zustand zu erhalten oder zu verbessern. Geduld zu haben, ist für mich immer sehr schwer. Alles sollte gleich und sofort passieren. Ich bin vielleicht schon ein bisschen geduldiger mit mir und meinen Umfeld geworden. Mein Vertrauen in das, was ich tue, hat sich in den letzten Monaten verstärkt. Das Vertrauen, dass meine Zukunft nicht nur in meinen Händen liegt, wächst.

Feste Rituale gehören seit den Seminaren zu meinem Alltag. Die tägliche Schutzkerze gehört dazu wie auch um Schutz und Führung zu bitten. Dabei fühle ich mich gut aufgehoben, kann leichter loslassen und abgeben als im Alltag mit Familie und Beruf. Ich bin nicht christlich erzogen worden, trotzdem existierte für mich Gott, in welcher – meiner – Form auch immer. Das verstärkt sich immer mehr, mein Glaube wächst. Ich habe heute auch nicht mehr so große Probleme, meinen Standpunkt vor anderen klar zu machen oder nach außen hin sichtbare Symbole zu tragen. Über einige Inhalte des Kurses habe ich nachdenken müssen. Andere wiederum haben mein Herz sofort erwärmt.

Die Bioenergetische Meditation ist in ihrer Durchführung und Wirkungsweise wirklich faszinierend. Am liebsten möchte ich jedem davon berichten, meine Erfahrungen teilen. Schnell musste ich lernen, dass wirklich wenige Menschen hören wollten, was mich da so begeistert.

Beeindruckend, wie die Hände reagieren. Von den ersten Übungen an wurden sie warm. Jetzt brauch ich manchmal bloß an die Kraft denken, schon werden die Hände heiß. Oft brennen die Fingerspitzen oder stechen. Lege ich mich zur Meditation, spüre ich zu den Händen nun auch eine Energie im Solarplexus-Chakra. Auch dort ist eine angenehme Wärme, wie ein warmer Ball. Die Kontaktsitzungen führe ich liebend gern durch. Manchmal kommen Unsicherheiten und Fragen durch. Diese erledigen sich doch dann auf einmal wie von selbst – plötzlich ist die Antwort da. Viele kleine Erfolge bei den Kontaktsitzungen geben Vertrauen und eine Lust, immer weiter zu machen.

Neben den lieben Seminarteilnehmern habe ich überwiegend mit Familienmitgliedern gearbeitet. Alle empfanden es als angenehm und entspannend. Obwohl ich - im Gegensatz zu Fingerübungen, Sendungen... - die erste Zeit sehr kalte Hände habe. Wie habe ich mich gefreut, als ich bei einer Sitzung schwitzige Hände bekam oder sich eine Chakrenkarte an zwei Seiten nach oben wölbte. Mit der Zeit kommen immer mehr Empfindungen hinzu. Ich selbst bin bei der Durchführung ganz bei der Sache. Bei Fingerübungen und Sendungen gelingt mir das noch nicht so gut. Es ist gar nicht so einfach, loszulassen und den Gedanken freien Lauf zu lassen. Ich selbst gehe seit März 2009 zu Sitzungen bei verschiedenen Biosens. Die Reaktionen und Erfahrungen waren immer unterschiedlich.

Oft merke ich, dass der Körper entgiftet. Stuhl und Urin verändern sich, in der Nacht habe ich teilweise stark geschwitzt, in manchen Nächten ging ich bis zu fünfmal auf die Toilette. Ein paarmal brauchte ich nach Sitzungen einige Tage Ruhe, war müde und kraftlos, aber das verging wieder. (Anm. von Viktor Philippi: Die Veränderung von Stuhl und Urin ist eine sehr gute Reaktion, die immer dann auftritt, wenn die Entgiftungsorgane, d.h. Leber und Nieren, sich regenerieren und entgiften. Das ist nur eine Bestätigung dafür, dass der Körper sich von Giftstoffen befreit. Je öfter der Klient auf die Toilette muss, umso schneller regeneriert sich der Körper. Die angesprochene Müdigkeit und Kraftlosigkeit kommt immer in dem Zusammenhang, dass der Körper sich erholt, deshalb wird der Mensch dabei müde und möchte nur schlafen. In der Schulmedizin gibt es den Begriff „erholsamer Schlaf". Bei der Bioenergetischen Meditation kommt das sehr häufig vor.)

Farben sehe ich kaum. Manchmal klitzekleine blaue Punkte, leuchtend und schnell wieder verschwunden. Überhaupt waren manche Empfindungen verschwunden, ehe ich sie richtig realisiert habe. Einmal roch ich im Zimmer einen süßen Duft und dachte noch: riecht hier irgendwie nach Früchtetee – aber als ich einen Schritt zurück machte, war es vorbei. Öfters sehe ich helles, weißliches Licht in unterschiedlichen Erscheinungsformen. Manchmal als eine Art Schneegestöber, weißen Punkt, grell leuchtenden Ball oder einfach nur Helligkeit.

Nun blicke ich auf wunderbare Monate zurück, die mich gestärkt haben. Ich schaue nun hoffnungsvoller, zufriedener, geduldiger und mit viel Wärme im Herzen nach vorn, um meinen Weg weiter zu gehen.

Ich hoffe, die Biomeditation wird ein Teil meines Lebens bleiben. Dein Buch ist für mich eine besondere Verbindung zu dir. Oft lese ich darin, wieder und wieder auch gleiche Stellen und fühle mich gestärkt. Ich freue mich auf das, was kommen wird!

Ich danke dir, lieber Viktor, aber auch Susanne, Vlady und meinen lieben Kursbegleitern, für alles. Nun hoffe ich auf eine – in jeder Hinsicht – gesündere Zukunft für mich, meine Familie und alle Menschen.

Seminarteilnehmerin

Nach der dritten Sitzung brauchte ich keine Tabletten mehr

Der Kurs“ H(h)eiler werden“ hat mir viele neue Freunde gebracht. Und ich habe viele neue Erfahrungen gesammelt. Alles, was ich hier lernen durfte, war für mich neu. Ich hätte niemals geglaubt, dass ich so etwas lernen würde, aber wie man so sagt: Wenn der Mensch in Not ist, sucht er nach einer Chance, um zu überleben, und diese Chance habe ich auch bekommen.

Das Jahr 2009 hatte mir sehr starke Krankheit gebracht. Das Krisenjahr hatte mir viele berufliche Probleme gemacht, dadurch kam die Krankheit. Zuerst hatte ich einen Bandscheibenvorfall, sofort danach bekam ich Luftnot, Panikattacken, ein Kloßgefühl. Die Ärzte konnten nichts finden, alles schien ok. Und ich kämpfte um jeden Tag, manchmal dachte ich, es ist aus. Der Hausarzt schickte mich zum Neurologen, der Arzt sagte, ich habe eine Depression und verschrieb mir Tabletten. Diese habe ich nicht gerne genommen, weil ich sehr stark an Gewicht zugenommen habe. Ich suchte nach einem Ausweg und habe ihn gefunden - in Taubenheim.

Vom 12.-14. März 2010 nahm ich am 4. Internationalen Kongress für Theomedizin als Proband teil. Biosens Lydia Landert gab mir Sitzungen und ich hätte niemals geglaubt, dass es so wirken kann: Nach der dritten Sitzung brauchte ich keine Tabletten mehr, nach den drei Tagen in Taubenheim ging es mir besser. Als ich nach Hause fuhr, wusste ich nicht, wie ich meiner Frau sagen sollte, dass ich nur mit Handauflegen „behandelt“ wurde und es mir dadurch besser geht.

Doch dann war alles wie selbstverständlich: Schon am ersten Tag führten wir mit der CD "Melodien der Sterne“ mit der ganze Familie die Meditation durch.

Ich persönlich meditierte zwei- bis dreimal am Tag fünf Monate lang, danach ein- bis zweimal täglich. Es ging mir immer etwas besser, ich hatte nicht mehr so oft Luftnot, ich bin etwas ruhiger geworden, die Panikattacken haben nachgelassen. Die Probleme habe ich heute noch, aber nicht mehr so stark und ich hoffe, dass es bald ganz geht und es wie früher wird.

Nach dem, was meine Frau und ich durchgemacht und erlebt hatten, beschlossen wir, die Ausbildung als Biosens zu machen, damit wir unserer Familie helfen können.

Zuerst überlegten wir eine eine ganze Weile, ob wir das wirklich machen sollen oder nicht, denn als ich krank gewesen war, hatten wir viele verschiedene Scharlatane besucht. Uns ging dadurch nicht besser, sondern deutlich schlechter und der Geldbeutel wurde auch leichter. Bei diesen Scharlatanen hatten wir nur Angst statt Hilfe bekommen. Angst um das eigene Leben, Angst um die Familie. Deshalb haben wir lange überlegt, dass wir auch nichts falsch machen, weil man im Leben viele Dinge tut, die man nicht tun sollte.

Seit ich die Ausbildung als Biosens mache, geht es mir viel besser und ich fühle mich deutlich sicherer und stabiler. Ich habe es nicht bereut, dass ich die Ausbildung mache. Vieles verstehe ich noch nicht, was ich als Biosens lerne, aber bei jeder Fernsitzung oder der eigenen Meditation kommt etwas Neues dazu.

Manchmal frage ich die Leute, ob sie schon etwas gehört haben von der Bioenergie und der Bioenergetischen Meditation und viele sagen, ja, ich habe davon hier gelesen oder da gehört; nur für mich war das alles neu. Und ich freue mich, dass es so gekommen ist und ich bei dir lernen durfte.

Seminarteilnehmer S.B.

Genau das, wonach ich schon lange gesucht habe

1.) Was hat mir der Kurs gebracht, mit welchen Beschwerden, Ängsten usw. bin ich hierher gekommen?

Mitte April dieses Jahres besuchte ich den ersten Abend des Heilens mit Viktor in Chemnitz. Seine Ausführungen über die Methode und die Meditation haben mich sehr beeindruckt. Sie schien genau das zu sein, wonach ich schon lange gesucht habe - eine Methode, die ganz ohne Mittelchen und Gerätschaften, die ich anschaffen oder verkaufen muss, mir die Möglichkeit gibt, mir selbst und auch anderen zu helfen und etwas für die Gesunderhaltung zu tun. Angstbefreiung, Blockaden loslassen, Verhaltensmuster, ja die Arbeit mit dem Unterbewusstsein waren schon lange Themen, für die ich mich interessierte und viele Bücher gelesen habe.

Meine Suche begann übrigens vor ca. zehn Jahren, als ich in einer sehr depressiven Phase eine Astrologin aufsuchte. Sie sagte mir, dass ich mich sehr intensiv mit Fragen der Gesunderhaltung beschäftigen soll, denn ich wäre eine Heilerin. Nach dem Abend des Heilens hatte ich irgendwie das Gefühl, angekommen zu sein. Ich las, was ich über die Biomeditation finden konnte und besuchte bald die erste Kontaktsitzung. Ich wollte am eigenen Leib die Wirkung der Bioenergie spüren.

Zu dieser Zeit hatte ich Unterleibsbeschwerden, für die es keine organischen Ursachen gab. Diese waren nach ein paar Kontaktsitzungen verschwunden. Schon seit Monaten plagten mich ein unerklärlich Druck im Kopf und ein Gefühl, neben mir zu stehen. Unzufriedenheit darüber, dass ich meine Lebensaufgabe nicht finden konnte. Ich hatte all die Jahre vieles probiert, investiert und musste immer wieder feststellen, dass nach der ersten Euphorie das Interesse wieder abflaute und sich wieder Enttäuschung breit machte.

Dieser Frust hatte mit der Zeit auch Auswirkung auf meine Partnerschaft. Es gab und gibt Auseinandersetzungen wegen materiellen Verlusten. Mein Partner kann auch nicht verstehen, warum ich von einer Therapie in die nächste ging und dafür sehr viel Geld ausgab. Möglicherweise gibt meine Suche nach den geistigen Zusammenhängen meinem Partner das Gefühl, nicht zu genügen und nicht gebraucht zu werden. Ich musste leider die Erfahrung machen, dass manche Dinge nicht auf dieser Ebene durch Diskussionen zu klären sind, sondern jeder Versuch der Klärung neue Verletzungen und Kränkungen zur Folge haben. Die wiederum zum Aufbau von Ängsten und Blockaden führen.

Die Angst, meinen Partner nach 40 Jahren Ehe oder meine Familie zu verlieren, weil sie meine Lebensauffassung nicht verstehen, aber auch nicht tolerieren wollen, sitzt sehr tief in mir. Ich fühle mich oft unverstanden und nicht respektiert. Dieses Gefühl begleitet mich schon seit meiner Kindheit und beinhaltet einen gewissen Kampf mit der unmittelbaren Umgebung, mit den Menschen, die mir am nächsten stehen bzw. die ich am meisten liebe. Es bringt eine ständige innere Unruhe und Minderwertigkeitsgefühle mit sich.

Ich könnte mir vorstellen, dass diese lang eingeschliffenen Gedanken- und Verhaltensmuster auch die Ursache für mein Nägelkauen sind. Dieser Kampf bringt immer wieder Aggressionen hervor, die ich natürlich nicht im Außen ausleben kann, sondern an meinen Nägeln abreagiere. Dieses Phänomen des Nägelkauens ist wenig erforscht, man findet kaum Literatur und noch weniger Therapien sind geeignet, das aufzulösen. Das Nägelkauen ist all die Jahre ständiger Antriebspunkt für die Suche nach mir selbst gewesen. Ich habe beobachtet, dass das Nägelkauen besonders schlimm ist, wenn ich mich geistig beschäftige - ein Buch lese, einen Brief schreibe oder wenn ich einer geistigen Herausforderung gegenüber stehe, die mich unter Druck setzt.

Ich habe viele Therapieformen ausprobiert, die mir helfen könnten, Erkenntnisse über die Ursache zu gewinnen. Es könnte auch ein ständiger Hinweis sein, ich soll mit meinen Händen etwas Besonderes tun, was ich herausfinden soll. Vor einigen Jahren besuchte ich ein Medium. Die Frau meinte, dass das Nägelkauen eine karmische Blockade ist. Sie sah mich in einer früheren Inkarnation als Bedienstete in einem herrschaftlichen Haushalt. Ich wurde beschuldigt, etwas gestohlen zu haben. Obwohl ich unschuldig war, wurde ich bestraft, indem mir jemand mit einem Hammer die Fingerkuppen blutig schlug. Ich hatte gehofft, durch die Bewusstwerdung der eventuellen Ursache diese Gewohnheit ablegen zu können.

Als Viktor in seinem Vortrag auch von der Auflösung karmischer Blockaden sprach, war mein Interesse an seiner Methode geweckt und der Entschluss, das Seminar zu besuchen, reifte in mir heran.

2.) Was hat mir der Kurs in Richtung Spiritualität gebracht?

Um die zweite Frage beantworten zu können, habe ich mich erstmal mit dem Begriff Spiritualität auseinandergesetzt. Spiritualität ist fast ein Modewort, das im alltäglichen Sprachgebrauch oft verwendet wird, aber was dahinter steckt, ist nicht so einfach in Worte zu fassen. Ich glaube, dass Spiritualität viele Facetten oder Ausdrucksformen hat.

Laut Wikipedia versteht man unter Spiritualität eine vom Glauben getragene geistige Orientierung und Lebensform, eine nach Sinn und Bedeutung suchende Lebenseinstellung. Sie entwickelt sich durch die bewusste Beschäftigung mit Sinn- und Wertfragen des Daseins, der Welt und der Menschen, besonders der eigenen Existenz und seiner Selbstverwirklichung im Leben. Es ist die Suche nach dem Sinn des Lebens. Es ist eine religiöse Lebenseinstellung, die nicht unbedingt an eine spezielle Konfession gebunden ist, deren Bedeutungsinhalte sich aber immer auf eine immaterielle, nicht sinnlich fassbare Wirklichkeit (Gott, Wesenheiten, Engel) beziehen. In Form von Einsicht, Erkennen und Erwachen ist diese Wirklichkeit dennoch erfahrbar und erahnbar. Es werden in der Begriffserklärung einige Ausdrucksformen genannt:

* Gebet, Gottvertrauen, Geborgenheit

* Erkenntnis, Weisheit, Einsicht

* Transzendenz - Überzeugung

* Mitgefühl, Großzügigkeit, Toleranz

* Bewusster Umgang mit sich selbst und der Umwelt

* Ehrfurcht und Dankbarkeit

* Gleichmut und Meditation

* Bereitschaft zur Vergebung
(würde ich unbedingt hinzufügen)

* Drei Stufen der spirituellen Entwicklung: suchende Haltung, glaubend annehmende Haltung, wissend bzw. erkennende Haltung

* die Grundhaltung ist keine egozentrierte, sondern der Blickwinkel ist auf ein „transzendentes Zentrum" gerichtet

Diese Aufzählung ließe sich sicher noch fortführen.

Wenn ich das so lese, denke ich, dass ich mit dem Seminarbesuch in die 2. Phase meiner spirituellen Entwicklung eingetreten bin.

Ein weiteres Merkmal von Spiritualität ist Bewusstsein, nicht zu verwechseln mit Wissen. Bewusstsein ist die Quintessenz aus Verstehen, Empfinden und handelnder Erfahrung, aus Körper, Kopf und Bauch. Die grundsätzliche Voraussetzung für Bewusstsein und damit für Spiritualität ist das Tun. Ich verstehe es so: Das Wissen von einem Thema, von welchem Bewusstsein erlangt werden soll, muss in Handeln umgesetzt werden. Daraus entsteht Erfahrung, gefühlsmäßiges Erfassen und echtes Verstehen. Wenn ich das jetzt auf die Biomeditation übertrage, werden wir durch Kontaktsitzungen und Energieübertragungen Erfahrungen sammeln, ein Gefühl entwickeln und somit unsere Spiritualität erweitern.

Spiritualität wird auch oft als der Weg vom Ich zum Selbst beschrieben, die sich in zwei Phasen vollzieht. In der 1. Phase, der Ich-Werdung, entwickelt der Mensch seine Persönlichkeit, erkennt seine individuellen Wünsche, körperliche und emotionale Bedürfnisse und Interessen und setzt sie im Leben nach selbst entwickelten Vorstellungen um.

Die 2. Phase wird als Selbst-Werdungsphase bezeichnet. Sie lässt Spiritualität in das Leben einfließen und verändert die Lebensausrichtung zunehmend. Die Wertigkeiten verändern sich, d.h., die bisherigen Werte wie Karriere, Geld, Sexualität verlieren an Bedeutung. Es beginnt eine Suche nach einem höheren Lebenssinn. Esoterische, philosophische, religiöse oder psychologische Themen werden interessant. Oftmals beginnt dieser Prozess in der sogenannten Midlife-Crisis, die eine große Chance und Herausforderung ist und zur Entwicklung der Spiritualität führen kann.

Eine Definition von Spiritualität fand ich besonders treffend und auf den Punkt gebracht: Bewusstsein in allen Lebenslagen. Sicher könnte man Seiten oder Bücher schreiben, was der Begriff Spiritualität beinhaltet.

Ich stelle mir jetzt die Fragen: Was bedeutet gelebte Spiritualität für mich? Hat das Seminar Veränderungen meiner Lebenseinstellung bewirkt? Ohne Zweifel ist Spiritualität für mich eine Lebensform, die vom Glauben an eine göttliche Macht getragen ist. Sie ist an keine Konfession gebunden, sondern es geht mir darum, anzuerkennen, dass es außer der materiellen, sinnlich fassbaren Wirklichkeit eine immaterielle, nicht sinnlich fassbare Wirklichkeit gibt (Gott, geistige Wesenheiten, Engel).

Ich glaube, dass es wichtig ist, Spiritualität wieder mehr in unseren Alltag, in unser gesamtes Tun und Lassen zu integrieren, um ein sinnerfülltes Leben zu führen, welches uns die Weiterentwicklung ermöglicht. Wir alle haben einen speziellen Sensor – Intuition, Bauchgefühl, Herz, sechster Sinn – zur Verfügung. Er gibt uns wichtige Informationen für das Leben in der materiellen Welt, damit wir unsere Lebensziele und -aufgaben erspüren und überprüfen können. Ich glaube, dass wir inkarniert sind, um in der materiellen Welt Erfahrungen zu machen und Eigenschaften wie bedingungslose Liebe, Freude, Selbstehrlichkeit, Bescheidenheit und Demut zu erlernen.

Spiritualität ist der individuelle Funke in uns, der uns mit Gott verbindet. Es gibt einige Kriterien, die für mich gelebte Spiritualität bedeuten: Sie zu entwickeln und zu leben ist für mich ein hohes Ziel, d. h. bedingungslose Liebe zu leben, den Anderen zu achten, auch wenn er eine andere Meinung hat, und ohne Bewertung dessen Ansichten zu respektieren.

Alles was ich tue, möchte ich bewusst mit Liebe und Hingabe an die Sache tun. Das kann ich im Alltag immer wieder üben. Wenn ich daran arbeite, jede Herausforderung mit Ruhe und Gelassenheit und Gleichmut anzugehen, entwickelt sich meine Spiritualität, liebevoller mit mir selbst und anderen Menschen umzugehen, mir selbst und anderen ihre Schwächen zu vergeben, Respekt gegenüber der Umwelt und allen anderen Wesen, d. h., die Ressourcen der Erde nicht sinnlos zu verschwenden und eine dankbare Haltung gegenüber Tieren und Pflanzen einzunehmen, die unsere Ernährung sichern.

Mit gutem Gewissen kann ich sagen, dass das Seminar dazu beigetragen hat, Spiritualität im Alltag besser leben zu können. Ich habe gelernt, wie ich mich mit der göttlichen Kraft verbinden und arbeiten kann. Ich bin sehr dankbar dafür, Kanal für die göttliche Kraft sein zu dürfen und diese Kraft auch an andere Menschen weiter geben zu dürfen.

3.) Was habe ich erwartet und was bekommen?

Als ich mich für den Besuch des Seminars entschied, waren für mich zwei Dinge von Bedeutung. Ich habe die Chance, durch das neue Wissen und die Anwendung der Biomeditation an mir selbst zu arbeiten, meine eigenen Ängste und Blockaden loszulassen, sozusagen mich selbst zu therapieren, um heiler zu werden. Andererseits wird mir eine Methode an die Hand gegeben, mit der ich auch anderen Menschen helfen kann, sie in ihrem

Prozess zur Heilung, Selbsterkenntnis und Selbstverwirklichung zu unterstützen, wenn sie es möchten. Mir ist bewusst, dass ich bei mir anfangen muss, um mich zu verändern, dann wird sich auch in meinen Umfeld was ändern. Schließlich kann ich nur das weitergeben, was ich bei mir schon integriert habe.

Um es bildlich auszudrücken, muss ich erst „mein Licht zum Leuchten bringen", ehe ich andere damit anstecken kann. Und mein Licht leuchtet, wenn andere auf mich zukommen und um Hilfe bitten und ich auch mit Erfolg helfen kann. Das ist mein Maßstab.

Erwartet habe ich, dass ich mit dem erweiterten Wissen Verhaltensmuster, die immer wieder zu Missverständnissen mit meinem Partner führen, erkennen kann. Auch Schuldgefühle, die mich quälen, wenn ich „mein Ding" durchsetze. Die darauffolgenden Versagensängste hoffe ich jetzt besser erkennen zu können. Ich glaube sagen zu können, dass ich jetzt besser damit umgehen kann.

Erwartet und auch bekommen habe ich eine wirkungsvolle und verlässliche Methode, meinen eigenen Schutz aufzubauen. In meinem Umfeld ist es leider so, dass meine Einstellung eher verulkt wird. Das ist manchmal sehr verletzend für mich. Ich habe gelernt, ruhiger und gelassener damit umzugehen, da ich jetzt weiß, dass der Mensch das, was er selbst loswerden will, nach außen projiziert, nämlich seine eigenen Blockaden. Auch die Ängste vor den Missbilligungen der anderen kann ich jetzt gelassener hinnehmen und vergeben.

Ich habe auch Antworten auf viele Fragen bekommen, z.B.: Was ist loslassen? Warum sind Dankbarkeit, Vergebung und Annahme so wichtig?

Eine wichtige Erkenntnis ist für mich, dass der Weg zum Glück und zur Selbstverwirklichung nur über die Entwicklung der Spiritualität geht. Das kann man erreichen, wenn man die geistigen Gesetze beachtet und mit Achtsamkeit, Zuwendung, Hingabe und Bewusstsein tut, was zu tun ist.

Das Wissen, das ich vermittelt bekam, hat in mir den inneren Dialog verstärkt. Meine Gedanken kreisen jetzt öfters um die geistigen Dinge. Somit haben mein Geist und meine Seele genug „Nahrung". Ich kann immer nur einen Gedanken fassen; wenn der positiv ist, hat der negative keine Chance. Viktor sagt das sehr treffend: Die negativen Gedanken kommen von alleine, um positive muss ich mich bemühen.

Ich habe auch angelesenes Wissen korrigieren müssen. Zum Beispiel habe ich schon gehört, dass Energietherapeuten Energie ins Kronenchakra geben oder dass man das Negative ins Licht schicken soll. Das Gegenteil – keine Energie ins Kronenchakra, um es nicht zu blockieren, ist mir viel einleuchtender. Das Negative soll dort hin geschickt werden, wo es herkommt. Nämlich in die Finsternis.

Nicht zuletzt habe ich durch die Gespräche mit den anderen Teilnehmern des Seminars positive Anregungen erhalten. Ich glaube, dass die Mitglieder unserer Gruppe einen sehr harmonischen Umgang miteinander hatten. Ich hoffe, dass unser Kontakt nicht abreißt und die Hilfe untereinander eine Ehrensache ist.

Meine erste Kontaktsitzung verlief sehr positiv. Eine ältere Bekannte hat immer Schmerzen in der Hüfte und im linken Knie. Sie hat die Biomeditation sehr genossen und hat das In-Gang-Kommen der Energie richtig gespürt. Abends und am nächsten Tag waren die Schmerzen stärker. Da sie sich auch mit alternativen Heilweisen auseinandersetzt und die Erstverschlimmerung von der Homöopathie her kennt, konnte sie die Schmerzen positiv annehmen. Am nächsten Tag fühlte sie sich vollkommen beschwerdefrei und pudelwohl. Allerdings ist das noch kein Dauerzustand, wir arbeiten daran.

5.) Was hat mir in diesem Kurs nicht gefallen?

Zur letzten Frage - was mir im Seminar nicht gefallen hat, fällt mir einfach nichts ein. Es waren sehr schöne und lehrreiche Wochenenden, die ich in Taubenheim verbringen durfte.

Es bleibt mir nur noch, ein herzliches Dankeschön an Viktor, Susanne und Vladislav zu sagen.

Seminarteilnehmerin

Die Fernenergiesendung ist immer faszinierend

Ich möchte mich zuerst einmal bedanken, dass ich die Möglichkeit erhielt, an diesem Ausbildungskurs teilzunehmen. Vor acht Jahren, als mein Mann verstarb, kam ich zu einem Heiler und begriff, dass es zwischen Himmel und Erde mehr gibt als die Realität. Weil mich das Neue sehr interessierte, besuchte ich auch Vorträge in dieser Richtung und probierte verschiedene Meditationsformen aus. Bei Ines Neumann spürte ich, dass bei ihren Sitzungen die stärksten Reaktionen in meinem Körper waren. Ich erfuhr von ihr vom Abend des Heilens und besuchte diesen, um zu sehen, was dort passiert. Seit dem bin ich regelmäßig dabei, obwohl ich dort selbst kaum Reaktionen hatte. Nur am nächsten Tag war ich immer müde und kaputt. So entschloss ich mich endlich für den Kurs, weil ich mich zu der Zeit auch beruflich verändern wollte.

Im Kurs wurde meine Erwartung bestätigt, als Du uns Dein Wissen zugängig machtest. Durch die gute Erklärung der Zusammenhänge konnte ich es auch verstehen.

Die Fernenergiesendung ist für mich immer faszinierend, wenn man beim Austausch hinterher die Reaktionen sieht. Bei den Kontaktsitzungen habe ich auch schon Reaktionen von den Klienten gespürt.

Meine größte Freude war es, als ich eine Biomeditation mit einem Geschäftspartner machte, der jahrelang zu mir sagte, ich solle doch lieber zu einem Arzt gehen, wenn ich was hatte. Es werden noch weitere Sitzungen mit ihm und seiner Frau folgen. Beruflich werde ich momentan nicht voll einsteigen, da sich für mich gleichzeitig noch eine andere Tür öffnete. Da die Familie und Freunde offen sind für meine Ausbildung als Biosens, werde ich auch vielen die Biomeditation anbieten.

Bei mir persönlich sind die Tinnitusgeräusche weg und ich habe nur noch selten Hitzewallungen.

Vor dem Schreiben des Berichtes habe ich mir meine Aufzeichnungen durchgelesen. Da hatte ich mir notiert: Wenn ich zu viel verlange von mir und ich es dann nicht schaffe, setze ich mir massenhaft Blockaden. Oder auch: Karmische Blockaden können das Kommunikationszentrum zwischen Seele und Geist blockieren. Ich bin so ein spezieller Kopfmensch und hatte beim ersten Empfangen von Fernenergie ein Gefühl der Freude im Herzen. Jetzt weiß ich, dass es sich anders anfühlt. Wenn es wirklich diese Sätze sind, die mich angesprochen haben, dann ist es doch die Antwort auf meine Erwartung. Es müssen nur noch diese Blockaden gelöst werden und ich darf mir keine neuen mehr schaffen.

Als ich alle Kursteilnehmer kennen lernte und hörte, welche gesundheitlichen Beschwerden jeder hatte, dachte ich erst, ich bin hier falsch in der Gruppe. Nach Deiner ersten Meditation spürte ich dann doch, dass mehr Blockaden in mir steckten, als ich dachte.

Ich bewundere immer wieder die anderen, wenn sie so spüren, sehen oder fühlen. Bei mir tat sich meistens nichts. Bei den Fernsendungen war ich dann froh, dass ich so viel aufschreiben konnte. Ich habe auch hier wieder gemerkt, dass es nur durch das Tun kommt. Es gab auch ganz spektakuläre Ereignisse, wo ich im Traum (nach Deutung durch Ines) meine Blockade habe gehen sehen oder meine Katzen mir einiges zeigten.

Die beiden letzten Tage in Deinem Schloss waren auch sehr schön, da dort eine besondere Atmosphäre ist.

Ich fand das auch gut mit dem wiederholten Tauschen der Sendepartner. So hat man zu den Personen noch einen engeren Kontakt geknüpft.

Deine Schulungstage waren für mich die spannendsten. Dein Wissen habe ich aufgesaugt wie ein Schwamm und auch sehr viel mitgeschrieben. Gut, dass wir noch drei Seminareinheiten mit Dir hatten. Aus Ines` Erfahrungen zu lernen ist für alle auch sehr hilfreich. Sie ist eine sehr gute Lehrerin und ich bin ihr dankbar, dass sie mir einen Schubs gegeben hat, den Kurs bei Dir zu machen.

Ich hätte mir nie vorstellen können, dass durch Dankbarkeit, Vergebung und Annahme solche Erfolge erzielt werden. Ich achte im täglichen Leben jetzt auch mehr auf die Kleinigkeiten. Es gibt da eine Werbung im Fernsehen, wo eine weiße Katze mit erhobenem Schwanz durchs Zimmer läuft und hinterher dort die Wand auch weiß ist. So stelle ich mir das vor: Überall, wo ich hingehe, strahle ich Licht und Liebe an alle und alles aus und mache somit die Menschen und das, was sich im Umfeld befindet, glücklicher und gesünder.

So schnell wie dieses halbe Jahr ist die Zeit noch nie vergangen. Erst freut man sich riesig, dass es losgeht und schon ist es wieder vorbei. Es hat sehr viel Spaß gemacht und es war keinen Augenblick langweilig. Auf die Einweihung bin ich schon ganz gespannt, denn in Deinem Buch hast Du sie würdig beschrieben.

Lieber Viktor,

ich möchte mich nochmals von ganzem Herzen bei Dir bedanken, dass Du an mich geglaubt hast. Ich werde meine erworbenen Fähigkeiten weiter ausbauen, denn nichts ist schöner als den Menschen zu helfen, sich selber zu helfen!

Seminarteilnehmerin A.W.

Ich wollte, dass es allen gut geht

Lieber Viktor,

mein ganzes Leben ist durch Angst, Depression und Stimmungsschwankungen geprägt. Alle diese Dinge beeinträchtigen das Zusammenleben mit meinem Partner und meinen Kindern sehr. Ich bin immer auf der Suche nach einem glücklichen und harmonischen Leben in Familie und Beruf.

Ich tat alles für die Kinder und für meinen Mann, doch es kam kaum Anerkennung oder Liebe, die ich mir dadurch erhofft habe, zurück. Ich bin durch Dich, lieber Viktor, zu der Erkenntnis gekommen, auch mal an mich zu denken.

Früher wollte ich allen alles abnehmen und vor Fehlern bewahren und habe mich dafür völlig ausgepowert. Ich wollte, dass es allen gut geht und dass dadurch eventuell das Familienleben harmonischer wird. Das Gegenteil war der Fall – Streit, Wut, Hass, Neid unter den Kindern bestimmten das tägliche Leben. Ich war unglücklich, da ich mich von meinem Mann allein gelassen gefühlt habe und ich mit allen Aufgaben der Erziehung der Kinder überfordert war. Dadurch habe ich viel geschehen lassen, weil ich keine Kraft hatte, etwas zu ändern. Neurodermitis der ersten Zwillingstochter brauchte mehr Aufmerksamkeit, wodurch sich die zweite Zwillingstochter vernachlässigt fühlte. Dies äußerte sich mit Türknallen, Wutausbrüchen. Anstelle Liebe zu geben, schrie ich auch. Erst jetzt weiß ich, dass das Türknallen und die vielen Schimpfwörter aus dem Mund der Kinder nur Hilfeschreie nach Liebe und Zuneigung waren, die ihnen von uns fehlten. Ich war mit meiner Depression so gefangen, dass ich mich einigelte und im Selbstmitleid zu Grunde ging.

Auf der Arbeit war ich nett und freundlich, doch wenn ich nach Hause kam, hatte ich Angst, ins Haus zu gehen. „Was wird heute wieder los sein, welche Streitereien gehen los? Was soll ich kochen, was sowieso wieder niemand isst?!“

Mein Mann hat eine eigene Firma, die ihm viel abverlangt und fordert. Darauf habe ich immer Rücksicht genommen und ich fühlte mich allein gelassen mit allen Problemen.

Ich wollte wieder glücklich werden oder überhaupt erst mal glücklich sein. Das Wort wahre Freude kannte ich nicht. Ich konnte mich über nichts so richtig freuen. Klar habe ich mich über gute Zensuren der Kinder gefreut oder wenn sie etwas Besonderes gemacht hatten.

Doch das harmonische Glück und die wahre Liebe zogen nicht in mein Herz ein. Ich machte alle anderen für meine Unzufriedenheit verantwortlich.

Meine Depression wollte ich aber nicht mit Medikamenten behandeln lassen. Mit Johanniskraut konnte ich mich anfreunden, dann ging es ein wenig besser. Dann entdeckte ich Nonisaft, auf den ich alle Hoffnung setzte. Diesen Nonisaft ersetzte ich durch Mangostansaft, der etwas zur besseren Laune und Befindlichkeit beitrug. Doch ich war noch nicht am Ende meiner Suche nach dem „Richtigen" auf meinem Lebensweg.

Vor zwei Jahren besuchte ich Nina Dul, eine Heilerin, in Dresden zu drei Gruppenmeditationen, die ich durch meinen Onkel kennenlernte. Er hatte bereits eine Einweihung durch Nina erfahren.

Nina sagte zu mir, ich sollte meine Schilddrüse untersuchen lassen, worauf ich das tat. Unverständlich für meine Hausärztin, denn sie fand heraus, dass alles in Ordnung war. Da verlor ich das Vertrauen zu Nina.

Dann nahm mich mein Onkel mit zu einem Abend des Heilens mit nach Taubenheim. Ehe ich mitfuhr, musste ich viele Blockaden überwinden. „Wie sage ich es meinem Mann, der von diesen Dingen alles nichts hält." Mich begleitete sehr viel Angst vor meiner Familie, da ich bis dahin immer nur für sie da war und wenig an mich dachte. Doch der Besuch des Abends brachte die Wende in meinem Leben. Ich besuchte immer mehr Abende des Heilens, bis ich beschloss, mir einen Biosens in meiner Nähe zu suchen. Auch wieder Überwindung einer großen Blockade mit meiner Familie. Dann fasste ich den Entschluss, das Seminar von Dir zu besuchen. Viele Blockaden mussten genommen werden, ehe ich meinen Mann fragen konnte, denn es kostete ja auch etwas Geld, dies wollte ich nicht alleine entscheiden. Irgendwann fasste ich meinen ganzen Mut zusammen und berichtete ihm von meinem Entschluss. Seine Antwort war: Wenn es dir gut tut, dann mache es.

Damit war ich sehr erleichtert. Er wusste nicht richtig, was ich da mache und auch heute akzeptiert er mich, doch von allem weiß er wenig. Doch seine Hilfe im Haushalt und sein Verständnis sind gegenüber früher gewachsen. Wir sprechen mehr als sonst miteinander. Er hat gemerkt, dass ich mich durch den Kurs zum Positiven verändert habe.

Körperlich leide ich an Bluthochdruck, Rückenschmerzen, Hüftschmerzen, Knieschmerzen, Verspannungen am ganzen Körper, Kieferschmerzen. Ich weiß jetzt dass die ganzen Verspannungen im ganzen Körper aus den vielen unterschiedlichen Ängsten (39 Jahre lang) entstanden sind.

Durch das Meditieren habe ich festgestellt, dass ich schon einige Ängste verloren habe. Mein leicht krummer Gang ist wieder etwas aufrechter geworden.

Die Entwicklung zwischen den Seminaren macht große Sprünge, je mehr Seminare verstreichen, desto mehr Prüfungen im Leben kommen auf mich zu.

Nach dem ersten Seminar merkte man auf der Arbeit, dass irgendetwas bei mir anders ist. Ich bin redseliger, ruhiger und gelassener geworden.

Auch nahm ich Deine Aussage für die Erziehung der Kinder an: „Machen lassen – nur Ratschläge geben". Es ist dadurch etwas harmonischer zwischen Kindern und Erwachsenen geworden. Ich kann jetzt auch meinem Mann erklären, warum und wieso die Kinder schlechte Laune haben und sie in Ruhe gelassen werden möchten. Früher war schlechte Laune ein Streitthema, heute kommen die Kinder dann auf uns zu, wenn sie reden möchten. Ich habe vieles durch die Vergebung und das Annehmen im täglichen Leben gelernt. Ich merke, wenn ich Ruhe und Gelassenheit ausstrahle, läuft vieles besser. Ich versuche auch alles in Dankbarkeit und Vergebung anzunehmen, es ist oft schwer und es gelingt noch nicht an allen Tagen.

Lieber Viktor, ich möchte gerne Leute „behandeln", denn ich merke, es ist meine Berufung. Ich werde gesundheitlich auf viele Proben gestellt und dann denke ich mir, dies ist wichtig für meine Entwicklung. Ich darf nur den Glauben, die Liebe, die Hoffnung und die Geduld nicht verlieren.

Ich fühle mich jedes Mal richtig gut in Deinen und Ines` Kursen. Wir sind alle wie eine große Familie und das ist toll. Mir ist, als würde ich manche Person schon ewig kennen.

Zu Hause bei meinen Eltern möchte ich dieses Gefühl auch gerne rüberbringen, doch mein Vati ist voller Negativität und Hass und Angst. Er ist misstrauisch Mutti gegenüber und allem, was mit Spiritualität zu tun hat.

Ich habe ihr gesagt, bitte vergib ihm und bitte um Vergebung und sage: Gott sei Dank so und nicht schlimmer. Jetzt muss sie mal an sich denken und in die Natur und unter die Leute gehen. Vielleicht kommt dann auch Vati zum Nachdenken. Ich kann immer wieder nur für beide vergeben und um Vergebung beten, was ich auch schon mit Vergebungskerze gemacht habe.

Ich habe gelernt, meiner Familie zu vergeben und um Vergebung zu bitten, wodurch unser aller Verhältnis zueinander sich sehr verbesserte. Also auch bei meinen Eltern die Hoffnung und den Glauben an bessere Zeiten nicht verlieren und alles dafür tun.

Was ist gegangen:

- einige Ängste sind bei mir verschwunden

- bei Erschöpfungen lege ich die DVD ein
und dann geht es besser

- ich versuche alles so anzunehmen, wie es ist, gut für Harmonie
- mein leicht gebeugter Gang ist etwas aufrechter geworden

Zu Beginn des Kurses hatte ich morgens immer ein Aufstoßen und Übelkeit in der Solarplexusgegend, beim Frühstück schmerzten die Handgelenke. Ich merkte, mein Stoffwechsel fängt an sich zu regenerieren. Diese Symptome bemerke ich jetzt kaum noch.

Ich bin zu der Erkenntnis gekommen, dass mein Immunsystem, mein Stoffwechsel und mein Nervensystem schon ziemlich schwer angeschlagen waren. Denn bei 39 Jahren mit Angst lebend, wird es auch noch eine Weile dauern, ehe sich vieles auflöst. Doch ich arbeite daran und ich bin dankbar, dass ich Deine Methode erlernen durfte. Damit fühle ich mich zum ersten Mal auf dem richtigen Weg für mich, den ich schon so lange gesucht habe.

Ich habe noch Bluthochdruck, mal sehen ob beim nächsten Arztbesuch auch die halbe Tablette vielleicht nicht mehr nötig ist.

Ein weiterer Punkt ist, dass mich Unordnung und nicht erledigte Aufgaben nicht mehr so sehr stören wie vor dem Kurs. Da war ich ein Ordnungsfanatiker. Alles musste ordentlich sein, jeder Krümel auf dem musste weg.

Spirituell hast Du mir beigebracht, dass es nur meinen Schutzengel gibt. Früher hatte ich einen Parkplatzengel, einen Ampelengel usw. Jetzt übertrage ich sämtliche Wünsche und Bitten an meinen Schutzengel. DANKE.

Meine Erwartungen an den Kurs waren Tipps zur Kindererziehung und Verständnis für den Partner entwickeln, Aufbau einer harmonischen Familie und vor allem gesünder zu werden und endlich mal etwas für mich zu tun. Meine Erwartung hat sich in allen Punkten erfüllt, wenn auch noch nicht ganz, aber der Anfang des Weges ist gemacht und ich weiß, welchen Weg ich gehen möchte.

Meine Erfahrungen bei der Biomeditation:

Ich habe sehr oft die Farbe Lila gesehen, manchmal vermischt mit Schwarz oder Rosa. Bei Ines` Meditation waren Orange und Gelb zu sehen. Am Wurzelchakra verspürte ich oft Wärme, die Füße wurden oft sehr kalt. Starke Darmtätigkeiten gab es bei fast allen Sitzungen. Beim Senden spürte ich oft, als wäre mein Hals zugeschnürt, Gähnen und Tränen waren fast immer dabei. Meine Hände verspürten zweimal beim Senden etwas wie einen Widerstand. Manchmal verspürte ich einen Druck auf dem Kopf. Bei den Fingerübungen und bei der Fernsendung tun mit immer noch die Schultern weh und die Arme wollen abfallen.

Durch die Biomeditation mit direktem Kontakt habe ich meine starke Depression spürbar schnell verringert. Immer wenn es mir schlecht geht, werde ich meinen Biosens anrufen.

Lieber Viktor, mir fällt nichts ein, das verbessert werden müsste. Ich danke meinem Schutzengel, dass er mich zu Dir geführt hat. Auch einen großen Dank an Dich und Dein Wissen, welches Du uns verständlich übermittelt hast. Danke für das schöne Buch zum Nachlesen und die vielen anderen Hilfsmittel zum Gesundwerden. Danke dafür, dass auch ich durch Dich vielen Menschen Gutes tun kann.

Seminarteilnehmerin U.P.

Am Anfang glaubte ich nicht so recht an die Bioenergie

In diesem Erfahrungsbericht habe ich versucht, kurz einen Teil meines Lebens niederzuschreiben. Im letzten halben Jahr habe ich viel gelernt und über mich selbst erfahren. Dank Dir, lieber Viktor, denke ich nun viel positiver in die Zukunft und erlebe die Tage intensiver. Vielen, vielen Dank dafür!

Im Jahr 2005 oder 2006 hat es mich schon einmal nach Taubenheim ins Schloss zur Sitzung verschlagen. Meine Mutti brachte mich damals dorthin. Da ich mich aber in tiefster Trauer befand, glaubte ich nicht so recht an die Bioenergie. Ich war nicht aufnahmebereit und war abwesend. Ich funktionierte nur noch als Maschine. Es war eine sehr, sehr schwere Zeit. Heute sehe ich vieles anders.

Hier mein kleiner Leidensbericht.

Im Jahre 2003 wurde ich, lang ersehnt nach unserem Sohn (1994 geboren), schwanger. Das Kind, ein Mädchen (ich gab ihr den Namen Mara), habe ich in der 23. Schwangerschaftswoche verloren, begleitend mit einer sehr schweren Schwangerschaftsvergiftung.

Nach körperlicher und einigermaßen psychischer Erholung sowie ausführlichen Gesprächen und Zureden der Ärzte entschieden wir uns erneut für ein Kind.

Unsere Tochter Larissa kam im September 2004 in der 26. Schwangerschaftswoche per Notkaiserschnitt zur Welt. Nach über fünf Monaten Klinik durften wir sie dann endlich mit nach Hause nehmen. Die Welt schien in Ordnung zu sein.

Leider durften wir nur sehr wenig Zeit mit unserem Engel verbringen. In den frühen Morgenstunden des 8. Mai 2005 schlief Larissa plötzlich in meinen Armen ein. Eine sehr, sehr schlimme Zeit folgte. Zum einen mussten wir 20 Minuten auf den Notarzt warten. In der Klinik ereilte uns die Todesnachricht. Von der Kripo erfolgte die Vernehmung, weil dies alles zu Hause geschehen ist. Da Larissa auf Grund der unreifen Lungen gelegentlich Sauerstoff benötigte und an ein Überwachungsgerät angeschlossen war, wurde dieses und unsere Tochter „beschlagnahmt“. Wir fühlten uns wie Verbrecher.

Das war der zweite schwere Schicksalsschlag innerhalb kurzer Zeit. Ich war wie gelähmt, geschockt, zog mich immer mehr in mein Schneckenhaus zurück und wollte niemanden - außer einigen lieben Menschen - sehen. Zum Glück standen mein Sohn, mein Mann und andere Familienmitglieder (nicht alle haben mich verstanden) hinter mir. Dafür bin ich sehr dankbar.

Lange Zeit war ich der Meinung, ich will das alles alleine verarbeiten. Einige Male besuchte ich die Selbsthilfegruppe „verwaiste Eltern“, merkte aber schon bald, dass ich damit nicht weiter komme.

Das nächste Problem war, dass ich zum damaligen Zeitpunkt als Arzthelferin in einer Kinderarztpraxis beschäftigt war. Für mich stand fest, dass ich dieser Arbeit nicht mehr nachgehen konnte und wollte. Ich konnte weder Kinder, Kinderwagen noch schwangere Frauen sehen. Auch meinen Beruf als Krankenschwester habe ich an den Nagel gehangen, da ich nicht mit dem Tod konfrontiert werden wollte. Eine lange Krankphase mit anschließender Arbeitslosigkeit folgte.

Doch ein langer Kampf für eine Umschulung hat sich gelohnt. Vor dieser Maßnahme durfte ich eine Kur genießen. Diese sechs Wochen haben mir sehr gut getan. Ich habe dort u. a. auch gelernt, einmal „nein“ sagen zu können und ich habe wieder etwas zu mir selbst gefunden. 2009 legte ich meine Prüfung zur Kauffrau im Gesundheitswesen ab. Auf meiner ersten Arbeitsstelle in diesen Beruf lernte ich die Biosens Ines Teich kennen. Auf Anhieb verstanden wir uns prima. Nach einem Arztbesuch Ende 2009 bemerkte sie gleich meine Bedrücktheit. Da ich an essenzieller Thrombozythämie leide (erstmals 2002 festgestellt und wahrscheinlich auch Auslöser der Fehl- und Frühgeburt), wurde mir eine Stammzelltransplantation in den nächsten fünf bis sieben Jahren vorhergesagt. Mit Ines konnte ich gut über dieses Thema und über andere Sachen reden. Die vielen Gespräche taten gut und sie erzählte mir viel Gutes über Dich und die Bioenergie, das machte mich richtig neugierig. Ich durfte sie auch Anfang 2010 zum gegenseitigen Austausch der Biosens untereinander nach Taubenheim begleiten. An diesem Tag habe ich mich auch für dieses Seminar angemeldet.

Bis August konnte ich es kaum erwarten. Einen Tag vor Seminarbeginn wollten mir meine lieben Blockaden die Freude nehmen und mich von der Fahrt nach Taubenheim abhalten. Sie haben mir einen großen Schrecken eingejagt, nachdem ich auf der Heimfahrt von der Arbeit eine Reifenpanne auf der Autobahn erlitt. Ich habe mich nicht abhalten lassen und habe den Weg zu Dir trotzdem gefunden. Darüber bin ich sehr dankbar!

In den Kurs mitgebracht habe ich an körperlichen Beschwerden vor allem Kopfschmerzen bis hin zur Migräne sowie eine essenzielle Thrombozythämie. Die psychischen Beschwerden zeigen sich besonders als Traurigkeit, Bedrücktheit, Unzufriedenheit, Unsicherheit und Zurückhaltung. Aber auch eine große Neugier habe ich mitgebracht.

Jetzt, am Ende der Seminare, staune ich über mich selbst. Ich bin zuversichtlicher geworden, habe mehr Selbstvertrauen bekommen und habe gelernt, mich an kleinen Dingen zu erfreuen. Auch berufsmäßig hat sich vieles verändert. Seit Mitte Februar 2010 arbeite ich in einem Krankenhaus – in der Forschung (überwiegend Studienarbeit). Zum einen bereitet mir diese Tätigkeit viel Freude und ich habe wieder Kontakt zu Patienten, was ich als sehr angenehm und als großen Fortschritt empfinde (Krankenschwester war mein Wunschberuf – diesen ganz aufgeben geht eben nicht). Zum anderen setze ich mich dadurch mit vielen Dingen auseinander, die zur Trauerverarbeitung beitragen. Mehrmals wöchentlich besuche ich die Intensivstation. Anfangs fiel mir dieser Gang sehr schwer, da es doch öfters Reanimationen gibt und ich indirekt mit dem Tod konfrontiert werde. Eine Sicherheit ist eingetreten und ich lerne immer mehr, besser damit umzugehen. Auch eine gewisse innere Ruhe ist eingetreten und ich habe gelernt, mit den Kopfschmerzen umzugehen. In letzter Zeit beobachte ich immer mehr, dass mir der Satz „so soll es sein, so ist es vorbestimmt" leicht über die Lippen geht. Mit all den „Verbesserungen" lebt es sich ganz anders, viel besser aber auch zufriedener. Ich bin besser gelaunt, kann jetzt teilweise gelassener und manchmal mit einem Schmunzeln auf den Lippen in Situationen reagieren, in denen ich vor einem halben Jahr noch „explodiert" wäre.

Das allerwichtigste für mich aber ist, dass ich gelernt habe, z. B. Menschen, die mich in meiner schweren Zeit sehr verletzt haben, zu vergeben!!! Der Druck auf dem Herzen wird dadurch genommen. Dafür möchte ich Dir, lieber Viktor, sehr herzlich danken. Wenn ich nach meinem Befinden befragt wurde, antwortete ich meist mit: „Naja, geht so". In der letzten Zeit lautet meine Antwort meist: „Es geht gut." Für mich ist das ein riesengroßer Fortschritt. Ich beginne wieder zu leben und mich am Leben zu erfreuen.

In den Kurs bin ich trotz guter Aufklärung durch Ines mit einigen Zweifeln gekommen. Diese sind zum Teil aber schon nach den ersten beiden Seminartagen verflogen, als ich das erste Mal das starke „Magnetfeld" bei der Durchführung der Fingerübungen spürte. Der allerletzte Zweifel ist am vierten Wochenende gegangen. Meine Übungspartnerin war von starken Blasen/Nierenbeschwerden geplagt. Schon da spürte ich starke Wärme in meinen Händen. Doch im theoretischen Teil bekam sie Schmerzen zwischen Hüfte und Niere. Sie bat mich, meine Hand auf die betroffene Stelle aufzulegen. Nach kurzer Zeit fing meine Hand sehr stark an zu vibrieren. Das war ein unvergessenes, gutes, starkes Gefühl für mich. Seit dem Ereignis steht für mich fest: Das ist das, was ich will und woran ich ganz fest glaube!!!

Ich habe mir ein kleines Ritual angeeignet. Morgens nach dem Aufstehen zünde ich die Kerze an, lege die CD auf und beginne mit der Verbindung zur Flamme, der Erdung, dem Selbstschutz und bitte die Schutzengel, auf meine Familie und auf mich aufzupassen. Im Anschluss beginne ich mit den Fingerübungen. Danach kann ich zufrieden und sicher in den Tag starten.

Heute, 21. November 2010, habe ich erstmals meinem Sohn und meinem Mann eine Sitzung gegeben. Beide waren davon sehr begeistert und möchten weitere Sitzungen erhalten. Sie bringen sehr viel Verständnis auf. Sei es beim Senden, Empfangen und beim Telefonieren. Als beide bei einer starken Erkältung meines Mannes die Zimmer tauschten, wollte Christopher immer mit Musik einschlafen. Sogar unser Hund fühlt sich wohl dabei.

Seminarteilnehmerin D.G.

Diagnose: Brustkrebs

Lieber Viktor,

Deiner Bitte, einen Erfahrungsbericht zu verfassen, möchte ich hiermit herzlich gerne entsprechen. Eine sehr emotions-, erfahrungs- und lehrreiche Zeit habe ich in den vergangenen Monaten erleben dürfen. Dies wird für mich schwer sein, mit Worten nur annähernd auszudrücken.

1. Warum bin ich in diesem Kurs?

Als ich Deine Methode Bioenergetische Meditation kennen lernte, ging es mir besonders psychisch sehr schlecht. Vergeblich versuchte ich, mit der Trennung von meinem damaligen Lebensgefährten fertig zu werden. Ich befürchtete, dass sich meine depressive Verstimmung manifestiert. Überhaupt neigte mein Gemüt im Allgemeinen durch verschiedenste Umstände zur Schwermütigkeit.

Außerdem litt ich seit meinem 18. Lebensjahr an sehr häufig und intensiv auftretenden Migräneanfällen. Ich hatte bezüglich der Migräne schon diverse Ärzte konsultiert, dennoch brachte mir keine dieser verschiedenen Maßnahmen den ersehnten Erfolg. Ich verspürte den starken Wunsch, meinem Leben eine Wende zu geben. Das war im November 2008 und mein Schutzengel führte mich zu einer frischgebackenen Biosens.

Kurz nachdem ich mit der Biomeditation begann, diagnostizierte man bei mir Brustkrebs. Ich entschied mich, mich der Schulmedizin nicht zu entziehen, da mich Todesängste quälten. Aber den alles verkraftenden und überstehenden Halt bot und gab mir die Biomeditation, welche ich seither in wöchentlicher Kontinuität mittels Kontaktsitzungen bei meiner Biosens beanspruchte. Der Goldenen Pyramide versuche ich seither in meinem Alltag den Vorrang zu ermöglichen. Auch die mindestens einmal tägliche alleinige Meditation mit der CD „Melodien der Sterne“ praktiziere ich seitdem diszipliniert.

Durch die gesamten regelmäßigen Anwendungen der Bioenergetischen Meditation gelang es mir, meinen grauen Alltag schon erheblich aufzuhellen. Leider warfen mich die weiter unvermindert auftretenden schweren Migräneattacken oft zurück.

Natürlich gab es noch eine weitere Summe von Wehwehchen, die in ihrer Wirkung meine Befindlichkeit einschränkten, unter anderem: Nacken- und Rückenverspannungen, übersensible Zähne (vielleicht auch weil der Zahnschmelz beschädigt ist); bisher unklare Augenbeschwerden (diesbezüglich hat ein kompetenter Augenarzt herausgefunden, dass meine inneren Augenmuskeln dezent verkürzt sind und durch das Ausgleichen dieses Augenfehlers müssen sich meine Augen beim Sehen sehr anstrengen); verschiedenste Ängste begleitet von Unruhe und Gereiztheit, Trauer und Überforderung, mangelnde Eigenliebe. Allesamt warteten wohl irgendwie darauf, näher betrachtet zu werden, statt sie als unerwünscht permanent beiseite zu schieben.

Deshalb wollte ich mein Bemühen um meine wachsende Lebensqualität intensivieren und meldete mich zum Kurs in Taubenheim an. Mein innigster Wunsch war sozusagen, noch heiler zu werden. Jedoch nach dem ersten Seminarwochenende entschloss ich mich, das große H anzustreben. Es schien mir unvermeidlich, das kleine h ernsthaft und konsequent umzusetzen, wenn ich die wohltuende Energiearbeit nach dem Kurs ungewollt vernachlässigte bzw. ich mich zur allmählichen Vergesslichkeit der im Seminar erworbenen Fähigkeiten bewegte. Außerdem ist es mir ein befriedigendes Bedürfnis, neben der eigenen Ausdehnung so simpel auch der Menschheit hilfreich dienen zu dürfen. Denn dies beschert mir eine verheißungsvolle, frohlockende Stimmung.

2. Spirituelle Entwicklung, meine Erwartung, was bekam ich?

Meine elterliche Erziehung war weder konfessionell, noch spielte der Glaube, egal an wen oder was, eine Rolle. Als ich das Elternhaus verließ, versuchte ich stets, in bestmöglicher Funktion mein Leben zu meistern. Dabei ratterte mein Kopf permanent und angestrengt. Nie nahm ich meine körperlichen Signale wahr. Im Gegenteil, es gab schnell wirkende Schmerzmittel oder Antibiose-Therapien. Dadurch war meine Rekonvaleszenz in einer akuten Schlechtbefindlichkeit beschleunigt (= bedeutet, das angestrebte Ziel mit Bravour erreicht).

Da ich als Krankenschwester vielerlei körperliche Schicksale quasi berufsbedingt beobachten musste, wertschätzte ich einerseits meine körperliche Fitness und Mobilität sehr und war tief dankbar dafür. Aber meinen selbsterwählten verächtlichen Umgang mit meinem Körper führe ich auf meine unbewussten Ängste zurück. Jahrelang loderten sie in mir und bestimmten meine Handlungen. Ich war nicht in der Lage, sie zu erkennen oder gar sie aufzudecken. Noch hätte ich irgendeinen Plan gehabt, mit einer behebenden bzw. überwindenden Handhabung diesen Ängsten beizukommen. So anstrengend ich mein Leben mit dem guten Funktionierenwollen empfand, lenkte es mich scheinbar angenehm von mir ab. Ich glaubte sogar felsenfest daran, wenn ich mich nicht so anstellen würde - und noch mehr, mich ordere zur Disziplin, würde sich mein Glück und die Zufriedenheit garantiert einstellen.

Mein Leben empfand ich als immerwährendes Scheitern. Dabei muss ich gestehen, dass mir auch ganz kostbare und erwünschte positive Erfahrungen zuteil wurden. Diese fanden zwar auch dankbare Beachtung, aber hinterließen wenig nachhaltige Spuren, an denen man sich hätte laben können während der Not. Dank der Biomeditation bin ich in kurzer Zeit in dieser Hinsicht enorm gereift. Die Dankbarkeit / Annahme / Vergebung sind nicht immer leicht zu leben, aber sie haben mich und mein Leben in potenzieller Weise bereichert. Ich habe erkannt, wofür ich alles dankbar sein kann und dass es keine Zufälle und „Probleme" gibt, sondern nur bereichernde Erfahrungen oder Herausforderungen. Kategorisierungen in Richtig und Falsch liegen im Auge der Betrachtung.

Überglücklich, meine neugewonnene Bereitschaft zu nutzen, meinen ursprünglich stark eingeschränkten Blick auszuweiten, wurde ich aus der Schwere meines Seins erlöst. Außerdem bescherte mir dieser neue Blickwinkel mir einen positiv veränderten Zugang und ein tieferes Verständnis für Dinge und Situationen. Heute währt mein Leben deutlich vermehrt in harmonischem Einklang. Äußeren Umstände, die für mich als schwierig galten und gewichtig an meinen Nerven nagten, trete ich sichtbar entspannter gegenüber oder kann sie bisweilen loslassen. Grundsätzlich betrachtet weiß ich nun: Die Gesundheit, mein Wohlbefinden, mein Glück, meine Zufriedenheit, mein innerer Reichtum usw. unterliegen meiner alleinigen Verantwortung. Indem ich mich von Gott und den lieben Engeln bedingungslos führen lasse, erhalte ich die ersehnte Leichtigkeit.

Mein fester Glaube und mein tiefes Vertrauen ernten die Gewissheit, dass alles nach Gottes Willen verläuft. „ER" will immer mein Bestes. Die erworbene Weisheit lässt sich auch gut mit einem Garten vergleichen. Einen wunderschönen Garten mit kostbaren Samen auf blendend schönen Beeten konnte ich mir mit der erworbenen Weisheit anlegen. Nun liegt es an mir, die Samen zum Keimen und Blühen zu bringen. Meine tägliche Pflege beharrlich und unerschütterlich und mein fleißiges Mühen auch um die einfältigen Rabatten werden mir die Blüten vervielfältigen.

Dennoch fällt es mir mitunter ziemlich schwer, die auftretenden Durststrecken mit Liebe, Geduld, Hoffnung und Furchtlosigkeit zu überwinden. Aber wie es so schön heißt: Der Weg ist das Ziel.

Ich weiß nun, durch meine spirituelle Erweiterung im Kurs bin ich durchaus in der Position, bevorstehende Hürden zuversichtlicher anzugehen. Weil mein hier eingeschlagener Weg sich heimisch, vertraut und richtig anfühlt. Das ist das Geschenk, das ich als Überraschung erhielt. Ein Jubel und Freudentaumel umringen mich.

Meine allgemeinen Erwartungen zu diesem Kurs begrenzte ich auf die sich bewahrheitenden Fakten. Ich hatte zwar von vielen Wundern gehört oder gelesen, bin auch grundsätzlich überzeugt, dass alles möglich ist. Aber ich wollte mich nicht selbst unter Druck setzen und voller Enttäuschung die noch nicht eingestellten Wunder begreifen müssen. So empfand ich diese Zeit als spannendes Erkunden neuer Areale, dessen Erreichen seiner individuellen Ziele seine individuelle Zeit benötigt.

Überaus wertgeschätzt empfinde ich die Begegnungen mit unseren Kursteilnehmern. Eine Gruppe von vielgestaltigen Wesen mit ihren verschiedenen Lebensgeschichten, eine eigentümliche Eintracht bildend. Irgendwie speziell und daher etwas Besonderes. In Tagen der Schwermut konnten mich unsere energetischen und verbalen Verbindungen erleichtern. Dafür bin ich sehr dankbar.

3. Erfahrungen bezüglich der Bioenergie.

Ich erkenne, dass mein Annehmen noch sehr zart und gebrechlich entwickelt ist. Gerade nach dem 3. und 4. Kurs konfrontierten mich starke Migräne, Trauer, Verzweiflung, Missmut, Ängste und eigene Enttäuschung. Nicht zu fassen, wie viel Kraft es mich kostet, alles bedingungslos positiv anzunehmen.

Doch dank des gelernten Wissens bin ich in der Lage, diese Talfahrten abzubremsen und damit abzukürzen und besinne mich auf mein wirkliches Ziel. Es ist so wunderbar. Mein Wortschatz vermag diese gefühlte Dankbarkeit nicht zu beschreiben.

4. Was hat gefallen und was hat nicht gefallen?

Die Seminarzeiten in Taubenheim waren die heilende Nahrung, die meine Seele verzauberte. Hier fand sie den Balsam, nach dem sie sich sehnlich verzehrt hatte. Genau dieses Wohlgefühl ist der treibende, stärkende Impuls für die Tage, an denen die hartnäckigen Blockaden mein Wachstum heimtückisch morcheln wollen. Dafür bin ich aus tiefstem Herzen so unendlich dankbar.

Lieber Viktor, in aufrichtiger Verbundenheit möchte ich mich für die intensiven, schönen Stunden und für meinen zukünftigen Lichtblick, den ich dabei erfuhr, tausendfach bedanken.

Einen ganz großartigen Dank möchte ich auch an Ines geben. Durch ihre Ausstrahlung und Vermittlung des verstandenen bioenergetischen Wissens ist sie für mich ein eindrucksvolles, leuchtendes Beispiel. Sie verdeutlicht und bekräftigt die frappierende Wirkung der Bioenergie. Ines wurde für mich zum ermutigenden Anteil der Bioenergetischen Meditationsmethode.

Die gesamte tadellose Rundumversorgung und deren gute Organisation wertete das Auftanken der gekränkten Seele abermals auf. Ich bin unendlich stolz und glücklich, ein Biosens zu sein! Danke, danke, danke für alles!

Seminarteilnehmerin G.K.

Die Weisheit seiner Aussagen hat mich sehr berührt

Eine Freundin hat mir den Kurs empfohlen und mir die Bioenergetische Meditation nahe gebracht.

Meine Hautprobleme sind fast ganz weg.

Für mich ist ein System, an das ich vorher geglaubt habe, das System der Geistwelt, zusammengebrochen - und ich bin froh darüber! Die bipolare Geistwelt hat sich mir in vielen Facetten offenbart und ich möchte nichts mehr damit zu tun haben. Da waren zu viel dunkle Wesen, zu viele Ängste.

Die Bioenergetische Meditation hat mir ein anderes Verständnis/Begreifen über seelische Verbindungen, über Zusammenhänge im Allgemeinen und Besonderen gezeigt. Das Werkzeug für den Umgang mit mir selbst, mit anderen. Damit meine ich die heilsame Wirkung von Vergebung, Dankbarkeit, Annahme. Durch meine vorher gemachten Erfahrungen mit Spiritualität lerne ich nun dank der Bioenergetische Meditation ein tiefer gehendes Verständnis, etwas für mich Absolutes kennen. Als ob es keine weitere Ebene der Spiritualität mehr gibt.

Was hat uns im Kurs nicht gefallen?

Dass Viktor nicht jedes Mal der Seminarleiter war. Die Weisheit seiner Aussagen hat mich sehr berührt.

Seminarteilnehmerin D.M.

Während des ersten Seminars war ich voller Zweifel

Im November 2009 lernte ich die Bioenergetische Meditation auf der Gesundheitsmesse in Frankfurt / Oder kennen. Ich ließ mir eine Sitzung geben und kam zu dem Entschluss, das könnte mir weiterhelfen. Seit meinem Totalzusammenbruch 1995 hatte ich verschiedene alternative Heilmethoden ausprobiert, was zu einem Umdenken über das Leben führte. Vieles hat sich seit dem in meinem Leben verändert und trotzdem sind viele Beschwerden geblieben und ich stecke fest und weiß oft nicht wie weiter. Ich belegte den Kurs in der Hoffnung, mich gesundheitlich und besonders psychisch stabilisieren zu können.

Zu Beginn des Seminars hatte ich immer wiederkehrende Erkrankungen der oberen Atemwege, Schlafstörungen, Müdigkeit, Angstzustände und Panikattacken sowie Depressionen.

Während des ersten Seminars war ich voller Zweifel, ob das das Richtige für mich sei. So fuhr ich mit allen meinen Zweifeln im strömenden Regen nach Hause und kurz nach Bautzen fielen meine Scheibenwischer aus und ich konnte nicht mehr weiterfahren. Normalerweise wäre ich in Panik verfallen und völlig entnervt zu Hause angekommen. Mir fiel ein, was du uns im Seminar gesagt hattest, und so sagte ich mir: „Gott sei Dank, es hätte auch schlimmer kommen können." Ich fand nette Menschen und eine Werkstatt, die mir weiterhalfen und kam recht entspannt zu Hause an. Da war für mich klar, warum auch immer: Dieses Seminar ist für mich richtig und alle Zweifel waren verflogen.

Nach der ersten Meditation, die ich zu Hause durchführte, bekam mein Sohn, der derzeit bei mir wohnt und ein Alkoholproblem hat, einen Gichtanfall. Durch die erste Hausreinigung und das Senden meiner damaligen Sendepartnerin bekam mein Sohn soviel Unterstützung, so dass er jetzt kaum noch trinkt. Da beim Senden des Öfteren meine Kinder auftauchten, habe ich ihnen, wie im Buch beschrieben, Licht und Liebe gesendet. Mein Sohn rief mich dann eines Tages an und fragte, ob ich irgendetwas getan hätte, er wäre viel besser drauf und nicht mehr so mufflig wie sonst, so dass man ihn schon gefragt hätte, was mit ihm los sei. Für mich waren das Bestätigungen, dass die Bioenergetische Meditation nicht nur mir, sondern auch nebenbei noch meinen Kindern gut tut.

Die ersten Fernübertragungen waren etwas anstrengend. Oft war ich im Nacken total verspannt und unsicher, ob überhaupt etwas angekommen ist, durch Rücksprache mit meiner Sendepartnerin konnten diese Zweifel jedoch ausgeräumt werden.

Bei den Sendungen konnte ich unterschiedliche Reaktionen feststellen. So überkam mich bei einer Sendung, nachdem mir kalte Schauer über den Rücken liefen, eine derartige Kälte, die mich durchschüttelte und die ich als sehr unangenehm empfand. Des Öfteren spürte ich in den Händen Reaktionen, die bestimmten Körperteilen oder Organen zugeordnet werden konnten. Nach Rücksprache mit meiner Sendepartnerin stellte sich heraus, dass es sich hierbei um aktuelle Beschwerden, aber auch um bereits vergangene Beschwerden handelte. Selten sah ich bei den Übertragungen Bilder. Einmal sah ich wie sich meine Sendepartnerin vor Lachen ausschüttete oder wie sie von blauem Licht umgeben war, ein anderes Mal sah ich, wie ihr Unterleib von goldenem Licht durchflutet wurde. Immer spürte ich, wie die Energie durch meine Hände hindurchströmte.

Beim Empfangen waren die Reaktionen auch recht unterschiedlich. Manchmal schlief ich dabei ein, während ich mir in letzter Zeit hinterher meist sehr aufgewühlt vorkam und schwer einschlief. Fast immer spürte ich ein Kribbeln in den Händen. Auch kam es vor, dass mich Traurigkeit befiel und mir die Tränen liefen.

Es kam auch vor, dass die CD nach zehn Minuten ausging, jedoch dann, nachdem ich wieder neu gestartet hatte, durchlief. In der letzten Woche ließ sich die CD zwei Tage lang nicht abspielen, sie blieb immer wieder stecken, am drittenTag jedoch lief sie wieder normal durch.

Die Philosophie der Goldenen Pyramide ist zu einem festen Bestandteil meines alltäglichen Lebens geworden, auch wenn es mir noch nicht immer so gut gelingt. Ich kann mit sehr viel mehr Verständnis und Mitgefühl auf meine Mitmenschen eingehen. Die Wichtigkeit der bedingungslosen Liebe, Vergebung, Dankbarkeit und Annahme waren mir bereits vor dem Seminar bekannt, aber durch das Seminar konnte ich sie noch ein Stück mehr in mein alltägliches Leben integrieren. Auch habe ich das Gefühl, dass mein Gottvertrauen gestärkt wurde und ich bemühe mich, das, was ist und das, was war, in Dankbarkeit anzunehmen.

Meine Erwartungen an den Kurs wurden erfüllt.

In der Gruppe habe ich mich sehr gut aufgehoben gefühlt, der Umgang miteinander war sehr herzlich. Ich werde mich bemühen, einige Verbindungen aufrecht zu erhalten und denke, dass man sich bei der einen oder anderen Gelegenheit wiedersehen wird.

Abschließend möchte ich noch sagen, dass ich meinen Schutzengeln sehr dankbar bin, dass sie mich nach Taubenheim geführt haben und ich deine Schülerin sein durfte. Ich freue mich schon heut auf die Engelseminare, die ich dann in der Zukunft besuchen werde.

Seminarteilnehmerin K.D.

Ein paar kurze Auszüge

Lieber Viktor,

Deine Liebe, Dein Glaube und Deine Energie haben auch mich überzeugt. Deine Bescheidenheit und Wahrhaftigkeit beeindrucken mich. Ich möchte etwas von dem, das du mir gegeben hast, an andere weitergeben und sie für die Bioenergie bereit machen.

Ich danke Dir sehr und wünsche Dir weiterhin viel Kraft.

Seminarteilnehmerin

Bei der Jahreshauptversammlung der Deutschen Ärztegesellschaft für Gesundheitsmedizin und Prävention habe ich mich entschieden, Viktor Philippi kennen zu lernen und anzuhören. (...) Die von Viktor Philippi entwickelten Arbeitsverfahren und Arbeitstechniken unterscheiden sich ganz deutlich von den Arbeitstechniken anderer Therapieverfahren. Sie sind druckfreier, lastfreier, stressfreier und angstfreier. Ich bin froh und dankbar, dass ich in Taubenheim sein konnte.

Seminarteilnehmer Dr. med. F. V.

Im Nachhinein würde ich sagen, dass ich nach einem stimmigen Weltbild gesucht habe und nach einem Weg, in dieser Welt klarzukommen. Ein Weltbild, das zu mir passt, habe ich bei euch gefunden. Außerdem fällt es mir inzwischen leichter, zu mir selbst tolerant zu sein und entspannter mit anderen umzugehen. Über meinen Ehemann habe ich in den letzten zwölf Wochen wesentlichere Dinge gelernt als in den zehn Jahren davor.

Seminarteilnehmerin D. S.

Ich bin durch die schwere, unheilbare Krankheit meines Sohnes Marco zu der Bioenergetischen Meditation gekommen. Vor diesem Schicksalsschlag hielt ich von Energie nichts, im Gegenteil, ich belächelte die Menschen nur, die sich mit ihr beschäftigten. (...) Das Schönste, was der Kurs mich gelehrt hat, ist, dass im Leben das Wichtigste die Liebe ist, Liebe geben und Liebe bekommen.

Seminarteilnehmerin

Ich traf endlich jemanden, der sich traut, den Menschen zu sagen, dass es noch einen weiteren Weg gibt (außer Schulmedizin), um heil zu werden und heil zu bleiben. Versteckt in mir war immer der Glaube an die Selbstheilungskräfte des Körpers. (...) Seit meiner Kindheit litt ich unter Kopfschmerzen und nahm regelmäßig Schmerzmittel ein. Bis heute habe ich nur noch dreimal Schmerzmittel eingenommen. Der Schmerz kommt immer noch, aber ich kann ihn annehmen.

Seminarteilnehmer H. P.

Ich bin seit nunmehr über 20 Jahren Fachärztin für Augenheilkunde. Ich habe mich manchmal gefragt, warum die eine oder andere Therapie gerade bei diesem Menschen nicht anschlägt, obwohl ich nach den neuesten schulmedizinischen Richtlinien behandelt habe. Ich bin mit großen Erwartungen zu dir gekommen, weil es für meine berufliche Weiterentwicklung so wichtig war. Du hast die Erwartungen aber um ein Vielfaches übertroffen! Ich habe Antworten bekommen auf Dinge, die ich mir bisher nicht erklären konnte.

Seminarteilnehmerin Dr. med. U. G.

Lebensweisheiten

Die folgenen Sätze kamen mir in einer Meditation. Sie können zum Nachdenken anregen, helfen, Dinge zu verstehen und zu erkennen und einen Weg aufzeigen, alte Denkmuster zu ändern und sich selbst zu befreien. Dadurch kann der Mensch schon gesünder und glücklicher werden und mehr zum Guten für sich selbst und für andere beitragen.

"Schenke dem Nächsten das Gute, dann wirst du viel mehr zurück bekommen. Oft erhältst du dann etwas aus einer Quelle, aus der du es nie erwartet hättest."

"Es gibt keine bösen oder unsympathischen Menschen. Alle Menschen sind gut, weil in jedem Menschen die Seele ist. Und die Seele ist von Gott. Und Gott ist heilig und gut. Was den Menschen böse und unsympathisch macht, ist sein Geist, der durch negative Kräfte manipuliert wird."

"Dummheit ist die Schwester des Hochmuts, die ihn stets begleitet."

"Demut ist die Schwester der Weisheit."

"Die Wahrheit bleibt, auch wenn man sie ablehnt."

"Nimm dich an, so wie du bist und verzeihe dir deine Fehler."

"Die Lüge kann die Wahrheit nicht in ihrem Schatten verstecken. Die Wahrheit wird die Lüge mit ihren Strahlen durchbrechen. Sie braucht nur Zeit."

"Lerne dankbar zu sein für das, was du hast, dann wirst du auch bekommen, wovon du träumst."

"Fehler zu machen ist keine Sünde und auch keine Schwäche. Lerne, die Fehler nicht zu wiederholen, und du wirst immer und überall Erfolg haben."

"Nicht vergeben zu wollen, ist die größte Sünde, denn damit blockiert man den Weg zum Licht zweier Seelen. Die erste ist die, auf der die Kränkung lastet und die zweite ist die, die gekränkt hat. Leider will der Mensch das nicht begreifen."

"Alle Wege führen zu Gott. Einige davon führen aber durch die Hölle. Jeder Mensch entscheidet selbst, welchen Weg er beschreitet."

„Der allerschlimmste Feind des Menschen ist sein Ego."

„Je größer die Verletzlichkeit eines Menschen, desto größer und weiter entwickelt ist das Ego in ihm."

„Nur durch Dankbarkeit, Vergebung und Annehmen kann sich der Mensch in Wahrheit seelisch und geistig weiterentwickeln."

„Solange die Seele von Angst gefesselt ist, kann der Geist sich nicht frei entwickeln, und solange der Geist blockiert ist, kann der Körper sich von seinen Leiden und Krankheiten niemals befreien."

"Meide jede Form von Fanatismus und Dogma, denn sie schwächen die Liebe und den Glauben in dir."

"Lasse die Liebe und den Glauben an das Gute in dir erstarken und stärke damit die Anderen."

"Denke nicht zunächst an deinen Reichtum, sondern daran, deinen Mitmenschen zu helfen. Hast du aber den Reichtum der Seele entdeckt, wird dir alles gelingen."